国家卫生健康委员会"十三五"规划教材

全国中医住院医师规范化培训教材

中医儿科学

第 2 版

主　编　许　华　肖　臻　李新民

副主编　王俊宏　孙丽平　吴力群　李　敏　尚莉丽

编　　委　（按姓氏笔画为序）

王广青	广西中医药大学第一附属医院	李新民	天津中医药大学第一附属医院
王有鹏	黑龙江中医药大学附属第二医院	杨若俊	云南中医药大学第一临床医学院
王孟清	湖南中医药大学第一附属医院	肖　臻	上海中医药大学附属龙华医院
王俊宏	北京中医药大学东直门医院	吴力群	北京中医药大学东方医院
刘　华	广州中医药大学第一附属医院	吴振起	辽宁中医药大学附属医院
闫永彬	河南中医药大学第一附属医院	尚莉丽	安徽中医药大学第一附属医院
许　华	广州中医药大学第一附属医院	姜之炎	上海中医药大学附属龙华医院
孙丽平	长春中医大学附属医院	薛　征	上海中医药大学附属市中医医院
李　岚	浙江中医药大学附属第一医院	魏剑平	天津中医药大学第一附属医院
李　敏	首都医科大学附属北京中医医院		

编写秘书　刘　华（兼）

人民卫生出版社

·北　京·

图书在版编目（CIP）数据

中医儿科学 / 许华，肖臻，李新民主编 . —2 版
. —北京：人民卫生出版社，2021.1
　ISBN 978-7-117-31186-1

Ⅰ . ①中… Ⅱ . ①许… ②肖… ③李… Ⅲ . ①中医儿
科学 Ⅳ . ①R272

中国版本图书馆 CIP 数据核字（2021）第 019637 号

| 人卫智网 | www.ipmph.com | 医学教育、学术、考试、健康，购书智慧智能综合服务平台 |
| 人卫官网 | www.pmph.com | 人卫官方资讯发布平台 |

中医儿科学
Zhongyi Erkexue
第 2 版

主　　编：许 华 肖 臻 李新民
出版发行：人民卫生出版社（中继线 010-59780011）
地　　址：北京市朝阳区潘家园南里 19 号
邮　　编：100021
E - mail：pmph @ pmph.com
购书热线：010-59787592　010-59787584　010-65264830
印　　刷：天津安泰印刷有限公司
经　　销：新华书店
开　　本：787×1092　1/16　印张：24
字　　数：539 千字
版　　次：2015 年 4 月第 1 版　2021 年 1 月第 2 版
印　　次：2021 年 2 月第 1 次印刷
标准书号：ISBN 978-7-117-31186-1
定　　价：82.00 元

打击盗版举报电话：010-59787491　E-mail：WQ @ pmph.com
质量问题联系电话：010-59787234　E-mail：zhiliang @ pmph.com

数字增值服务编委会

主　　编　许　华　肖　臻　李新民

副主编　王俊宏　孙丽平　吴力群　李　敏　尚莉丽

编　　委　（按姓氏笔画为序）

王广青　广西中医药大学第一附属医院

王有鹏　黑龙江中医药大学附属第二医院

王孟清　湖南中医药大学第一附属医院

王俊宏　北京中医药大学东直门医院

刘　华　广州中医药大学第一附属医院

闫永彬　河南中医药大学第一附属医院

许　华　广州中医药大学第一附属医院

孙丽平　长春中医大学附属医院

李　岚　浙江中医药大学附属第一医院

李　敏　首都医科大学附属北京中医医院

李新民　天津中医药大学第一附属医院

杨若俊　云南中医药大学第一临床医学院

肖　臻　上海中医药大学附属龙华医院

吴力群　北京中医药大学东方医院

吴振起　辽宁中医药大学附属医院

尚莉丽　安徽中医药大学第一附属医院

姜之炎　上海中医药大学附属龙华医院

薛　征　上海中医药大学附属市中医医院

魏剑平　天津中医药大学第一附属医院

学术秘书　刘　华（兼）

修订说明

为适应中医住院医师规范化培训快速发展和教材建设的需要,进一步贯彻落实《国务院关于建立全科医生制度的指导意见》《医药卫生中长期人才发展规划(2011—2020年)》和《国家卫生计生委等7部门关于建立住院医师规范化培训制度的指导意见》,按照《国务院关于扶持和促进中医药事业发展的若干意见》要求,规范中医住院医师规范化培训工作,培养合格的中医临床医师队伍,经过对首版教材使用情况的深入调研和充分论证,人民卫生出版社全面启动全国中医住院医师规范化培训第二轮规划教材(国家卫生健康委员会"十三五"规划教材)的修订编写工作。

为做好本套教材的出版工作,人民卫生出版社根据新时代国家对医疗卫生人才培养的要求,成立国家卫生健康委员会第二届全国中医住院医师规范化培训教材评审委员会,以指导和组织教材的修订编写和评审工作,确保教材质量;教材主编、副主编和编委的遴选按照公开、公平、公正的原则,在全国60余家医疗机构近1 000位专家和学者申报的基础上,经教材评审委员会审定批准,有500余位专家被聘任为主审、主编、副主编、编委。

本套教材始终贯彻"早临床、多临床、反复临床",处理好"与院校教育、专科医生培训、执业医师资格考试"的对接,实现了"基本理论转变为临床思维、基本知识转变为临床路径、基本技能转变为解决问题的能力"的转变,注重培养医学生解决问题、科研、传承和创新能力,造就医学生"职业素质、道德素质、人文素质",帮助医学生树立"医病、医身、医心"的理念,以适应"医学生"向"临床医生"的顺利转变。

根据该指导思想,本套教材在上版教材的基础上,汲取成果,改进不足,针对目前中医住院医师规范化培训教学工作实际需要,进一步更新知识,创新编写模式,将近几年中医住院医师规范化培训工作的成果充分融入,同时注重中医药特色优势,体现中医思维能力和临床技能的培养,体现医考结合,体现中医药新进展、新方法、新趋势等,并进一步精简教材内容,增加数字资源内容,使教材具有更好的思想性、实用性、新颖性。

本套教材具有以下特色:

1. **定位准确,科学规划** 本套教材共25种。在充分调研全国近200家医疗机构及规范化培训基地的基础上,先后召开多次会议深入调研首版教材的使用情况,并广泛听取了长期从事规培工作人员的意见和建议,围绕中医住院医师规范化培训的目标,分为临床学科(16种)、公共课程(9种)两类。本套教材结合中医临床实际情况,充分考虑各学科内亚专科的培训特点,能够满足不同地区、不同层次的培训要求。

2. **突出技能,注重实用**　本套教材紧扣《中医住院医师规范化培训标准(试行)》要求,将培训标准规定掌握的以及编者认为在临床实践中应该掌握的技能与操作采用"传统"模式编写,重在实用,可操作性强,强调临床技术能力的训练和提高,重点体现中医住院医师规范化培训教育特色。

3. **问题导向,贴近临床**　本套教材的编写模式不同于本科院校教材的传统模式,采用问题导向和案例分析模式,以案例提示各种临床情境,通过问题与思路逐层、逐步分解临床诊疗流程和临证辨治思维,并适时引入、扩展相关的知识点。教材编写注重情境教学方法,根据诊治流程和实际工作中的需要,将相关的医学知识运用到临床,转化为"胜任力",重在培养学员中医临床思维能力和独立的临证思辨能力,为下一阶段专科医师培训打下坚实的基础。

4. **诊疗导图,强化思维**　本套教材设置各病种"诊疗流程图"以归纳总结临床诊疗流程及临证辨治思维,设置"临证要点"以提示学员临床实际工作中的关键点、注意事项等,强化中医临床思维,提高实践能力,体现中医住院医师规范化培训教育特色。

5. **纸数融合,创新形式**　本套教材以纸质教材为载体,设置随文二维码,通过书内二维码融入数字内容,增加视频/微课资源、拓展资料及习题等,使读者阅读纸书时即可学习数字资源,充分发挥富媒体优势和数字化便捷优势,为读者提供优质适用的融合教材。教材编写与教学要求匹配、与岗位需求对接,与中医住院医师规范化培训考核及执业考试接轨,实现了纸数内容融合、服务融合。

6. **规范标准,打造精品**　本套教材以《中医住院医师规范化培训实施办法(试行)》《中医住院医师规范化培训标准(试行)》为编写依据,强调"规范化"和"普适性",力争实现培训过程与内容的统一标准与规范化。其临床流程、思维与诊治均按照各学科临床诊疗指南、临床路径、专家共识及编写专家组一致认可的诊疗规范进行编写。在编写过程中,病种与案例的选择,紧扣标准,体现中医住院医师规范化培训期间分层螺旋、递进上升的培训模式。教材修订出版始终坚持质量控制体系,争取打造一流的、核心的、标准的中医住院医师规范化培训教材。

人民卫生出版社医药卫生规划教材经过长时间的实践和积累,其优良传统在本轮教材修订中得到了很好的传承。在国家卫生健康委员会第二届全国中医住院医师规范化培训教材评审委员会指导下,经过调研会议、论证会议、主编人会议、各专业教材编写会议和审定稿会议,编写人员认真履行编写职责,确保了教材的科学性、先进性和实用性。参编本套教材的各位专家从事中医临床教育工作多年,业务精纯,见解独到。谨此,向有关单位和个人表示衷心的感谢!希望各院校及培训基地在教材使用过程中,及时提出宝贵意见或建议,以便不断修订和完善,为下一轮教材的修订工作奠定坚实的基础。

人民卫生出版社有限公司

2020 年 3 月

国家卫生健康委员会"十三五"规划教材
全国中医住院医师规范化培训
第二轮规划教材书目

序号	教材名称	主编		
1	卫生法规(第2版)	周 嘉	信 彬	
2	全科医学(第2版)	顾 勤	梁永华	
3	医患沟通技巧(第2版)	张 捷	高祥福	
4	中医临床经典概要(第2版)	赵进喜		
5	中医临床思维(第2版)	顾军花		
6	中医内科学·呼吸分册	王玉光	史锁芳	
7	中医内科学·心血管分册	方祝元	吴 伟	
8	中医内科学·消化分册	高月求	黄穗平	
9	中医内科学·肾病与内分泌分册	倪 青	邓跃毅	
10	中医内科学·神经内科分册	高 颖	杨文明	
11	中医内科学·肿瘤分册	李和根	吴万垠	
12	中医内科学·风湿分册	刘 维	茅建春	
13	中医内科学·急诊分册	方邦江	张忠德	
14	中医外科学(第2版)	刘 胜		
15	中医皮肤科学	陈达灿	曲剑华	
16	中医妇科学(第2版)	梁雪芳	徐莲薇	刘雁峰
17	中医儿科学(第2版)	许 华	肖 臻	李新民
18	中医五官科学(第2版)	彭清华	忻耀杰	
19	中医骨伤科学(第2版)	詹红生	冷向阳	谭明生
20	针灸学	赵吉平	符文彬	
21	推拿学	房 敏		
22	传染病防治(第2版)	周 华	徐春军	
23	临床综合诊断技术(第2版)	王肖龙	赵 萍	
24	临床综合基本技能(第2版)	李 雁	潘 涛	
25	临床常用方剂与中成药	翟华强	王燕平	

国家卫生健康委员会
第二届全国中医住院医师规范化培训教材
评审委员会名单

9

前　言

　　中医住院医师规范化培训即医学生毕业后进入医疗机构接受医学专门学科规范化的职业培养。这是毕业后医学教育的重要组成部分，是培养高素质合格中医临床医师的重要举措，也是提高医疗质量及水平的重要环节。本阶段的教育对于培养高水平临床医学人才，建立合格的中医临床医师队伍起着承上启下的作用。根据《关于建立住院医师规范化培训制度的指导意见》《国务院关于建立全科医生制度的指导意见》和《医药卫生中长期人才发展规划（2011—2020年）》指示，按照《国务院关于扶持和促进中医药事业发展的若干意见》要求，人民卫生出版社组织全国近20所中医药院校及医疗机构具有丰富临床教学经验的专家编写了《中医儿科学》。首版教材自2015年4月出版发行后，获得广泛应用和好评。

　　住院医师规范化培训阶段是一个医生职业生涯中奠定基础的关键时期，规范化不仅涉及诊断的规范化、治疗的规范化，也涉及临床思维训练的规范化、临床操作的规范化以及临床学习方法的规范化等。《中医儿科学》第2版的编写（修订），将延续首版整体风格，更加注重培训的规范性，根据儿科疾病谱的变化适当增减病种，注重学科之间立体化联系，注重引进学科最新发展动态，突出临床实用性，注重将临床思维、实践技能、职业素养、自我提升等综合能力的培养，为建立高水平的中医儿科临床医师队伍奠定坚实的基础。

　　《中医儿科学》第2版根据相关内容，分为总论、各论、技能与操作三部分，共16章。总论为儿科学基础，共4章。包括绪论、小儿生理病理病因特点、生长发育与儿童保健、临证概要。各论为临床病证，共8章，包括肺系病证、脾胃系病证、心肝系病证、肾系病证、传染病、其他病证、新生儿疾病、儿科急症。技能与操作共4章，包括儿科轮转时所需要掌握的中医适宜技术、儿科病史采集与体格检查、液体疗法、心肺复苏术。

　　本次修订编写整体采用以问题导向（PBL）和案例分析（CBL）模式，根据诊治流程和实际工作中的需要，将相关的医学知识运用到临床，转化为"胜任力"，重点体现住院医师规范化培训教育特色，强调实践能力的训练和提高。各论均采用案例导入的方法编写，以临床案例提示各种临床情境，通过典型案例提出诊断、鉴别诊断、辨证、治疗、防护等相关问题和解决思路，并以病案串知识点，逐步、逐层分解临床诊疗流程和临证辨治思维，以培养住院医师处理临床疾病的思维和诊治能力。同时，针对临床实际工作中的关键点以及注意事项，归纳为简明扼要的临证要点，并编制诊疗流程图，以更贴近临床实际工作，提高实践能力。

　　本教材内容较为丰富，注意突出重点，辅以相应图表，有助于读者阅读理解。教材突出临床实用性,注重培养住院医师临床诊治儿科疾病的思维与方法,提高临床诊治能力、临证思辨能力及临床实践技能,突出中医儿科特色。本教材适用于住院医师规范化培训学员使用,并可为中医及中西医结合儿科医师提供参考。

本教材的编写,得到了各位主编、副主编及编委所在院校及医疗机构的大力支持和帮助,在此致以由衷的谢意!在本教材编写过程中参考了相关教材、专著与文献,从中得到了启发,获得许多宝贵的经验,谨在此向各位作者致以衷心的感谢!本教材在传统教材的基础上进行了改革与创新,甚至有的内容是首次进行编写,在探索的过程中难免有不足,编写的过程中难免有疏漏,殷切期望使用本教材的学员及中西医儿科同道们提出宝贵意见,以便在今后的修订中不断改进与提高。

编　者
2020 年 6 月

目　录

总　论

各　论

技能与操作

总　　论

第一章

绪　论

PPT 课件

📖 培训目标

1. 熟悉中医儿科学在各个历史时期的重大学术进步,有突出贡献医家的学术思想及其代表性学术著作。
2. 了解中医儿科学国内外研究新进展。

中医儿科学是以中医学理论体系为指导,以中医药防治方法为手段,研究从胎儿至青少年这一时期的生长发育、生理病理、喂养保健以及疾病预防、诊治的一门临床医学学科。

中医儿科学是中医学的一个重要组成部分,具有自己独特的理论和临床实践体系,其内涵可概括为中医儿科学基础和中医儿科学临床两个方面。中医儿科学的外延,可扩展为中医小儿外科学、中医小儿内科学、按照生理系统划分的各三级学科,以及中医小儿生理病理学、中医小儿诊断学、小儿中药学、小儿方剂学、中医小儿传染病学、中医新生儿学、中医儿童保健学、中医儿科文献学、中医儿童心理学、中医儿科科研方法学、中医儿科教育学等尚在形成与发展中的新兴学科。

数千年来,中医儿科学随着中医学发展而不断发展完善,为中华民族的繁衍昌盛和人类文明做出了卓越的贡献。今天,在新的历史条件下,中医儿科学汲取现代科学技术的成果和研究方法,在继承的基础上不断创新,使本学科在各个领域都获得了前所未有的发展。

一、中医儿科学的孕育与萌芽

中医儿科学的起源,可追溯到中华文明有文字记载的早期。早在商代甲骨文中就有儿科病名的记载,如"龋"(龋齿)、"蛊"(寄生虫)。现存最早的医学专著《五十二病方》中,不但记载了"婴儿病痫""婴儿瘛"等疾病,还简要介绍了治疗的药物和方法。《史记·扁鹊仓公列传》记载:"扁鹊……入咸阳,闻秦人爱小儿,即为小儿医。"这是对儿科医生的最早记载。《黄帝内经》对小儿生长发育、生理特点、多种儿科疾病诊断及预后判断等方面进行了论述,如《灵枢·逆顺肥瘦》:"婴儿者,其肉脆血少气弱。"

《素问·通评虚实论》:"乳子而病热,脉悬小者,何如? 岐伯曰:手足温则生,寒则死。"又云:"乳子中风热,喘鸣肩息者,脉何如? 岐伯曰:喘鸣肩息者,脉实大也,缓则生,急则死。"这些论述对后世医家进一步认识小儿生理病理特点和疾病诊治,有着重要的指导价值。秦汉到两晋南北朝中医儿科学又有了进一步发展。《汉书·艺文志》载有妇人婴儿方19卷。西汉名医淳于意的《诊籍》记载了用"下气汤"治疗婴儿"气鬲病"的医案,这是我国最早见于文献的儿科医案。《三国志·魏志·华佗传》记载了东汉名医华佗用"四物女宛丸"治两岁小儿"下利病"。张仲景《伤寒杂病论》创立的六经辨证等辨证方法和丰富的治疗方药,对儿科学理论的形成及临床有深远的影响和重要指导意义,并为宋代钱乙创立小儿五脏辨证体系奠定了基础。西晋王叔和的《脉经》首先论述了小儿脉法,认为"小儿之脉快疾,一息七八至曰平",并首次论及小儿变蒸。《隋书·经籍志》记载南北朝医药书中专门列出儿科、产科、妇女科等医事分科,同时也出现一些儿科专著,如严助的《相儿经》、王末钞的《小儿用药本草》2卷,徐叔响的《疗少小百病杂方》37卷等。

　　这一时期,儿科医学虽尚未形成专业,但已经有儿科医事活动和关于儿童及儿科疾病的文献记载,孕育着儿科学的萌芽。

二、中医儿科学的形成

　　隋唐时期,政府设立了太医署,由"医博士"教授医学,其中专设少小科,学制5年,促进了儿科专业的发展。巢元方主持编撰的《诸病源候论》,记载小儿杂病诸候6卷255候,第一次对儿科病因病理及证候进行了较全面和系统的阐述。唐代孙思邈在《备急千金要方》中首列"少小婴孺方"2卷。从初生养护至伤寒杂病分为9门专论小儿,载方300余首,所用剂型,除汤、丸、散、膏、丹外,尚有乳剂、药粥、熨剂、涂剂、摩剂等,补充了《诸病源候论》"有论无方"的不足,是儿科学的重要历史文献。

　　《颅囟经》是我国现存最早的一部儿科专著,据考证可能著于唐末宋初。书中提出了小儿体属"纯阳"的观点,并对小儿脉法、囟门诊法以及惊、痫、疳、痢、火丹等疾病的证治加以阐述,共载方56首,其中外治方达28首。

　　北宋钱乙,是中医儿科发展史上一位有杰出贡献的医家。由其弟子阎季忠整理编集的《小儿药证直诀》3卷,上卷论脉证治法,中卷列医案23则,下卷为方剂,集中体现了钱乙的主要学术思想。书中将小儿生理病理特点概括为"脏腑柔弱、易虚易实、易寒易热";四诊中尤重望诊,创立了"面上证""目内证"的诊断方法;首创儿科五脏辨证体系,提出心主惊、肝主风、脾主困、肺主喘、肾主虚的辨证纲领,成为中医儿科学中最重要的辨证方法。治疗上区分五脏寒热虚实证候,制定治则治法,创立新方,化裁古方,作为五脏补泻方剂,如导赤散、泻白散、地黄丸、白术散、异功散等。书中列方134首,其中丸剂70首,散剂45首,膏剂6首,汤剂6首,外用方7首,许多方剂至今仍为临床常用,所用制剂以丸、散成药为主,方便小儿用药,切合儿科临床应用。此外,对儿科四大要证"麻、痘、惊、疳"的认识有较为详细的记载,提出"急惊合凉泻,慢惊合温补"的治疗大法、"疳皆脾胃病"的著名观点,对儿科临床有重要的指导意义。钱乙对中医儿科学的形成和发展做出了重大贡献,因而被后世誉为"儿科之圣"。

　　北宋时期,各地天花、麻疹等时行疾病流行,山东名医董汲擅用寒凉法进行治疗,撰写了《小儿斑疹备急方论》，记录了用白虎汤及青黛、大黄等药物的治疗经验，是为痘疹类第一部专著。南宋名医陈文中著《小儿痘疹方论》《小儿病源方论》，力倡护养小儿元阳，擅用温补托毒法治疗痘疹因阳气虚衰而产生的逆证，为痘疹类疾病的治疗提出了新的重要方法，是痘疹温补学派的创始人。陈文中主温补与钱乙、董汲主寒凉两种学术思想的争鸣，丰富了儿科疾病辨证论治的理论依据和临床实践体系，促进了中医儿科学的学术发展。

南宋刘昉等编著《幼幼新书》40卷，集宋以前儿科学术成就之大成，是当时世界上最完备的儿科学专著。同时期问世的《小儿卫生总微论方》20卷，对儿科各类疾病广泛收录论述，所谓保卫其生，总括精微。该书记载了多种小儿先天畸形，如缺唇、骈指、六指、独肾等，并论述了"缝缺唇""断骈指"等最早的小儿外科治疗方法；同时，还明确指出新生儿脐风撮口是由断脐不慎所致，与成人破伤风无异，提出了烧灼法断脐的预防方法。

总之，随着儿科医事制度的建立，儿科专著以及儿科专业医家的大批涌现，对小儿生长发育、喂养保健、疾病诊治等认识的不断深入，在宋代中医儿科学已经形成了比较系统、完整的学科体系，成为一门独立的学科。

三、中医儿科学的发展与成熟

中医学在金元时期进入了百花齐放、百家争鸣的繁荣时期，名医辈出，各有所长，对中医儿科学的发展起到了极大的推动作用。如金元四大家刘完素认为："大概小儿病者纯阳，热多冷少。"主张用寒凉法治疗小儿热性病，并将凉膈散灵活运用于儿科；张从正善用攻下法治疗热病，为小儿热病运用"上病下取"法提供了范例；李杲喜用温补，重视调理脾胃，对后世儿科脾胃病的研究具有重要影响；朱震亨提出"阳常有余，阴常不足"，以养阴法见长。

元代名医曾世荣，编著《活幼心书》3卷、《活幼口议》20卷，对新生儿疾病进行了较为全面的论述；对多种儿科常见病的因证脉治作了精炼而具有指导意义的概括，如将急惊风归纳为四证八候，提出镇惊、截风、退热、化痰治法；《活幼心书》编写了七言歌诀，便于初学者诵习，对于儿科专业知识的普及，起到了很好的促进作用。

明清时期是中医儿科学发展的成熟期。鲁伯嗣著《婴童百问》10卷，列问论述，详究小儿病源与证治，附方800余首。薛铠、薛己父子精于儿科，著《保婴撮要》20卷，共论证200余种。其中记载了小儿外科、眼科、耳鼻咽喉科、口齿科、肛肠科、皮肤科、骨伤科病证70余种，辨证用药精当，内治为主，配合外治，必要时手术兼施，为中医小儿外科学的形成做出了重大贡献。

明代名医万全，著作有《育婴家秘》4卷、《幼科发挥》2卷、《痘疹心法》23卷、《片玉心书》5卷、《片玉痘疹》13卷等，其学术成就对后世影响很大。就儿童养育的不同阶段，提出了"预养以培其元，胎养以保其真，蓐养以防其变，鞠养以慎其疾"的"育婴四法"。在钱乙"脏腑虚实辨证"的基础上提出了小儿"五脏之中肝有余，脾常不足肾常虚""心常有余，肺常不足"的观点，丰富了儿科学基本理论。在治疗上"首重保护胃气"，强调"人以脾胃为本，所当调理，小儿脾常不足，尤不可不调理也。"对于小儿保育和疾病防治具有重要的临床指导意义。

　　王肯堂《证治准绳·幼科》综述诸家论说，结合阐明己见，内容广博，辨析透彻，条理清晰，博而不杂，详要分明。张介宾的《景岳全书·小儿则》，提出了儿科辨证重在表里寒热虚实，小儿"阳非有余，阴常不足""脏气清灵，随拨随应"等观点。

　　清代儿科医家夏禹铸著《幼科铁镜》，重视望诊，认为"小儿病于内，必形于外"，可从望面色、审苗窍来辨别脏腑的寒热虚实，治疗上重视推拿，并以"灯火十三燋"法治疗脐风、惊风等证，有其独到之处。《医宗金鉴·幼科心法要诀》是清代乾隆年间"敕编钦定"的，该书把清初以前的儿科学作了一次较全面的整理和总结，立论精当，条理分明，既适用于临床，又适用于教学。谢玉琼《麻科活人全书》是一部麻疹专著，详细阐述了麻疹各期及合并症的辨证和治疗。

　　陈复正，是清代具有代表性的儿科医家之一，著有《幼幼集成》。该书详析指纹之义，归纳为"浮沉分表里，红紫辨寒热，淡滞定虚实"；力辟惊风之说，促进了惊风理论的研究与发展；倡导胎教学说，重视"胎禀""护胎"；辨证突出八纲，治疗善顾脾胃；广集治疗之法，尤重外治方药，全书共收外治方法 20 多种，外治方 180 余首，用于外治的药物 150 多味，实为一部集大成的儿科名著，对临床有较多的实用价值。

　　吴瑭不仅是温病大家，在儿科方面也卓有成就。在其《温病条辨·解儿难》中明确提出"小儿稚阳未充，稚阴未长"的体质特点，"易于感触""易于传变"的病理特点，"其用药也，稍呆则滞，稍重则伤"的临床用药注意点。按六气病因论述小儿温病，从三焦分证论治，治病求本，与叶桂的卫气营血学说相辅相成。二者为小儿温病学的形成与发展做出了重大贡献，对后世治疗小儿外感热病（包括多种传染病）具有重要的指导价值。

　　明清时期，由于天花、麻疹等时行疾病流行，当时儿科医家在诊治过程中积累了许多宝贵经验，撰写了大量的痘疹专著。这一时期，应用人痘接种预防天花已广泛传播，突出的有郭子章《博集稀痘方论》（1577 年）记载用"稀痘方"；《三冈识略》（约 1653 年）载有痘衣法。俞茂鲲《痘疹金镜赋集解》（1727 年）记载，在明代隆庆年间（1567—1572 年），宁国府太平县的人痘接种法已经推广到各地。张琰《种痘新书》（1741 年）记载用"佳苗"人工接种。清代朱奕梁的《种痘心法》记载："其苗传种愈久，则药力之提拔愈清。人工之选炼愈熟，火毒汰尽，精气独存，所以万全而无害也。若'时苗'能连种七次，精加选练，即为'熟苗'。"这样的处理过程，基本上是符合现代制作疫苗的原理和要求。这种"熟苗"已是去除毒性、保留了抗原性的疫苗。我国的人痘接种法后来流传到俄罗斯、朝鲜、日本、土耳其及欧非国家，成为世界免疫学发展的先驱。

　　清代后期，随着西医学传入我国，儿科界也开始有人提出宜吸收西医之长，中西医合参，努力发展中医学。何炳元《新纂儿科诊断学》中除传统中医内容外，引入检诊一项，用于检查口腔、温度、阴器等的变化；恽铁樵《保赤新书》主张以中医为主体，汲取科学方法加以整理，在当时均产生了一定的影响。民国时期儿科疾病流行，许多医家勤求古训，融汇新知，如近代儿科名医徐小圃擅用温阳药回阳救逆，救治了许多病危变证患儿，由此而闻名于世。

四、中医儿科学的新时期

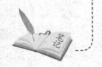

　　中华人民共和国成立后，政府十分重视儿童健康，中医儿科学迎来了快速发展的

新时期。

医学教育方面,20世纪50年代开始了现代中医中等及高等教育,70年代开始中医儿科学硕士生教育,80年代开始中医儿科学博士生教育,90年代又开始进行中医儿科在职医师的继续教育。院校教育与师承培养相结合,实施中医儿科住院医师规范化培训、中医儿科专科医师规范化培训,不仅培养了大批中医儿科人才,而且使中医儿科队伍素质不断提高,成为学科发展的有力保证。与此同时,编写了不同层次的中医儿科学教材、教学参考资料、各种类型题库,整理出版了历代儿科名著,挖掘了大量对临床具有理论指导和实践应用价值的可贵资料,出版了大批中医儿科学术著作。王伯岳、江育仁主编的《中医儿科学》,是20世纪下半叶出版的第一部现代大型学术专著,系统论述了中医儿科学基础理论和临床常见病的辨证论治。汪受传主编的《中医药学高级丛书·中医儿科学》,全面反映了现代中医儿科临床进展,介绍了中医儿科学科研方法,适用于中医儿科学专业研究生教学和继续教育。《中医儿科学》网络课程的开设,改进和丰富了中医儿科学的教学方法与教学手段,推动了中医儿科学的学术进步。

在中医儿科理论方面,对稚阴稚阳、纯阳学说、五脏"有余""不足"学说、变蒸学说等进行了深入研究和探讨,认识趋于一致。现代中医儿科专家在继承传统理论的基础上,通过科学研究,总结提炼,提出有创新意义的学术观点。如江育仁教授提出"脾健不在补贵在运"的观点,认为现代小儿脾胃病以脾运失健者居多,应以运脾法进行治疗,并提出了"疳证从疳气、疳积、干疳论治"等观点,具有临床指导意义。国医大师王烈教授提出哮喘分期论治、根苗之治并重,以及"哮咳"理论。刘弼臣教授提出多发性抽动症、病毒性心肌炎等"从肺论治"的学术观点。时毓民教授提出"性早熟从滋阴降火论治"。马融教授提出小儿癫痫病因病机为"风、痰、惊、瘀、虚",治疗应遵循"豁痰息风以抗痫,益肾填精以增智,健脾顺气调体质,病证结合治童痫"的原则。

临床研究方面,在突出传统四诊的基础上,借助现代临床诊断技术的进步手段,不断规范中医儿科临床研究。制订了儿科常见疾病的诊疗指南,有利于中医儿科向标准化和规范化方向发展。开展了肺炎、哮喘、反复呼吸道感染、感冒、泄泻、紫癜、癫痫、多发性抽动、儿童多动症、性早熟等疾病的重大课题研究工作,取得了一批重大科研成果,促进了中医儿科的学术发展。在剂型改革方面,除了进一步研究的丸散膏丹外,同时又研制出了一批新剂型,如颗粒剂、口服液、滴鼻剂、栓剂、膜剂、注射液、纳米乳剂等,以便于儿科临床使用。

随着社会的发展,儿科疾病谱也不断变化。计划免疫工作的广泛开展,控制了许多传染病的流行,降低了发病率和死亡率。儿童免疫性疾病、神经精神疾病越来越受到重视。发挥中医药特色与优势,内外合治综合治疗儿科疾病,正以其良好的疗效逐步得到中西同行的认可。治未病理论的研究和运用,拓宽了中医儿科预防医学的应用领域。

综上所述,中医儿科学的形成和发展已有数千年的历史,现在正向着现代化的方向发展。在前进的征途上,培养人才是关键,继承学习是基础,科技创新是动力,经过长期不懈的努力,中医儿科学一定能为儿童健康成长做出更大的贡献(表1-1-1)。

表 1-1-1　历代中医儿科重要著作简表

书名	年代	作者	书名	年代	作者
颅囟经	唐末宋初?	佚名	幼科指南	1661	周震
小儿斑疹备急方论	1093	董汲	幼科铁镜	1695	夏禹铸
小儿药证直诀	1119	钱乙	种痘新书	1741	张琰
幼幼新书	1150	刘昉	医宗金鉴·幼科心法	1742	吴谦等
小儿卫生总微论方	约 1150	佚名	麻科活人全书	1748	谢玉琼
小儿痘疹方论	1241	陈文中	幼幼集成	1750	陈飞霞
小儿病源方论	1254	陈文中	幼科要略	1764	叶天士
活幼心书	1294	曾世荣	幼科释谜	1773	沈金鳌
袖珍小儿方	1413	徐用宣	解儿难	1811	吴瑭
全幼心鉴	1468	寇平	医原·儿科论	1861	石寿棠
婴童百问	1506	鲁伯嗣	保赤汇编	1879	金玉相
保婴撮要	1555	薛铠、薛己	保赤新书	1936	恽铁樵
博集稀痘方论	1577	郭子章	中医儿科学	1984	王伯岳、江育仁等
育婴家秘	1579	万全	儿科医籍辑要丛书	1990	张奇文等
幼科发挥	1579	万全	实用中医儿科学	1995	江育仁、张奇文等
小儿按摩经	1604	四明陈氏	中医药学高级丛书·中医儿科学	1998	汪受传等
证治准绳·幼科	1607	王肯堂	婴童厄话	2016	王烈
景岳全书·小儿则	1624	张介宾			

（许　华）

【复习思考题】

1. 钱乙的主要学术思想和学术成就有哪些?
2. 吴鞠通对小儿保育和疾病防治提出了哪些著名论点?
3. 陈飞霞如何概括小儿患病后指纹意义?

扫一扫
测一测

PPT 课件

第二章

小儿生理病理病因特点

 培训目标

1. 掌握小儿生理特点、病理特点、病因特点的基本内容及其对儿科临床的指导意义。

2. 了解小儿生理、病理、病因特点对学好中医儿科学的意义。

小儿自出生至成人,处于不断的生长发育过程中,因此有不同于成人的生理、病理和病因特点,且年龄越小,这种差异就越显著。把握小儿这些不同于成人及不同年龄阶段的特点,对于小儿保健及疾病防治工作均有重要意义。

第一节 生理特点

一、脏腑娇嫩,形气未充

脏腑,指五脏六腑;娇嫩,指娇弱柔嫩,不耐攻伐;形,指形体结构、四肢百骸、精血津液等有形物质;气,指各种生理功能活动;充,指充实旺盛。脏腑娇嫩,形气未充,是对小儿处于生长发育时期,其机体脏腑的形态尚未成熟、各种生理功能尚未健全现象的概括。

从脏腑娇嫩的具体内容来看,小儿五脏六腑的形与气皆属不足,其中又以肺、脾、肾三脏不足更为突出,常表现出肺脏娇嫩、脾常不足、肾常虚的特点。

肺为娇脏,主一身之气、开窍于鼻、司呼吸、外合皮毛。小儿肺脏娇嫩不足、卫外功能未固,对环境气候变化的适应能力以及被外感邪毒侵袭后的抗御能力均较差,加之小儿寒热不能自调、家长护养常有不当,故外感诸因,不论从口鼻而入或从皮毛而入,均可客犯肺系,引起感冒、喉痹、咳嗽、肺炎喘嗽等肺系疾病。

脾主运化,为后天之本。小儿脾常不足,主要表现为运化功能尚未健旺,而其生长发育迅速,对精血津液等营养物质的需求却比成人多,因此易为饮食所伤,易患脾胃疾病,出现食积、吐泻、厌食甚至疳证等。

9

　　肾为先天之本,主骨、生髓、司二便。小儿生长发育,骨髓、脑髓、发、耳、齿等的正常发育与功能,均与肾有关。小儿肾常虚,主要表现为初生肾气未充、骨气未坚、囟门未合、不能站立;肾精未充,肾气不盛,青春期前的女孩无"月事以时下"、男孩无"精气溢泻";肾司二便,婴幼儿二便不能自控或自控能力较弱等。

　　小儿心、肝两脏同样未臻充盛,功能尚不健全。心主血脉、主神明,小儿心气未充、心神怯弱,表现为语言、智力、运动、心理发育尚不完备,思维及行为的约束能力较差,脉数,易受惊吓;肝主疏泄、主筋,小儿肝气尚未充实,阴血失养,经筋刚柔未济,表现为好动、易搐。

　　清代医家吴鞠通将小儿这种生理特点概括为"稚阳未充,稚阴未长"。这里的"阴",指机体的精、血、津液及脏腑、筋骨、脑髓、血脉、肌肤等有形之质;"阳"指脏腑的各种生理功能;"稚"指幼嫩尚未成熟。稚阴稚阳包括了机体柔嫩、气血未盛、脾胃薄弱、肾气未充、腠理疏松、神气怯弱、筋骨未坚等特点。

二、生机蓬勃,发育迅速

　　生机,指生命力、活力。生机蓬勃,发育迅速,是指小儿在生长发育过程中,无论是机体的形态结构,还是各种生理功能活动,都在迅速地、不断地向着成熟、完善方面发展。年龄越小,这种发育的速度愈快。如周岁内的小儿在体重、身长、头围、胸围、出牙等方面,每个月都会有明显的变化;小儿的思维、语言、运动能力等也随年龄增加而迅速发育。

　　《颅囟经·脉法》中首先提出:"凡孩子三岁以下,呼为纯阳,元气未散"。这里的"纯"指小儿先天所禀赋的元阴元阳未曾耗散;"阳"指小儿的生命活力,犹如旭日之初生,草木之方萌,蒸蒸日上,欣欣向荣。"纯阳"学说概括了小儿生命活动旺盛,不断地由形气未充向着体格、智力以及脏腑功能活动的迅速完善和成熟发展的生理特点。

第二节　病　理　特　点

一、发病容易,传变迅速

(一) 发病容易

　　小儿脏腑娇嫩,形气未充,为"稚阴稚阳"之体,御邪能力较弱,抗病能力不强,加之幼儿寒暖不知自调,乳食不知自节,若家长护理喂养失宜,则外易感六淫,内易伤饮食,再加上胎产禀赋等因素影响,因而小儿易于感触,容易发病,年龄越小,发病率越高,且有迅速传变的特点。

　　1. 肺娇易病　肺为娇脏,主宣发,外合皮毛,主一身之表。小儿肺娇易病的病理特点与肺常不足的生理特点密切相关。六淫之邪,无论是从口鼻而入,还是从皮毛而侵,均先犯肺。因此,小儿时期容易患感冒、咳嗽、肺炎喘嗽、哮喘等肺系疾病,且肺系疾病为儿科发病率最高的一类疾病。

　　2. 脾弱易伤　脾为后天之本,气血生化之源,机体营养物质赖其提供。小儿生长发育迅速,但脾胃功能尚不健全,与小儿快速生长发育的需求常常不相适应,因而易因喂养不当、饮食失节，出现受纳、腐熟、精微化生转输等方面的异常，引起呕吐、泄泻、腹痛、积滞、厌食等脾系疾病。其发病率在儿科仅次于肺系疾病而居第二位。

3. 心热易惊，肝旺易搐 心主神志。"心常有余"指小儿初生，知觉未开，见闻易动，具有心神怯弱、易喜易怒易惊等特点。若外感诸邪，易从火化，上扰心神，出现烦躁惊悸、啼哭无常等"心热易惊"的病理表现。

肝为刚脏，体阴而用阳。"肝常有余"，若外感六淫，或内伤情志饮食，皆易从热化，出现发热、烦躁易怒等肝亢表现；甚而化火生风，风火相煽，引动肝风，出现惊惕、抽搐等风动证候。

4. 肾虚易损 由于小儿生长发育特别快，肾的功能在作用上往往感到不足，如不及时加以调护，就会出现肾虚之病理改变。如肾主骨，齿乃骨之余，骨不长则齿生迟；尻骨不成，则不能坐；髌骨不成，则不能行，多有五迟、五软之证。"肾之液为血"（《万氏家传育婴》），发乃血之余，肾虚则发稀不黑。此外，肾主闭藏，开窍于二阴，职司二便，若肾阳不足，下元虚寒，则闭藏失职，不能制约小便，就会出现遗尿。

5. 疫疠易染 小儿为稚阴稚阳之体，元气未盛，阴阳二气俱属不足，抗御外邪的能力较弱，易于感受各种时邪疫毒。邪从口鼻而入，肺卫受袭，可致麻疹、风疹、水痘等传染病；脾胃受邪，易致痢疾、霍乱、肝炎等传染病。传染病一旦发生，又易于在儿童中相互染易，造成流行。

（二）传变迅速

由于小儿"脏腑柔弱"，其患病后又有传变迅速的病理特点，主要表现为寒热虚实的转化较成人更加迅速，即易虚易实、易寒易热。

1. 易虚易实 虚实是指小儿机体正气的强弱与导致疾病的邪气盛衰状况而言。易虚易实即是指小儿一旦患病，则邪气易实，正气易虚，实证可迅速转化为虚证，虚证也可夹实或转为虚实并见之证。如小儿肺炎喘嗽，初起因肺气闭塞，可见发热、咳嗽、痰壅、气急、鼻煽之实证，若邪盛正虚或失治误治，则可迅速出现面白唇紫、肢冷色青、大汗淋漓、心悸等正虚邪陷、心阳虚衰之虚证。

2. 易寒易热 寒热是指疾病病理表现两种不同性质的证候属性。"易寒易热"是指在疾病过程中，由于小儿"稚阴未长"，故易见阴伤阳亢，表现为热证；又由于小儿"稚阳未充"，故易见阳气虚衰，表现为寒证。在病机转化上，形成寒证、热证迅速转化的现象。如小儿风寒外束的风寒表证，如不及时疏解，可迅速入里化热形成里热证，或致阳热亢盛，热盛生风；内伤生冷，蕴结为热，可表现为壮热抽搐。急惊风实热证，可因正不胜邪瞬即出现面色苍白、脉微肢冷等虚寒危象；实热证误用或过用寒凉清下，也可导致下利厥逆之里寒证。

二、脏气清灵，易趋康复

与成人相比，小儿体禀纯阳，生机蓬勃，脏腑清灵，活力充沛，对各种治疗反应灵敏；小儿宿疾较少，病因相对单纯，疾病过程中情志因素的干扰和影响相对较少。因此，小儿虽有发病容易、传变迅速不利的一面，但一般说来，只要诊断无误，辨证准确，治疗及时，处理得当，用药合理，护理适宜，疾病康复也较快。尤其疑难危重证，只要密切细致观察病情，及时准确处理，常能转危为安，不可因一时病情凶险而丧失信心。

第三节　病因特点

小儿疾病的发生原因多数与成人相同,但由于小儿自身的生理特点,而对不同病因致病的情况和易感程度与成人有明显的差别。小儿外多伤于六淫及疫疠之邪,年龄越小对六淫邪气的易感程度越高;内多伤于乳食,且年龄越小因乳食而伤的情况越多;先天因素致病是特有的病因,情志失调致病相对略少,意外性伤害和医源性伤害也需要引起重视。

一、外感因素

与成人相比,小儿更易被"六淫"邪气所伤,且证候表现与成人有所不同。

风为百病之长,小儿肺常不足,最易为风邪所伤,因此,风邪占小儿外感致病因素中第一位。小儿脾常不足,感受风邪还常常兼夹食滞,出现表里同病的证候,临床既有发热恶风、鼻塞流涕、喷嚏等表证,又见恶心呕吐、腹胀腹泻的里证。风为阳邪,善行数变,如不及时疏解,易由表及里,化热化火,引动肝风,出现惊风等证。

寒为阴邪,易伤阳气。早产儿、双胎儿由于阳气不足,感受寒邪后,阳气不能温煦肌肤,可发生新生儿硬肿症,见体温不升,哭声无力,皮肤僵硬,发冷,甚至水肿等症。

暑为阳邪,其性炎热。小儿感受暑邪,可发生高热、昏迷、抽搐等暑风、暑痉的危重症候。暑气为夏令的主气,一般不致病,但部分小儿禀赋不足,体质虚弱,不能适应夏季酷热气候,易感暑气,发生小儿夏季热,见高热、无汗、口渴、多尿等症。暑夹湿邪为患,小儿还可发生疰夏,见身倦、头重、食欲不振等症。

湿性黏滞,小儿脾常不足,如湿邪内留,则脾先受困,脾运无权,不能运化水湿,湿盛则濡泄,故小儿泄泻在脾胃病中最为多见。

燥性干涩,化火最速,易伤肺胃阴津。燥邪疫毒侵犯肺胃,循经上炎,可发生疫喉,秋燥伤肺,可见干咳、少痰、口咽干燥、舌红苔少等肺燥伤阴之证。

火为阳邪,六气皆从火化,小儿又易于感受外邪,风、寒、暑、湿、燥等病因均可化热化火,故小儿所患热病最多。火为热之极,小儿因体质因素,又容易生风动血,发生昏厥、抽搐、发斑、出血等证。

除感受六淫之外,小儿还常易感受疫疠之气。疫疠是一类具有强烈传染性的病邪,其引发的疾病有起病急骤、病情较重、症状相似、易于流行等特点。小儿之体为"稚阴稚阳",形气未充,御邪能力较弱,是疫疠邪气传染的易感群体,容易形成疫病的发生与流行。

二、乳食因素

小儿脾常不足,乳食贵在有序、有时、有节。小儿饮食不知自节,常因喂养不当,损伤脾胃,引起脾胃病证。如因初生缺乳,或未能按期添加辅食,乳食偏少可导致气血生化不足;乳食过多,积滞不化可致脾胃受损,如任意纵儿所好,饮食营养不均衡,亦能使小儿脾气不充,运化失健,产生脾胃病证;又常因小儿幼稚,不能自调、自控饮食,易于造成挑食、偏食,过食寒凉者伤阳,过食辛热者伤阴,过食肥甘厚腻者伤脾,少进蔬菜成便秘,某些食品致过敏等。

饮食不洁也是儿科常见病因。小儿缺乏卫生知识,脏手取食,或误进污染食物,常引起肠胃疾病,如吐泻、腹痛、肠道虫症,甚至细菌性痢疾、伤寒、病毒性肝炎等传染病。

三、先天因素

先天因素即禀赋胎产因素,是指小儿出生之前或出生时作用于胎儿的致病因素。遗传因素是小儿先天因素中的主要病因,父母的基因缺陷可导致小儿先天畸形、生理缺陷或代谢异常等。妇女受孕以后,不注意养胎护胎,也是导致小儿出现先天性疾病的常见原因,如妊娠妇女饮食失节、情志不调、劳逸失度、感受外邪、房事不节等,都可能损伤胎儿而为病。现代社会又增加了工农业及环境污染,导致新的致畸、致癌与致突变的机会。此外,分娩时难产、窒息、感染、产伤等,也是生后许多疾病的常见病因。

四、情志因素

小儿思想相对单纯,接触社会较成人少,对周围环境认识的角度不同于成人,因而受七情六欲之伤不及成人多见,导致小儿为病的情志因素也与成人有着一定的区别。小儿心神怯弱,最常见的情志所伤是惊恐。当小儿乍见异物或骤闻异声时,容易导致惊伤心神,出现夜啼、心悸、惊惕、抽风等病证;长时间的所欲不遂,学习负担过重,家长期望值过高,缺少关爱,容易导致忧思,损伤心脾,产生头痛、疲乏、失眠、厌食,或抽动症、多动症等精神行为异常病证;家长对子女的过于溺爱,使儿童心理承受能力差,父母离异、再婚、亲人丧亡,教师责罚,小朋友欺侮等,也可能使儿童精神受到打击而产生精神行为障碍类疾病。

五、意外因素

小儿年少无知,没有或者缺乏生活经验,以及对周围环境安全或危险状况的判断能力,不知利害关系,因而容易受到意外伤害。例如:溺水、触电、烫伤,以及跌打扑损的外伤、误食毒物的中毒、不慎吸入异物的窒息等。

六、医源因素

现代社会,儿童的医源性损害日益增多。医院是病人集中的地方,小儿肺常不足,对各种感染缺乏免疫力,极易发生医院内感染。小儿气血未充,脏腑柔嫩,易为药物所伤,凡大苦、大寒、大辛、大热之品,以及攻伐、峻烈、毒性药物,皆可损伤正气,加重病情。某些西药的毒副作用较多,如糖皮质激素的库欣综合征,阴伤火旺证候;抗生素的胃肠道反应,对造血功能、肝肾功能、神经系统的毒副作用;广谱抗生素长期使用造成二重感染;免疫抑制剂导致脏器损害、骨髓抑制、生殖毒性等等,都为临床所常见。此外,放射线的损伤,包括对胎儿和儿童的伤害,也应引起高度的重视。

(王孟清)

【复习思考题】

1. 小儿"稚阴稚阳""纯阳之体"的含义是什么?
2. 为什么小儿患病易病易变,易趋康复?
3. 小儿患病为什么易生惊动风?
4. 小儿患病后为什么易寒易热?

第三章

生长发育与儿童保健

 培训目标

1. 掌握小儿年龄分期方法、体格发育正常值与测定方法及其临床意义。
2. 熟悉各年龄期生长发育的特点及喂养保健的重点。

一、年龄分期

小儿从成胎、初生到青春期,一直处于不断生长发育的过程中。不同年龄时期,其生理、病理等方面特点不同,加之环境气候、生活条件等因素的影响,患病种类、病理变化、临床表现也有所差异。因此,为更好地指导儿童养育和疾病防治,常将整个阶段划分为七个时期(表 3-1-1)。

表 3-1-1　年龄分期

分期	内容
胎儿期	从受孕至分娩。将胎龄满 28 周到出生后 7 天,为围生期
新生儿期	自出生后脐带结扎至生后满 28 天
婴儿期	出生 28 天后至 1 周岁
幼儿期	1 周岁后至 3 周岁
学龄前期	3 周岁后至 6~7 岁入学前
学龄期	自入学始至青春期前
青春期	女孩 11~12 岁到 17~18 岁,男孩 13~14 岁到 18~20 岁

二、生理常数及临床意义

小儿体格生长的某些指标可用生理常数表示,帮助衡量和判断儿童生长发育水平,并为某些疾病诊断和治疗用药提供依据。

（一）体重

体重是小儿机体的总重量，代表体格生长，尤其是营养状况的重要指标，亦是临床用药的计算依据。

1. 测量方法　应在清晨空腹、排空大小便、仅穿单衣的状况下进行。

2. 生理常数及计算公式　小儿体重的增长不是匀速的，一般年龄愈小，增长愈快。出生时体重约为 3kg，出生后前半年平均每月增长约 0.7kg，后半年平均每月增长约 0.5kg，1 周岁以后平均每年增加约 2kg。

≤6 个月　　　体重（kg）=3+0.7×月龄

7~12 个月　　体重（kg）=7+0.5×（月龄 –6）

1 岁以上　　　体重（kg）=8+2×年龄

3. 临床意义　同一年龄小儿的体重因个体差异，波动范围不超过正常均值的 10%。体重增长过快常见于肥胖症，体重下降超过正常均值的 15% 为营养不良。

（二）身高

身高是指从头顶至足底的长度。

1. 测量方法　3 岁以下小儿常以仰卧位测量，测量值为身长。立位与仰卧位测量值相差约 1cm 左右。测量身高时，取立正姿势，枕、背、臀、足跟均紧贴测量尺。

2. 生理常数及计算公式　身高的增长规律与体重相似，年龄越小，增长越快。出生时身长约为 50cm。生后第一年身长增长最快，约 25cm，其中前 3 个月约增长 12cm。第二年身长增长速度减慢，约 10cm。2 周岁后至青春期身高（长）增长平稳，每年约 7cm。进入青春期，身高增长出现第二个高峰，其增长速率约为学龄期的 2 倍。

身高（cm）= 70+7×年龄

此外，还可测定上部量和下部量。上部量指从头顶至耻骨联合上缘的长度，下部量指从耻骨联合上缘至足底的长度。上部量与脊柱增长关系密切，下部量与下肢长骨的生长关系密切。12 岁前上部量大于下部量，12 岁以后下部量大于上部量。

3. 临床意义　身高与种族、遗传、体质、营养、疾病等因素有关。身高显著异常是疾病的表现，如身高低于正常均值的 70%，应考虑侏儒症、克汀病、营养不良等。

（三）囟门

囟门有前囟、后囟之分。前囟是额骨和顶骨之间的菱形间隙，后囟是顶骨和枕骨之间的三角形间隙。

1. 测量方法　前囟的大小是指囟门对边中点间的连线距离。

2. 闭合时间　前囟应在小儿出生后 12~18 个月闭合。后囟部分小儿出生时就已闭合，未闭合者应在生后 2~4 个月内闭合。

3. 临床意义　囟门反映小儿颅骨间隙闭合情况，对某些疾病诊断有一定意义。囟门早闭且头围明显小于正常者，为头小畸形；囟门迟闭且头围大于正常者，多见于解颅（脑积水）、佝偻病等。囟门凹陷多见于阴液耗伤之失水；囟门凸出多见于热炽气营之脑炎、脑膜炎等。

（四）头围

头围是从双眉弓上缘处，经过枕骨结节，绕头一周的长度。

1. 头围长度　足月儿出生时头围约为 33~34cm，出生后前 3 个月和后 9 个月各增长 6cm,1 周岁时约为 46cm,2 周岁时约为 48cm,5 周岁时约增长至 50cm,15 岁时接近成人,约为 54~58cm。

2. 临床意义 头围的大小与脑的发育有关。头围明显小者提示脑发育不良,头围过大则常提示为解颅。

（五）胸围

1. 测量方法 3 岁以下小儿可取立位或卧位,3 岁以上取立位。被测者于安静状态,两手自然下垂或平放(卧位时),两眼平视;测量者立于被测者右前侧,用软尺由乳头向背后绕肩胛角下缘 1 周,取呼气和吸气时的平均值。测量时软尺应松紧适中、前后左右对称。

2. 胸围常数 新生儿胸围约 32cm;1 岁时约 44cm,接近头围,2 岁后胸围渐大于头围。

3. 临床意义 胸围的大小与肺和胸廓的发育有关。一般营养不良或缺乏锻炼的小儿胸廓发育差,胸围超过头围的时间较晚;反之,营养状况良好的小儿,胸围超过头围的时间较早。

（六）牙齿

人一生有两副牙齿,即乳牙(20 颗)和恒牙(28~32 颗)。

1. 出牙时间及顺序 生后 4~10 个月开始萌出乳牙,出牙顺序是先下颌后上颌,自前向后依次萌出,唯尖牙例外。乳牙约在 2~2.5 岁出齐。6 岁左右开始萌出第 1 颗恒牙,自 7~8 岁开始,乳牙按萌出先后逐个脱落,代之以恒牙,第三磨牙(智齿)一般在 20~30 岁时出齐,也有终生不出者。

2. 2 岁以内乳牙颗数推算公式

$$乳牙数 = 月龄 - 4(或 6)$$

3. 临床意义 出牙时间推迟或出牙顺序混乱,常见于佝偻病、呆小病、营养不良等。

（七）呼吸、脉搏

测量方法 小儿呼吸频率可通过观察其腹部起伏状况测得,也可用少量棉花纤维置于小儿鼻孔边缘,观察棉花纤维的摆动次数测定;小儿脉搏次数可通过寸口脉或心脏听诊检测。呼吸、脉搏的检测均应在小儿安静时进行(表 3-1-2)。

表 3-1-2 各年龄组小儿呼吸、脉搏次数

年龄	呼吸(次/min)	脉搏(次/min)	呼吸:脉搏
新生儿	45~40	140~120	1:3
≤1 岁	40~30	130~110	1:3~4
1⁺~3 岁	30~25	120~100	1:3~4
3⁺~7 岁	25~20	100~80	1:4
7⁺~14 岁	20~18	90~70	1:4

（八）血压

1. 测量方法 测量血压时应根据不同年龄选择不同宽度的袖带,袖带宽度应为

上臂长度的 2/3,袖带过宽测得的血压值较实际血压值为低,过窄测得的血压值较实际血压值为高。小儿年龄愈小血压愈低。

2. 推算公式 收缩压(mmHg)= 80+2× 年龄;舒张压(mmHg)= 收缩压 ×2/3。

三、不同年龄阶段生长发育、养育保健及疾病防治特点

(一) 胎儿期

胎儿寄生于母体之内,依靠母体的气血供养进行生长发育。因此胎儿的健康成长,依赖于孕母的调摄,我国自古称之为"养胎""护胎"和胎教。

1. 生长发育特点(表 3-1-3)

表 3-1-3 胎儿各期生长发育及易患病特点

胎儿各期	生长发育特点	易患病特点
妊娠早期 (受精 ~12 周)	从受精卵细胞至胎儿基本形成	易受各种不良因素,如感染、药物、劳累、营养缺乏以及不良情绪等伤害,造成流产、死胎或先天畸形
妊娠中期 (12⁺~28 周)	各器官迅速增长,功能也渐成熟	
妊娠晚期 (28⁺~42 周)	以肌肉发育和脂肪积累为主,体重增长快	胎儿受到伤害,易发生早产
围生期		死亡率最高

2. 保健重点

(1) 预防遗传性疾病与先天畸形:①父母婚前遗传性咨询,禁止近亲结婚;②重视增加孕母抵抗力,防止感受外邪,尤其应防止病毒感染,以免导致先天性畸形、流产或早产。妊娠早期感染风疹病毒,可造成小儿先天性白内障、先天性心脏病、耳聋、头小畸形及智力发育障碍等,称为先天性风疹综合征;③避免接触放射线、烟、酒以及铅、苯、汞等化学毒物,防止诱发基因突变,引起流产或胎儿发育畸形。

(2) 避免外伤:注意保护腹部,避免受到冲撞和挤压;要远离噪声,保护胎儿听觉;控制房事,特别是妊娠期前 12 周和后 6 周,应禁止。

(3) 谨慎用药:有毒、攻逐、破血类中药可能引起中毒,造成胚胎早期死亡或致残、致畸等。各种化学合成药物,抗生素、激素、激素拮抗剂、抗肿瘤药、抗惊厥药等,都可损伤胎儿。

(4) 保证孕母的充足营养,妊娠后期应加强铁、锌、钙、维生素 D 等重要营养素的补充,保持孕母精神状态良好。

(5) 定期产检,特别是高危产妇,必要时终止妊娠,减少妊娠合并症,预防流产、早产、异常产的发生。

(二) 新生儿期

1. 生长发育特点

(1) 体格发育特点:新生儿开始脱离母体而独立生存,短暂的时间内,经历了内外环境的突然变化,其机体内部也发生了相应变化。肺脏开始呼吸,脾胃开始受盛化物、

输布精微和排泄糟粕,心主神明、肝主疏泄、肾主生长的功能开始发挥。但此时小儿脏腑功能、精神发育均未臻成熟,处于稚嫩状态。

（2）感知运动发育特点（表3-1-4）

表3-1-4　新生儿期感知、运动发育特点

视觉	不敏锐,15~20cm距离最清晰,可短暂地注视和反射性跟随
听觉	出生后3~7天已相当良好
嗅、味觉	出生时已基本发育成熟,对母乳有反应,对不同味道反应不同
触觉	很敏感,尤其以嘴唇、手掌、脚掌、前额和眼睑等部位最敏感
痛觉	出生时已存在,疼痛可引起全身或局部的反应
温度觉	很灵敏,尤其对冷的反应更敏感
运动发育	仅有反射性活动（如吮吸、吞咽等）和不自主的活动;双手握拳
反射活动	已有非条件性的定向反射,如大声说话能引起新生儿停止活动,对饥饿、不舒适、寒冷等表现出不安、哭脸及啼哭等消极情绪等

（3）新生儿特殊生理状态:"马牙""螳螂子"、乳房隆起、假月经、新生儿生理性黄疸等。

（4）患病特点:由于新生儿对外界的适应能力和御邪能力都较差,加上胎内、分娩及生后护理不当等原因损伤胎儿,这一时期新生儿的发病率和死亡率都很高,产伤、窒息、硬肿、脐风等疾患尤为常见。

2. 保健重点

（1）新生儿出生时应注意保暖,室温宜为25~28℃,娩出后迅速清理口腔,保证呼吸道通畅;保暖及严格消毒,结扎脐带;除高危新生儿外,应与母亲早接触、早开奶,母婴同室,按需喂母乳。

（2）居室内温度宜保持在20℃左右,湿度为55%左右。维持母亲良好的乳汁分泌,必要时进行科学的混合或人工喂养。保持皮肤清洁,选择柔软的衣服与尿布。进行早教,开展婴儿抚触。

（三）婴儿期

1. 生长发育特点　生长发育最为迅速（第一次高峰）,1周岁时,体重增长到出生时的3倍,身长增长到1.5倍。生长迅速,对水谷营养需求旺盛,易患脾胃疾病;母传抗体逐渐消失,自身免疫尚未健全,易患时行疾病和肺系疾病（表3-1-5）。

表3-1-5　婴儿期生长发育特点

体格发育		生长发育最迅速（人生第一次高峰）。 1周岁时,体重增长到出生时的3倍,身长增长到1.5倍
心理行为发育	视感知	2个月起可协调地注视物体,初步有头眼协调; 3个月时头眼协调好,可追寻活动的物体或人; 4~5个月开始能认识母亲,见到奶瓶表示喜悦; 6个月时能转动身体协调视觉; 9个月时出现视深度感觉,能看到小物体

续表

心理行为发育	听感知	3个月时可转头向声源； 4个月时听到悦耳声音会有微笑； 5个月时对母亲语声有反应； 8个月时能区别简单语言的意义； 9个月时能寻找来自不同方向的声源； 1岁时听懂自己的名字
	嗅、味觉	3~4月时能区别好闻和难闻的气味； 5个月时对食物味道的微小改变很敏感
	动作	1个月小儿睡醒后常做伸欠动作； 2个月时扶坐或侧卧时能勉强抬头； 4个月时可用手撑起上半身； 6个月时能独坐片刻； 8个月会爬； 10个月可扶走； 12个月能独走
	精细动作	3~4个月时可自行玩手，并企图抓东西； 5个月时眼与手的动作取得协调，能有意识地抓取面前的物品；5~7个月时出现换手与捏、敲等探索性的动作； 9~10个月时可用拇指、食指拾东西
	语言	2个月能发出和谐喉音； 3个月发出咿呀之声； 4个月能发出笑声； 7~8个月会发复音，如"妈妈""爸爸"等； 1岁时能说出简单的生活用语，如吃、走、拿等
	情感性格	2~3月以笑、停止啼哭、伸手、眼神或发出声音等表示见到父母的愉快； 3~4个月会对外界感到高兴的事情表现出大笑，短暂地集中注意人脸和声音； 5~6个月的婴儿能再认母亲和其他亲近的人，但不能重现； 7~8个月会对不熟悉的人表现出认生； 9~12个月会对外界不同的事情做出许多不同的面部表情反应
患病特点		生长迅速，对水谷营养需求旺盛，易患脾胃病； 母传抗体逐渐消失，自身免疫未能健全，易患时行疾病和肺系疾病

　　2. 保健重点

　　(1) 母乳喂养：母乳中含有最适合婴儿生长发育的各种营养素，易于消化吸收，是婴儿期前6个月最理想的食物；含有丰富的抗体、活性细胞和其他免疫活性物质，可增强婴儿抗感染能力；温度及泌乳速度适宜，新鲜无细菌污染，直接喂哺简便经济；可密切母子感情，利于婴儿早期智力开发和身心健康发展；母亲产后哺乳可刺激子宫收缩，促进恢复，减少患乳腺癌和卵巢肿瘤的概率。

　　断乳时间：8~12个月时可以完全断乳。从添加辅食到完全断奶的转奶期，应逐渐减少哺乳次数、增加辅助食品，并试用奶瓶或杯匙喂食。如婴儿患病或酷暑、严冬，可延至婴儿病愈、秋凉或春暖季节。

（2）混合喂养：母乳不足或因其他原因加用牛乳、羊乳或配方乳补充，即为混合喂养。最好采用补授法，可使婴儿多得母乳，且刺激乳腺促进乳汁分泌，防止母乳进一步减少。

（3）人工喂养：各种原因导致母亲不能喂哺婴儿时，可选用牛、羊乳等，或其他代乳品喂养婴儿，称为人工喂养。

（4）添加辅食：婴儿 4~6 月开始添加辅食，添加辅食的原则应根据婴儿的实际需要和消化系统成熟程度循序渐进地添加：①从少到多；②由稀到稠；③由细到粗；④由一种到多种。若出现消化不良应暂停，待恢复正常后，再从开始量或更小量喂起。天气炎热和婴儿患病时，应暂缓添加新品种。

（5）预防保健重点：每 3 个月体检一次，早期筛查缺铁性贫血、佝偻病、发育异常等疾病；训练婴儿被动体操，促进感知觉发育；出生 5~6 个月后，需按计划免疫程序接受基础免疫，预防各种传染病。

（四）幼儿期

幼儿期生长发育特点及保健重点见表 3-1-6。

表 3-1-6　幼儿期生长发育特点及保健重点

体格发育	体格生长速度较前减慢；学会走路，活动范围扩大，接触周围事物机会增多；智力发育比较突出，语言、思维和应人应物的能力增强；乳牙逐渐出齐
心理行为 发育	12~15 个月时学会用匙，会乱涂画；18 个月时能区别各种形状，开始有空间和时间知觉，可跑步和倒退行走，能摆放 2~3 块方积木，能用语言表达自己的要求，可以在成人附近较长时间独自玩耍；2 岁时能区别垂直线与横线，目光跟踪落地的物体，能听懂简单的吩咐，可双足并跳，会粗略地翻书页，对父母的依赖性减弱，不再认生，较前易与父母分开；2 岁后能简单地交谈；2~3 岁时小儿能通过皮肤觉与手眼协调一致的活动区分物体的大小、软硬和冷热等；3 岁能辨上下，会骑三轮车，会穿简单的衣服；幼儿末期，能再认相隔几十天或几个月的事物，小儿的情感表现日渐丰富和复杂；3 岁后可与小朋友做游戏，能表现出自尊心、害羞等
患病特点	户外活动增多，易患传染病。逐步过渡到普通饮食，脾胃功能逐渐健全，注意预防吐泻、厌食等脾系病证；识别危险及自我保护能力差，易发生中毒、烫伤等意外事故
保健重点	要注意断奶前后的合理喂养；培养小儿良好的生活习惯，并重视幼儿的早期教育；预防疾病与异物吸入、烫伤、跌伤等意外事故。继续按计划免疫程序做好预防接种

（五）学龄前期

学龄前期生长发育特点及保健重点见表 3-1-7。

表 3-1-7　学龄前期生长发育特点及保健重点

体格发育	体格发育稳步增长；大脑迅速发育，较前更为完善，智力发育快，理解能力逐渐增强，并具有不少抽象的概念，如数字、时间等；开始能用较复杂的语言表达自己的思维和感情，求知欲强，好奇、好问、好模仿
心理行为 发育	4 岁时听觉发育完善，能辨前后，开始有时间概念；5 岁时可区别各种颜色，分辨体积相同重量不同的物体，辨自身的左右；5 岁后能用较为完整的语言表达自己的意思；5~6 岁后能较好地控制其注意力；6 岁时视力达到 1.0；此期小儿已能有意识地控制自己情感的外部表现，对感兴趣的、能激起强烈情绪体验的事物较易记忆，并保持持久

续表

患病特点	易发生溺水、烫伤等意外伤害，以及误服药物、食物中毒等。自身抗病能力有所增强，发病率有所下降，但应注重防治与免疫反应相关的疾病如哮喘、幼年类风湿病、肾炎肾病等
保健重点	应培养儿童形成良好的基本素质，包括增强体质、生活习惯、思想品德、早期教育等，正确地引导其认识客观世界，保障儿童身心健康

（六）学龄期

学龄期生长发育特点及保健重点见表3-1-8。

表 3-1-8　学龄期生长发育特点及保健重点

生长发育特点	体格稳步增长；乳牙依次换上恒牙；除生殖系统外，其他器官发育到本期末已接近成人水平；智能发育逐渐成熟，控制、理解、分析、综合等能力增强，有意记忆能力增强，记忆内容拓宽，复杂性增加。能适应正规学习生活。对各种时行疾病的抗病能力增强，发病率进一步下降
保健重点	培养良好的学习习惯，加强素质教育；开展体育锻炼，增强体质，培养毅力和奋斗精神；养成良好生活习惯，注意端正坐、立、行的姿势，预防屈光不正、龋齿等的发生；进行法制教育，学习交通规则，减少意外事故的发生；预防肾病综合征、哮喘、过敏性紫癜、风湿热和类风湿病等疾病；注意情绪和行为变化，减少精神行为障碍的发生

（七）青春期

青春期生长发育特点及保健重点见表3-1-9。

表 3-1-9　青春期生长发育特点及保健重点

生长发育特点	从儿童到成人的过渡时期；体格生长出现第二次高峰，体重、身长增长幅度加大；生殖系统发育趋于成熟，女孩乳房发育、月经来潮，男孩精气溢泻；心理变化较大
保健重点	应进行正确的性教育；培养良好的性格和道德情感，树立正确的人生观；注意心理及行为的教育，加强教育与引导，使之在心理上、生活上适应此期变化，防治这一阶段容易出现的各种身心疾病，保证青少年时期身心健康成长

（李新民）

【复习思考题】

简述母乳喂养的优点。

第四章

PPT 课件

临 证 概 要

培训目标

1. 掌握儿科的常用诊法、辨证方法及儿科治疗用药的特点及治疗法则。
2. 熟悉儿科诊法、辨证方法及常用治法在儿科的临床应用。

第一节 诊 法 概 要

诊法是诊察和收集疾病有关资料的基本方法。与临床其他各科一样,小儿疾病的诊断方法,也用望、闻、问、切等不同的诊查手段进行诊断和辨证。由于小儿与成人在体质、形态、生理及病理等方面均有差异,所以在四诊的运用上也与其他学科有别。

古代医家有小儿五难之说,儿科四诊的运用中,望诊尤为重要。同时,随着现代诊断技术的不断发展,在诊断方法上,应合理借鉴影像学、检验学等现代技术手段,辨病与辨证相结合,提高临床诊断水平。

一、望诊

儿科望诊,应注意在光线充足的地方进行,尽量使小儿安静,诊查既全面又有重点,细心而又敏捷,才能提高诊查的效果。

(一)望神色

凡小儿有神则表现为目光炯炯,表情活泼,意识清楚,呼吸调匀,反应敏捷,躯体动作灵活协调,反之则为失神。

1. 正常面色 我国小儿的常色为微黄红润而有光泽,新生儿则全身皮肤嫩红,这是气血调和的表现。

2. 五色主病 小儿患病之后色泽变化较成人更为敏感。面部五色按面色青、赤、黄、白、黑五种不同颜色表现来诊病辨证,一般符合以下规律,见表4-1-1。

表 4-1-1　五色主病

面色	临床意义
青	多见于寒证、痛证、瘀证、惊痫。大凡小儿面呈青色,病情一般较重,应多加观察
赤	多为热证,有实热、虚热之分
黄	多为脾虚证或有湿浊。小儿生后不久出现的黄疸为胎黄,有生理性与病理性之分
白	多为虚证、寒证
黑	多为寒证、痛证、瘀证、水饮证

（二）望形态

望形态就是观察患儿形体的强弱胖瘦、体表肌肤毛发和动静姿态,推断五脏、阴阳的盛衰。

1. 望形体　凡发育正常、筋骨强健、肌丰肤润、毛发黑泽、姿态活泼者,是胎禀充足,营养良好,属健康表现;若生长迟缓、筋骨软弱、肌瘦形瘠、皮肤干枯、毛发萎黄、囟门逾期不合、姿态呆滞者,为胎禀不足,营养不良,先后天不足的表现,多属病态。望形体内容及临床意义见表 4-1-2。

表 4-1-2　望形体内容及临床意义

望诊内容	表现	临床意义
头囟	头方发稀,囟门宽大,当闭不闭	多见于五迟证
	前囟及眼窝凹陷,皮肤干燥	婴幼儿泄泻阴伤液脱
躯体	胸廓高耸形如鸡胸	可见于佝偻病、哮喘病
四肢	肌肉松弛,皮色萎黄	多见于厌食、偏食、反复感冒
肌肤	腹部膨大,肢体瘦弱,发稀,额上有青筋显现	多见于疳积
毛发	枯黄,或发竖稀疏,或容易脱落	多因气血亏虚

2. 望动态　小儿喜俯卧者,为乳食内积;喜蜷卧者,多为腹痛;颈项强直,手指开合,四肢拘急抽搐,角弓反张,是为惊风;若翻滚不安,呼叫哭吵,两手捧腹,多为盘肠气痛所致;端坐喘促,痰鸣哮吼,多为哮喘;咳逆鼻煽,胁肋凹陷如坑,呼吸急促,多为肺炎喘嗽。

（三）审苗窍

苗窍是指口、舌、目、鼻、耳及前后二阴。

1. 察目　黑睛等圆,目睛灵活,目光有神,眼睑张合自如,是为肝肾精血充沛的表现。睑结膜色淡与血虚有关;白睛黄染多为黄疸;目赤肿痛,是风热上攻。眼睑浮肿,是风水相搏;目眶凹陷,啼哭无泪,是阴津大伤。眼睑开合无力,是元气虚惫;寐时睑开不闭,是脾虚之露睛。寤时睑不能闭,是肾虚之睑废。两目呆滞,转动迟钝,是肾精不足;两目直视,瞪目不活,是肝风内动;瞳仁缩小或不等大或散大,对光反射消失,常属病情危殆。

2. 察鼻　鼻塞流清涕,为外感风寒;鼻流黄浊涕,为风热客肺;长期鼻流浊涕,气味腥臭,是肺经郁热;晨起或冒风则鼻流清涕、喷嚏连作,常为风痰蕴肺;鼻衄鲜血,为肺热迫血妄行;鼻孔干燥,为肺热阴伤;鼻翼扇动,伴气急喘促,为肺气郁闭;频繁搐鼻、眨眼、咧嘴,为肝经风甚。

3. 察口　口唇色红为热;唇色红紫为瘀热互结;唇色淡红,为虚寒;淡白不润为气血亏虚;环口发青为惊风先兆;面颊潮红,唯口唇周围苍白,为丹痧的特征表现之一。

口腔破溃糜烂,多为心脾积热;口腔疱疹红赤,为外感邪毒;口内白屑成片,为鹅口疮。两颊黏膜见针尖大小灰白色小点,周围红晕,为麻疹黏膜斑。

牙齿萌出延迟,为肾气不足;齿衄龈痛,常为胃火上炎;牙龈红肿,为胃热熏蒸。新生儿牙龈上有白色斑块斑点,为马牙,不属病态。

咽红、恶寒、发热是外感之象;咽红、乳蛾肿痛为外感风热或肺胃之火上炎;乳蛾溢脓,是热壅肉腐;乳蛾大而不红,是为肥大,多为瘀热未尽,或气虚不敛。咽痛微红,有灰白色假膜,不易拭去,为白喉之症。咽部红赤甚或腐烂,软腭处可见点状红疹或出血点,称为黏膜内疹,常见于猩红热。

4. 察舌　正常小儿舌象表现为舌体柔软,伸缩自如,舌质淡红,舌苔薄白质润。小儿舌质较成人红嫩,初生儿舌红无苔和哺乳婴儿的乳白苔,属正常舌象。小儿舌象及临床意义见表4-1-3。

表 4-1-3　小儿舌象及临床意义

内容	表现	意义	内容	表现	意义
舌体	舌形胖嫩	脾气不足	舌苔	薄	主正常或病轻浅,如外感初起
	肿大,色泽青紫	气血瘀滞		厚	病在里或深重,如食积痰湿
	舌胀色赤	心脾热盛		滑润	湿滞
	舌起芒刺	热入营血		干燥	津伤
	舌生裂纹	阴液耗伤		黏腻	痰湿
	舌舔口唇以致唇周脱屑、作痒	脾经伏热		腐垢	胃浊
舌质	淡白不荣	气血不足,主虚主寒		白	正常或寒湿
	红	主热证		薄白	外感风寒或风热初起
	红干	热伤阴津		白腻	痰湿内蕴
	舌尖红	上焦温病或心火上炎		薄黄	风热在表、风寒化热或热邪入里
	舌边红	肝胆有热		黄腻	脾胃湿热或痰热
	嫩红,伴质干不润者	阴虚有热		舌苔色灰质润	痰湿内停
	舌色红绛	热入营血、瘀热互结		淡胖	脾胃气虚
	深绛	血瘀夹热		少苔	胃之气阴不足
	紫黯	气滞血瘀		花剥如地图	

观察舌象还应注意其动态变化。舌质由淡红转红转绛，为热邪由浅入深；舌苔由白转黄转灰，为热证由轻转重；舌苔由无到有，说明胃气来复；由薄转厚为食积湿滞加重；由厚转薄为食积湿滞渐化。

5. 察耳　耳内疼痛流脓，为肝胆火盛之征；以耳垂为中心的腮部漫肿疼痛，是痄腮（流行性腮腺炎）之表现。

6. 察前后二阴　男孩前阴阴囊紧致沉着为健康少病之征，而阴囊松弛颜色变浅则可为病态等。阴囊水肿，常见于阳虚阴水；阴囊中有物下坠，时大时小，上下可移，为小肠下坠之狐疝。女孩前阴部潮红灼热，常见于湿热下注。婴儿肛门周围潮湿肤红发疹，多因尿布浸渍，称为红臀。肛门脱出肛外，为中气下陷之脱肛；肛门开裂出血，多因燥热便秘。

（四）辨斑疹

斑疹均见于肌肤，是全身性疾患反映于体表的征象，在儿科较为常见。斑疹的临床表现及意义见表 4-1-4。

表 4-1-4　斑疹的临床表现及意义

斑疹	临床表现	临床特点	临床意义
斑	点大成片，不高出皮肤，压之不退色者	斑色红艳，摸之不碍手，压之不退色	热毒炽盛，病在营血
		斑色淡紫，面色苍白，肢冷脉细	气不摄血、血溢脉外
疹	点小量多，状似针尖，高出皮肤，压之退色者	疹形细小状如麻粒，潮热 3~4 天出疹，口腔颊黏膜出现麻疹黏膜斑者	麻疹
		皮疹细小，呈浅红色，身热不甚	风疹
		肤红如锦，稠布疹点，身热，舌绛如草莓	猩红热
		丘疹、疱疹、结痂并见，疱疹内有水液色清	水痘
		疱疹于手掌、足趾、咽部并见者	手足口病
		斑丘疹大小不一，如云出没，瘙痒难忍	荨麻疹

（五）察二便

母乳喂养儿大便次数较多，粪色黄，便质稀薄，便中不消化的乳凝块少，气味酸臭；牛乳或羊乳喂养儿的粪便较干，粪色多淡黄，便中不消化的乳凝块偏多。如大便赤白黏冻，为湿热积滞，常见于痢疾；婴幼儿大便呈果酱样，伴阵阵哭闹多为肠套叠；大便稀薄，夹有白色凝块，为内伤乳食；大便色泽灰白不黄，多为胆道阻滞；大便不下，伴呕吐、腹痛、腹内扪及包块，常为结肠梗阻。大便色淡黄，干硬燥结，为内有实热或燥热伤津；大便稀薄夹泡沫，臭气不甚，为风寒犯肠；大便稀薄，色黄秽臭，为肠腑湿热；大便清稀无臭，为脾气虚而阳失温运；下利清谷，洞泄不止，为脾肾阳虚。

小便清澈量多为寒，包括外感寒邪或阳虚内寒；小便色黄量少为热，包括邪热伤津或阴虚内热。尿色深黄，为湿热内蕴；黄褐如浓茶，见于湿热黄疸。尿色红或镜检红细胞增多为尿血，可由多种病证引起，大体鲜红为血热妄行，淡红为气不摄血，红褐为瘀热内结，黯红为阴虚血热。

（六）察指纹

常用于3岁以下小儿。看指纹时要将患儿抱于光线充足处。指纹是指虎口直到食指内侧的桡侧浅静脉，可分风、气、命三关。第一节为风关，第二节为气关，第三节为命关。指纹是对3岁以内的小儿用以代替脉诊的一种辅助诊法（图4-1-1）。

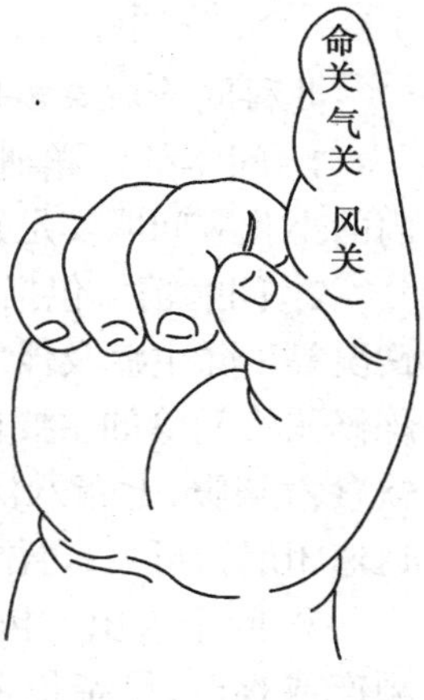

图 4-1-1

正常指纹应是淡紫隐隐而不显于风关之上。《幼幼集成》提出："浮沉分表里、红紫辨寒热、淡滞定虚实"，再加上三关测轻重可作为指纹辨证纲要。浮沉分表里：浮为指纹显露，主病邪在表；沉为指纹深隐，主病邪在里。红紫辨寒热：红为红色，即指纹显红色主寒证；紫为紫色，纹显紫色主热证。淡滞定虚实：淡为推之流畅，主虚证；滞为推之不流畅，复盈缓慢，主实证。

三关测轻重：纹在风关，示病邪初入，病情轻浅；纹达气关，示病邪入里，病情较重；纹达命关，示病邪深入，病情加重；纹达指尖，称透关射甲，如非一向如此，则示病情危笃。

指纹诊法在临床有一定的诊断意义。但若纹证不符时，当"舍纹从证"。病情轻者指纹的变化一般不明显，故也可"舍纹从证"，不必拘泥。

二、闻诊

闻诊是医者运用听觉和嗅觉诊察病情的一种方法，包括听声音和嗅气味两个方面。

（一）听声音

1. 啼哭声　啼哭是婴儿的语言，是生理本能，有属生理表现的，也有身体不适的某种表示，还可是各种病态的表现。小儿啼哭，有声有泪，哭声洪亮，一日数次，属正常。由于饥饿思食、尿布浸湿、包扎过紧等护理不当亦可啼哭不安，故小儿啼哭并非皆为病态。因疾病引起的啼哭常常哭声尖锐，忽缓忽急，时作时止，昼夜不分。

2. 呼吸声　正常小儿呼吸均匀调和。若小儿呼吸气粗有力，多为外感实证，肺蕴痰热；若呼吸急促，喉间哮鸣者，为痰壅气道；呼吸急迫，甚则鼻煽，咳嗽频作者，为肺气郁闭；呼吸窘迫，面青不咳或呛咳，常为异物堵塞气道。闻呼吸除耳闻外，可借助听诊器。

3. 咳嗽声　咳嗽是肺系疾病的主症之一。干咳无痰或痰少黏稠、不易咳出，多为燥邪犯肺，或肺阴受损；咳声清高，鼻塞声重，多为外感；咳嗽频频，痰稠难咳，不易咳出，喉中痰鸣，多为肺蕴痰热，或肺气闭塞。咳声嘶哑如犬吠状者，常见于白喉、急喉风。夜咳，咳而呕吐，伴鸡鸣样回声者为顿嗽。

（二）嗅气味

嗳腐酸臭多为乳食积滞；口气臭秽多为脾胃积热；口气血腥，多见于齿衄、肺胃出血；脓涕腥臭多为鼻渊；大便酸臭多为伤食；臭味不著，下利清谷，完谷不化，多为脾肾阳虚；小便气味臊臭者属实热，多因湿热下注；吐物酸腐，多因食滞化热；吐物臭秽如粪，多因肠结气阻，秽粪上逆。

三、问诊

儿科问诊对象多是家长、保育员或年长患儿，应注意掌握以下方面。

1. 问年龄　详细询问确切的年龄、月龄或日龄。新生儿应问明出生天数；2 岁以内的小儿应问明实足月龄；2 岁以上的小儿，应问明实足岁数及月数。

2. 问病情　包括询问疾病的症状及持续时间、病程中的变化、发病的原因及治疗情况等。除主症及伴发症状的询问外，还应注意患儿的饮食、二便、睡眠情况等。清代陈修园将问诊的主要内容归纳为十问歌，即"一问寒热二问汗，三问头身四问便，五问饮食六胸腹，七聋八渴俱当辨，九问旧病十问因，再兼服药参机变，妇女尤必问经期，迟速闭崩皆可见，再添片语告儿科，天花麻疹全占验。"

3. 问个人史　包括以下几个方面：一是生产史，主要询问胎次、产次，是否足月，顺产或难产，母亲是否有流产史，并要询问接生方式、出生地点、出生情况、孕期母亲的营养和健康状况。二是喂养史，包括喂养方式和辅助食品添加情况，是否已经断奶和断奶的情况。对年长儿还应询问饮食习惯，现在的食物种类和食欲等。三是生长发育史，包括体格生长和智能发育，如坐、立、行、语、齿等出现的时间；囟门闭合的时间；体重、身长增长情况；年长儿应询问一些心理、行为、学习的情况等。四是预防接种史，询问曾接种过的疫苗种类、接种时间、有无不良反应等。其他方面还应询问病儿既往患病史、家族史等。

四、切诊

包括脉诊和按诊两个方面，是诊断儿科疾病的重要手段。

（一）脉诊

小儿脉诊与成人脉诊不同，小儿脉象较成年人软而少数。①脉诊方法：3 岁以下小儿一般不切脉，而以指纹诊法代替；3 岁以上小儿用一指定三关的方法。②小儿平脉次数，因年龄不同而不同，年龄越小，脉搏越快，注意有无情绪影响脉象变化。③小儿病脉主要以浮、沉、迟、数、无力、有力六种基本脉象为纲，以辨疾病的表里、寒热、虚实。④对脉诊的临床意义要根据不同年龄的不同情况区别对待，当"脉证不符"时，可"舍脉从证"。

（二）按诊

1. 小婴儿须触摸顶部及枕部颅骨，按察小儿头囟的大小、凹凸、闭合的情况，头囟的坚硬程度等。囟门隆凸，按之紧张，为囟填，多为风火痰热上攻，肝火上亢，热盛生风；囟门凹陷，为囟陷，常因阴津大伤；颅骨按之不坚而有弹性感，多为维生素 D 缺乏性佝偻病。

2. 小儿腹部的按诊，应尽量在小儿安静时，或在婴儿哺乳时进行，如啼哭无法制止时，可利用吸气时作快速按诊。腹部按诊要注意肝、脾等脏器的大小。腹痛喜按，多为虚为寒；腹痛拒按，多为实为热；腹部胀满，叩之如鼓者为气胀；叩之音浊，侧身则浊音移动者，多有腹水；右下腹按之疼痛，兼发热，右下肢拘急者多属肠痈。

3. 要根据年龄特点以判断按诊所得资料的临床意义。如小儿年龄小，按诊时若啼哭不止，获取的体征不准确，应加以识别。

第二节　治疗概要

治疗是辨证论治的关键环节,中医具有多种治疗方法和手段,有药物内治法、药物外治法、非药物疗法,这些疗法应结合儿科特点,灵活运用,在辨证论治原则的指导下,选择合适病情需要的有效疗法,取得最佳治疗效果。

一、药物内治法

(一)儿科治疗用药特点

小儿患病后传变迅速,易虚易实、易寒易热的特点。病情的好转与加剧多在转瞬之间,及时、准确地治疗用药尤为重要。其处方用药应轻巧灵活,不宜呆滞,不可重浊,不得妄加攻伐。处方宜精简,药味要甘平,药量宜适度,疗效要显现。对婴儿可用口服液或糖浆剂。丸剂、片剂在不能吞服时,可研碎,加水服用。颗粒剂和浸膏剂可用温开水溶解稀释后服用。为了避免服药困难,可用栓剂或通过直肠给药。病情需要时可用注射剂,注射给药,作用迅速,是儿科比较理想的一种给药方法。用药时,应注意维护脾胃,治疗用药勿伤脾胃,饮食调理顾护脾胃,以期保证水谷精微之气的化生。

(二)常用内治法

根据儿科自身特点,按照"汗、吐、下、和、温、清、补、消"八法原则,组合成多种治法,这些治法既常单独使用,也常联合运用。常用的治法有:疏风解表法、止咳平喘法、清热解毒法、凉血止血法、安蛔驱虫法、消食导滞法、镇惊开窍法、利水消肿法、健脾益气法、运脾开胃法、培元补肾法、活血化瘀法、通腑泻下法、回阳救逆法等。

(三)给药方法

1. 口服给药法　低年龄儿童首选液体制剂,若是固体制剂也要掰开、研碎、水调后服用。

小儿汤剂的煎出药量不同于成人。一般新生儿 10~30ml,婴儿 50~100ml,幼儿及幼童 120~240ml,学龄期儿童 250~300ml。煎煮后,一般 1 日 2~3 次分服,也可根据病情及小儿的接受情况减少或增加服药次数。对抗拒服药的小孩,要教给家长正确的服药方法:固定小儿头手,用小匙将药汁送至舌根部,将小匙竖起,使之自然吞下。也可用市售灌药器取药液后,伸入小儿口内舌根部推入。切勿捏鼻强灌,以防呛入气管。另外,在病情允许的情况下,可在药液里稍加适量食糖矫味,使之便于服入。对幼童以上小儿,最好还是采用说服劝导方法,争取患儿主动配合服药。

目前中药剂型已不仅仅局限于传统的汤、丸、散、膏、丹等剂型,像中药配方颗粒剂这样的新剂型已经逐渐被大多数患儿接受与使用。该剂型不需煎煮,直接开水冲服,有效成分提取率高于传统饮片自煎。

2. 蒸气及气雾吸入法　常用清肺解毒、化痰解痉类药物,用于治疗肺炎喘嗽、哮喘、咳嗽、感冒、喉痹等肺系疾病。吸入时可将蒸气对准口鼻,或将管口含于口中,通常每次吸入 15~30min。

3. 注射给药法　将供肌内注射、静脉滴注的中成药注射液,按要求给予肌内注射、静脉注射、静脉点滴、穴位注射等。有直接进入体内、作用迅速的特点,但也要注意观察其可能出现的不良反应。

（四）儿科用药安全

1. 儿童用药安全现状　目前,可供儿童使用的药品品种、剂型及规格少,儿童用药不能满足临床用药需求。其次,多数药品在其说明书中缺少关于儿童用药用法用量、禁忌、不良反应和注意事项等方面的信息,多以"儿童酌减""安全性尚未确定""遵医嘱"等模糊字样表述,致使药品使用时用法用量及给药方式难以把握。

2. 药物选择审视谨慎　重视药物使用的安全性。注意药物的选择,特别是新生儿、婴幼儿。药物有寒、热、温、凉之分,用之不慎可造成患儿阴阳失衡致生他疾。在同类药物中要尽量选择适宜小儿体质特点的药物,凡大辛、大热、大苦、大寒、有毒、重镇、攻伐、峻下之品,应审慎使用。2015版《中华人民共和国药典》收载有毒中药83味,其中不乏儿科常用之品,如附子、生半夏、白果、苦杏仁、苍耳子、重楼、川楝子等。在使用有毒中药时应格外注意剂量和使用的时机和法度,"中病即止"或"衰其大半而止",避免超量或长时间使用。

3. 汤剂煎法用法　儿科应用汤剂需对用药总量加以控制。中药饮片的使用以成人量对照,新生儿可用 1/6 量,婴儿用 1/3 量,幼儿及幼童用 1/2~2/3 量,学龄儿童接近成人量。煎出的药液,根据病情,分 3~5 次服用,注意尽量不要强行灌服。

4. 煮散剂　煮散剂,是将药物制成细粉或粗粉,分装或用时称取,加入水或引药煎煮,连同药沫一起或去渣服用的一种剂型。煮散剂具有一定的优点:

（1）简化了有效成分的浸出条件:药物中的有效成分能否完全的被浸出或保留,直接影响临床疗效。作为煮散剂,经过粉碎后的药材,扩散面积增加,溶出物质增加,溶出速度加快,随着粉碎度的增加,细胞破坏的机会增大,细胞内溶物直接与水接触而溶解,从而使浸出量增加。

（2）能较好地保留挥发性成分:克服了汤剂在煎煮沸腾过程中,挥发性成分几乎随水蒸气一起挥发殆尽的缺陷。

（3）缩短了煎煮时间:由于煎煮制成的中药颗粒表面积增大,浸出率提高,可在短时间内将有效成分浸出,既节省了时间,又保证了药效。

（4）有利于慢性病的急性期治疗:有些疾病急性期服用中成药往往效果不理想,煮散剂可弥补其不足。

（5）节省资源:由于煮散剂将药材粉碎制成颗粒,使药材表面积增大,有效成分完全的浸出。研究报道证实平均 1/3~1/2 的饮片剂量煮散即可达到甚至超过全量饮片的治疗效果。

5. 配方颗粒　配方颗粒就是把传统的中草药经现代化制药技术,提取、分离、浓缩、干燥,最后制成颗粒的形状。一般的中药材都可以制成配方颗粒。中药配方颗粒剂与传统中药饮片相比,最突出的特点是不必煎煮,直接开水冲服即可,适应现代快节奏的生活方式,具有用量少、易调剂、携带方便、作用迅速、成分完全等优点。中药颗粒剂用量一般再取汤剂用量的 1/3~1/2。儿童服用量小,临床比较适宜。

6. 中成药注射液的合理使用　中成药注射液的用药安全近几年越来越受到关注。使用时应重视患儿的个体差异,科学、辨证地使用,除此之外还应合理使用溶媒,必须单独使用中成药注射液,不与抗生素药物混用,注意输液速度并观察补液过程中患儿的用药反应。

二、药物外治法

运用不同的方法将药物置于小儿皮肤、孔窍、腧穴等部位以发挥治疗作用的方法。

(一)药物外治法的优点

外治之法,作用迅速,可直达病所,能在无损伤的治疗中取得疗效,而且使用安全、毒副作用相对较小、适应证广、易于推广,是对药物内治法的重要补充。

(二)药物外法的种类

儿科临床常用外治法,主要使用一些药物进行敷、贴、熏、洗、吹、点、灌、嗅等。有熏洗法,多用于小儿出疹性疾病、汗证、皮肤病及局部肿胀疼痛等病证。涂敷法,多用于疖腮、疮疡、哮喘、肺炎等病证,如用青黛散、金黄膏等,调敷于腮部,治疗流行性腮腺炎。罨包法,多用于汗证、积滞等病证,如用皮硝包扎于脐部,治疗积滞;用五倍子粉加食醋调罨包脐内,治疗盗汗等。热熨法,常在寒证、虚证或气滞引起的多种痛证中使用。擦拭法,主要用于小儿口腔、鼻腔及皮肤,有活血止痛、祛风止痒等治疗作用,如用西瓜霜擦拭口腔,或用淡盐水、银花甘草水拭洗口腔,治疗鹅口疮、口疮,或用紫草油治疗小儿红臀等。

敷贴法,是将药物制成软膏、药饼,或研粉撒于普通膏药上,敷贴于局部的一种外治法,此法不仅可使药力直达病所,而且可使药力由表及里以调节阴阳、脏腑、气血,拔毒外出、解毒活血而达到预防与治疗的作用,多用于治疗泄泻、哮喘、遗尿等病证。如在夏季三伏天,用延胡索、白芥子、甘遂、细辛等药研末,以生姜汁调成药饼,中心放少许丁香末,敷于肺俞、膏肓、百劳穴上,以预防哮喘等。

三、小儿推拿

推拿学是中医治疗学的重要组成部分,小儿推拿又有着独特的体系,在儿科因操作方便,无痛苦、无损伤、无污染,只要适应证选择正确则效果显著,受到患儿及家长的欢迎。

捏脊疗法是儿科常用的一种推拿方法。该法用捏法施于脊柱两侧,通过对督脉和膀胱经的按摩,调和阴阳,疏理经络,行气活血,恢复脏腑功能以防治疾病。该法主要用于厌食、疳气等病证。操作方法:患儿俯卧,医者以双手的中指、无名指和小指握成空拳状,食指半屈,拇指伸长,拇指螺纹面对食指第2指间关节的桡侧,虎口向前;操作者以双手拇、食指将患儿脊背皮肤捏起来,同时向上提起皮肤,拇指向食指方向搓动,并将食指第2、3节桡侧面紧贴所提的皮肤均匀地向前推动、捻动;从尾骨端开始,沿脊椎由下而上,自长强穴起,一直捏至大椎穴止,如此反复3~5次,捏到第3次后,每捏3把,将皮肤提起1次。每日1次,6日为1疗程。对有脊背皮肤感染、紫癜等疾病的患儿禁用此法。

四、针灸疗法

针灸疗法包括针法与灸法。

针法:儿科针灸疗法常用于治疗遗尿、哮喘、泄泻、痢疾、痹证、惊风后遗症、脑炎后遗症、胎黄动风等疾病,以及多种小儿急症的抢救。小儿针灸所取的经穴与成人基本相同。但由于小儿接受针刺的依从性、耐受性较差,故一般采用浅刺、速刺、轻刺激的针法,而且所取的穴位宜少而精,临床又常用腕踝针、耳针、激光穴位照射等治疗方法。

刺四缝疗法:是儿科针法中常用的一种特殊方法。四缝是经外奇穴,它的位置在食指、中指、无名指及小指四指中节横纹中点,是手三阴经所过之处。针刺四缝可以清热、除烦、止咳化痰、通畅百脉、调和脏腑等,常用于治疗疳证、厌食、积滞、咳喘、顿咳等疾病。操作方法:皮肤局部消毒后,用三棱针刺约 1 分深,刺后用手法挤出黄白色黏液或血珠少许。每日 1 次,每周刺 1~2 次。

耳针:患儿对耳针的接受程度相对较好。对于各系疾病的儿童,根据其临床症状的不同,均可刺激相应的耳穴,起到较好的治疗作用。如咳嗽、咳痰患儿可取"肺、气管",急性扁桃体患儿可取"咽、扁桃体",遗尿患儿可取"肾、膀胱"等。

灸法:小儿灸治常用艾条间接灸法,艾炷灸壮数宜少、艾炷宜小。艾灸时间不宜过长,与皮肤要有适当距离,以皮肤微热微红为宜。

（姜之炎）

【复习思考题】

1. 小儿指纹的临床观察意义是什么?
2. 针刺四缝的作用机制及操作方法是什么?

各　论

第五章

肺 系 病 证

第一节 感 冒

 培训目标

1. 掌握感冒常证的诊断与鉴别诊断、辨证论治、西医治疗原则。
2. 熟悉感冒兼证的特点及治疗。
3. 了解小儿感冒的预防及调护。

感冒是儿科临床常见的肺系疾病之一,临床以发热、鼻塞流涕、喷嚏、咳嗽为主要临床特征。本病的发病率占儿科疾病首位。一年四季均可发生,以气候骤变及冬春时节发病率较高。任何年龄皆可发病,婴幼儿更为多见。因小儿肺脏娇嫩,脾常不足,神气怯弱,感邪之后,易出现夹痰、夹滞、夹惊的兼证。

本病属西医学"急性上呼吸道感染"范畴。临床上有咽结合膜热与时行感冒两种感冒的特殊类型。

【典型案例】

患儿,男,5岁,因"发热2天"就诊。症见:发热,恶风,鼻塞,流浊涕,咽痛,轻咳,少痰,小便黄,大便干结。既往体健,否认热性惊厥等病史。否认药物及食物过敏史。否认传染病接触史及病禽类接触史。否认家族遗传病史。舌红苔黄,脉浮数。

体格检查

T 38.6℃,P 120次/min,R 25次/min。神志清,急性热病容,呼吸平顺,无鼻翼扇动,无点头呼吸,三凹征(−),唇红,口周无发绀;咽充血,双侧扁桃体Ⅱ度肿大,充血,未见脓点;心音有力,律齐;双肺呼吸音清,未闻及干湿啰音;腹软无压痛、反跳痛,肝脾未及,肠鸣音正常。

问题一 本患儿初步的中医诊断是什么? 其诊断依据是什么?

思路 本患儿见发热,恶风,鼻塞,流浊涕,咽痛,轻咳,少痰,故初步中医诊断为感冒病。

问题二　本患儿初步西医诊断是什么? 诊断依据是什么?

思路　本患儿有:①发热,恶风,鼻塞,流浊涕,咽痛,轻咳的临床表现;②咽充血,双侧扁桃体Ⅱ度肿大,充血,未见脓点;双肺呼吸音清,未闻及干湿啰音,故初步诊断为急性上呼吸道感染。

问题三　根据本患儿的临床表现,如何判断风寒、风热?

思路　小儿寒热以唇舌咽颜色判断为主。本患儿有:①唇红,咽充血,双侧扁桃体Ⅱ度肿大,充血;②舌红苔黄,脉浮数。均为热证表现,故符合风热证。

问题四　根据本患儿情况,需要与哪些疾病鉴别?

思路　本患儿中医诊断需要与时行感冒病进行类证鉴别;西医诊断需要与麻疹、水痘等急性传染病早期鉴别。

 知识点 1

感冒与时邪感冒的鉴别表

鉴别点	感冒(急性上呼吸道感染)	时行感冒(流行性感冒)
主要病机	肺卫失宣	感受疫毒
典型症状	发热、鼻塞流涕、喷嚏	高热、头痛、四肢肌肉酸痛
体征	咽部充血,扁桃体肿大	咽部充血,扁桃体肿明显
病程	较短	较长
病情轻重	一般症状较轻,无流行趋势	一般症状较重,有流行病学史

问题五　为进一步明确诊断以及治疗,本患儿需要进行哪些辅助检查?

思路　需要完善血常规、C 反应蛋白(CRP)、降钙素原(PCT)、病原学检查、咽拭子培养。必要时胸片检查。

 知识点 2

急性上呼吸道感染的临床表现

急性上呼吸道感染局部症状:鼻塞、流涕、喷嚏、干咳、咽部不适和咽痛等,多于 3~4 天内自然痊愈。全身症状:发热、烦躁不安、头痛、全身不适、乏力等。部分患儿有食欲不振、呕吐。

知识点 3

急性上呼吸道感染的并发症

以婴幼儿多见,病变若向邻近器官组织蔓延可引起中耳炎、鼻窦炎、咽后壁脓肿、扁桃体周围脓肿、颈淋巴结炎、喉炎、支气管炎及肺炎等。年长儿若患A组溶血性链球菌咽峡炎,以后可引起急性肾小球肾炎和风湿热,其他病原体也可引起类风湿病等结缔组织病。

知识点 4

辅 助 检 查

(1) 外周血检查

1) 血常规:病毒感染者外周血白细胞计数正常或偏低,中性粒细胞减少,淋巴细胞计数相对增高。细菌感染者外周血白细胞可增高,中性粒细胞增高。

2) C反应蛋白(CRP):细菌感染时,CRP浓度上升;非细菌感染时则上升不明显。

3) 降钙素原(PCT):细菌感染时可升高,抗菌药物治疗有效时,可迅速下降。

(2) 病原学检查

1) 病毒分离和血清学检查可明确病原。近年来免疫荧光、免疫酶及分子生物学技术可做出早期诊断。

2) 在使用抗菌药物前行咽拭子培养可发现致病菌。

病例补充

辅助检查

胸部X线:双肺纹理清晰。血常规:WBC 12.0×10^9/L、N 80.2%、L 17.4%、Hb 126.0g/L、PLT 230.0×10^9/L;CRP 20mg/L;呼吸道病毒检测均阴性未见异常;降钙素原(PCT):0.9μg/L。

问题六 目前患儿的西医诊断是什么?其诊断依据是什么?

思路 根据患儿症状、体征,结合胸片表现明确诊断为急性上呼吸道感染。

问题七 针对该患儿如何进行治疗?

思路

1. 一般治疗 注意休息、保持良好的周围环境、多饮水和补充大量维生素C等。注意预防交叉感染及并发症。

2. 抗感染治疗 本例上呼吸道感染血常规白细胞、中性粒细胞均高,CRP及PCT亦高,明确由细菌感染引起,可口服或静脉点滴抗生素治疗。可选用阿莫西林、头孢呋辛等。

3. 对症治疗

(1) 高热可口服对乙酰氨基酚或布洛芬,亦可用冷敷、温湿敷或温水擦浴降温。

(2) 发生高热惊厥者可予以镇静、止惊等处理。

4. 中医治疗 以疏风清热,辛凉解表为法:金银花10g,连翘10g,生石膏15g,竹叶5g,荆芥5g,牛蒡子10g,薄荷6g(后下),淡豆豉10g,甘草6g,桔梗10g,芦根10g。

儿童血常规正常参考值
ER-5-1-1

胸片
ER-5-1-2

热性惊厥诊断要点
ER-5-1-3

笔记

知识点 5

临证思维分析

本病辨证,首先辨常证和兼证。常证辨风寒风热、暑热暑湿;兼证辨夹痰、夹滞、夹惊。根据发热、恶寒的轻重,鼻涕的清浊,咽喉唇舌的红赤程度辨别风寒、风热。凡恶寒重,无汗,鼻流清涕,咽不红,舌淡,苔薄白为风寒之证;若发热恶风,有汗,鼻流浊涕,咽红,舌红苔薄黄为风热之证。辨暑热、暑湿:暑邪感冒,病发夏季。暑热偏盛者,发热较高,无汗或汗少而黏,口渴心烦;暑湿偏盛者,身热不扬,胸闷泛恶,头重身困,食少纳呆,舌苔腻。夹痰:咳嗽较剧,咳声重浊,喉间痰鸣,舌苔白腻,脉浮滑。夹滞:脘腹胀满,不思乳食,呕吐酸腐,口气秽浊,大便酸臭,舌苔厚腻。夹惊:惊惕啼叫,睡卧不宁,甚或惊厥,舌尖红,脉弦数。

知识点 6

感冒辨证论治

临床分证		辨证要点	治法	代表方剂
常证	风寒束表	恶寒重,鼻流清涕;咽不红,苔薄白,脉浮紧或指纹浮红于风关	辛温解表	荆防败毒散(《摄生众妙方》)
	风热袭表	发热重,鼻流浊涕;咽红,舌苔薄黄,脉浮数或指纹浮紫	辛凉解表	银翘散(《温病条辨》)
	暑邪感冒	夏季发病;发热无汗,头身困重;舌苔腻	清暑解表	新加香薷饮(《温病条辨》)
	时行感冒	有流行病学史;高热恶寒,无汗或汗出热不解,目赤咽红,全身肌肉酸痛	清瘟解毒,透邪出表	银翘散合普济消毒饮(《东垣试效方》)
兼证	夹痰	兼见咳嗽加重,咳声重浊,喉间痰鸣;舌苔厚腻,脉滑	佐以温化寒痰;或清热化痰	在常证基础方基础上 夹寒痰:加用杏苏散; 夹热痰:加用桑白皮、前胡、天竺黄
	夹滞	兼见食少纳差,腹胀口臭,呕吐酸腐,大便酸臭,或腹痛泄泻,或大便秘结,小便白浊;舌苔厚腻	佐以消食导滞	在常证基础方基础上 酌加山楂、六神曲、麦芽、鸡内金、莱菔子等;若症见大便秘结,小便短赤,腹满口渴,舌苔黄垢,则为食滞化热,壅塞肠腑,可酌加大黄、枳实、槟榔
	夹惊	兼见惊惕哭叫,睡卧不宁或龄齿,甚至惊厥;舌质红,苔黄,脉弦	佐以镇惊安神	在常证基础方基础上 酌加蝉蜕、钩藤、僵蚕等,或加服小儿回春丹(《上海市中药成药制剂规范》)

知识点 7

中 医 外 治

推拿疗法

(1) 风寒感冒：推攒竹、推坎宫、揉太阳、拿风池，掐揉二扇门。

(2) 风热感冒：补肺经、清肺经、按揉大椎穴、拿肩井。

(3) 暑湿感冒：推按印堂、头维、太阳、鱼腰、百会，拿风池、大椎、曲池、合谷。

知识点 8

西 医 治 疗

(1) 一般治疗：上呼吸道感染大多为病毒性感染，多呈自限性，要注意防交叉感染及并发症。注意休息、保持良好的周围环境、多饮水。可适当补充维生素C等。

(2) 抗感染治疗：上呼吸道感染 90% 以上由病毒引起，西药无有效抗病毒药，无需选用抗病毒药及抗菌药物。如有明确细菌感染者，可选用相应的抗生素治疗。若有流行病学史，检查明确为甲型或乙型流行性感冒，病程在 48h 内的可以选用磷酸奥司他韦口服治疗。

(3) 对症治疗

1) 高热可口服对乙酰氨基酚或布洛芬，亦可用冷敷、温湿敷或温水擦浴降温。

2) 发生高热惊厥者可予以镇静、止惊等处理。

病例补充

经过治疗，患儿发热退，无鼻塞流涕，无咳嗽，但出汗较多，胃纳欠佳，二便正常。舌质淡红，舌苔薄白。咽已不红，双侧扁桃体Ⅱ度肿大，已无充血，肺部呼吸音清，未闻及干湿啰音。

问题八 患儿如何进行调理？如何预防反复呼吸道感染？

思路 患儿目前为感冒病后期肺脾气虚证，可予健脾益气之法进行调理，如玉屏风颗粒等。避免前往人流密集处，适时增减衣物，避免暴饮暴食及滋腻补品。

知识点 9

预防与调护

1. 适当户外活动，保持室内清洁与经常换气通风，多晒太阳，提高机体抗病能力。

2. 注意气候变化，及时增减衣物。

3. 在感冒流行期间不去人群拥挤的公共场所。

4. 饮食应清淡，富有营养而宜消化，高热患儿应补充足够水分；避免食用生冷、辛热煎炒、厚味炙博之品。

5. 注意观察体温变化、精神状态、咳嗽与咯痰情况,及时了解病情的变化,必要时调整治疗方案。

【临证要点】

1. 本病病变部位主要在肺卫,常可影响及脾或热扰肝经。病机传变特点主要是风邪夹寒夹热犯于肺卫,卫阳被遏,肺气失宣,易发生夹痰、夹滞、夹惊之兼夹证。

2. 本病以解表为基本治则。根据感邪的不同分别治以辛温解表、辛凉解表、清暑解表、清瘟解毒等。若有兼夹证,分别佐以化痰、消导、镇惊之法。小儿腠理疏薄,卫外不固,治宜以轻清疏表为主,不宜发汗太过,防止津液耗损,气随津脱。小儿感冒寒易从热化,或热为寒闭,形成寒热夹杂证,当辛凉辛温并用。体质虚弱者可采用扶正解表法。

【诊疗流程】

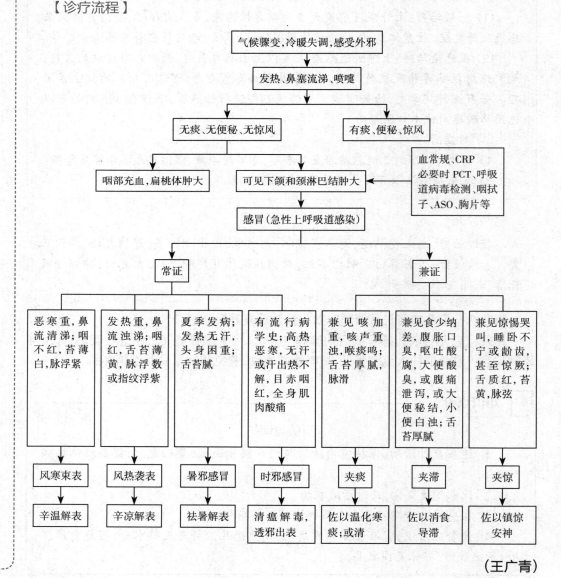

(王广青)

【复习思考题】

　　1. 小儿感冒的病因病机是什么？
　　2. 小儿感冒的诊断要点是什么？
　　3. 小儿感冒的辨证思路是什么？
　　4. 小儿感冒的治疗原则是什么？

第二节　咳　　嗽

培训目标

　　1. 掌握咳嗽的定义及临床表现、诊断要点、辨证论治。
　　2. 熟悉咳嗽的病因病机、西医治疗原则。
　　3. 了解咳嗽的发病特点、范围和调护。

　　咳嗽是小儿常见的肺系病证，临床以咳嗽为主症。咳以声言，嗽以痰名，有声有痰谓之咳嗽。咳嗽可分为外感咳嗽与内伤咳嗽，小儿因肺脏娇嫩，卫外不固，易为外邪所侵，故以外感咳嗽为多见。病因分外感与内伤，主要病机为肺脏受邪，失于宣降，肺气上逆。咳嗽一症虽为肺脏所主，但与其他脏腑功能失调也有密切联系，故《素问·咳论》云："五脏六腑皆令人咳，非独肺也。"本病一年四季均可发生，冬春季多见。小儿年龄越小，患病率越高。多数预后良好，部分可致反复发作，日久不愈。

　　西医学中的急性支气管炎及多种原因引起以咳嗽为主症的慢性咳嗽，均属本病证范畴。

【典型案例】

　　患儿，男，4岁。10余天前受凉后出现咳嗽，发热，鼻塞流涕。曾在门诊就诊，予中药麻杏石甘汤内服4天热退。现无发热，体温正常已1周，但仍咳嗽，有痰不会咯出，无气喘，无流涕，纳食差，汗不多，二便调。既往有G-6-PD（葡萄糖-6-磷酸脱氢酶）缺乏，素易外感，有肺炎病史。否认有药物及食物过敏史。否认传染病接触史及家族遗传病史。舌淡红，苔白腻，脉沉。

体格检查

　　T 36.8℃，P 95次/min，R 25次/min。神清，一般情况好，呼吸平顺，无鼻翼扇动，无点头呼吸，三凹征（-），口周无紫绀，咽稍红，舌淡红，苔白腻。咳声重浊，双肺呼吸音粗，未闻及干湿啰音。腹软无压痛、反跳痛，肝脾未及，肠鸣音正常。双下肢不肿，甲床无青紫，末梢循环再充盈时间2秒。

　　问题一　本患儿初步的中医诊断是什么？其诊断依据是什么？

　　思路　本患儿见咳嗽，有痰，无气促，无鼻翼扇动，故初步中医诊断为咳嗽病。

　　问题二　本患儿初步西医诊断是什么？诊断依据是什么？

思路 本患儿有：①咳嗽为主要临床表现，有痰，无气促；②双肺呼吸音粗，未闻及干湿啰音，故初步诊断为支气管炎。

问题三 根据本患儿情况，需要与哪些疾病鉴别？

思路 本患儿中医诊断需要与肺炎喘嗽病鉴别；西医诊断需要与支气管肺炎鉴别。本患儿需与肺炎喘嗽病鉴别。

知识点 1

咳嗽与肺炎喘嗽的鉴别表

鉴别点	咳嗽（急性支气管炎）	肺炎喘嗽（肺炎）
主要病机	肺气失宣	肺气郁闭
典型症状	咳嗽为主	发热、咳嗽、气急、鼻扇
气喘	无	有
肺部体征	干啰音或者不固定的粗大湿性啰音	常有固定中细湿性啰音
X线检查	以肺纹理增粗、紊乱为主	肺部可见不同程度的渗出影

问题四 为进一步明确诊断以及治疗，本患儿需要进行哪些辅助检查？

思路 需要完善胸部X片协助诊断，完善血液分析、超敏C反应蛋白、降钙素原、肺炎支原体、呼吸道病原学检测、血气分析、肺功能等检查。

知识点 2

咳嗽的临床表现

（1）外感咳嗽的表现：小儿外感咳嗽多起病较急，病程相对短，伴有外感表证，临床上多见于急性支气管炎。大多先有上呼吸道感染症状，之后以咳嗽为主要症状，开始为干咳，以后有痰。婴幼儿症状较重，常有发热、呕吐及腹泻等。肺部体征表现为双肺呼吸音粗糙，可有不固定的散在的干啰音和粗中湿啰音。婴幼儿有痰常不易咳出，可在咽喉部或肺部闻及痰鸣音。

（2）内伤咳嗽的表现：小儿内伤咳嗽多起病缓慢，伴有不同程度的里证，临床上多见于慢性咳嗽，病程相对较长，病程在4周以上或更长，依据引起慢性咳嗽的原因不同临床表现有不同的特点。应该注意甄别。

1）上气道咳嗽综合征：是由于鼻部疾病引起分泌物倒流鼻后和咽喉部，甚至反流入声门或气管，导致以咳嗽为主要表现的综合征。其临床特点有：①以咳嗽为主要临床表现，伴或不伴有鼻后滴流感；②鼻部、咽喉基础疾病史；③针对鼻部、咽喉疾病治疗后咳嗽缓解。

2）咳嗽变异性哮喘：是指以慢性咳嗽为主要或唯一临床表现的一种特殊类型哮喘。其临床特点有：①咳嗽持续发生或者反复发作1个月以上，常在夜间发生或清晨发作性咳嗽，运动后加重，痰少；②化验或者其他检查表明没有明显的感染征象或者经过长期的抗生素治疗无效；③用支气管扩张剂可以使发作减轻；

④有个人过敏史即伴有湿疹、荨麻疹、过敏性鼻炎等病史,也可以查出家族过敏史;⑤运动、冷空气、过敏原或者病毒性感染等可诱发;⑥发作有季节性,多见于春、秋两季且反复发作;⑦胸部 X 线片显示正常或者肺纹理增加但无其他器质性改变。

　　3)胃食管反流性咳嗽:因胃酸和其他胃内容物反流进入食管,导致以咳嗽为突出表现的临床综合征,属于胃食管反流病的一种特殊类型,胃食管反流性咳嗽是慢性咳嗽的常见原因。典型反流症状表现为胸骨后烧灼感、反酸、嗳气、胸闷等。临床上很多 GERC(胃食管反流性咳嗽)患者没有典型反流症状,咳嗽是其唯一的临床表现。咳嗽大多发生在日间和直立位,干咳或咳少量白色黏痰。

知识点 3

辅 助 检 查

　　(1)外周血检查

　　1)血常规:由细菌性感染引起的急性支气管炎白细胞总数和中性粒细胞多增高;病毒感染者白细胞总数正常或降低,淋巴细胞增高。变应性疾病者嗜酸性粒细胞比例可以增高。

　　2)C 反应蛋白(CRP):早期细菌感染时,CRP 浓度上升;非细菌感染时则上升不明显。

　　3)降钙素原(PCT):细菌感染时可升高,抗菌药物治疗有效时,可迅速下降。

　　(2)胸部 X 线检查:急性支气管炎胸部 X 线检查可见肺纹理增粗或正常,偶有肺门阴影增浓。

　　(3)病原学检查:采集鼻咽拭子或分泌物使用免疫荧光技术、免疫酶技术及分子生物学技术可明确病原。

　　(4)其他检查:肺功能、呼出一氧化氮测定、食管 24 小时 pH 值监测等。

病例补充

辅助检查

　　胸部 X 线:双肺纹理增多增粗模糊。血常规:WBC 13.2×10^9/L、N 76%、L 22.3%、Hb 126.0g/L、PLT 190.0×10^9/L;CRP 35mg/L;降钙素原(PCT)0.98μg/L 呼吸道病原学 IgM 抗体未见异常。肺炎支原体抗体:1:80(+)。血气分析基本正常。肺功能检查:轻度阻塞性病变,舒张试验阴性。

问题五　目前患儿的西医诊断是什么?其诊断依据是什么?
思路　根据患儿症状、体征,结合胸片表现明确诊断为支气管炎。
问题六　针对该患儿如何进行治疗?
思路
1.一般治疗

肺功能结果判读

ER-5-2-1

（1）保持呼吸道通畅，拍背排痰，必要时吸痰。

（2）如有高热可给予布洛芬或对乙酰氨基酚口服。

2. 中医治疗

（1）内治以燥湿化痰，宣肃肺气，予二陈汤化裁。处方：炙麻黄 5g，陈皮 4g，茯苓 8g，法半夏 6g，杏仁 8g，僵蚕 6g，射干 8g，莱菔子 8g，细辛 2g，甘草 6g。

（2）中药敷背散敷背，以宣通肺络化痰。

3. 西医治疗

（1）抗感染：口服头孢克洛或静脉使用阿莫西林或者头孢呋辛，联合使用阿奇霉素（口服或静脉使用）。

（2）予吸入用乙酰半胱氨酸溶液及生理盐水雾化治疗。

知识点 4

临证思维分析

本病辨证，根据病程的长短和表证的有无辨外感、内伤，起病急，病程短，伴有发热，鼻塞流涕等表证者为外感咳嗽；起病缓，病程较长，伴有同程度的脏腑功能失调的证候者为内伤咳嗽；在辨外感、内伤的基础上，结合咳嗽的声音、咳痰性状及咳嗽多发时间辨寒热、虚实。

（1）辨咳嗽声音：咳声洪亮有力，多为实证；咳而声低气怯，多为虚证；咳嗽声重咽痒，多为风寒咳嗽；咳声高亢，或声浊喑哑，多为风热咳嗽；咳嗽痰鸣漉漉，多为痰湿咳嗽；咳声嘶哑，气涌作呛，多为燥热咳嗽；咳声嘶哑，气短声低，多为肺阴不足。

（2）辨咳痰性状：痰白稀薄易咯，多属风寒或痰湿；痰稠色黄，多为风热或痰热；痰少而黏，多为燥热或阴虚。

（3）辨咳嗽多发时间：咳嗽昼重夜轻，多为外感咳嗽；咳嗽昼轻夜重，多为肺燥阴虚。

知识点 5

咳嗽病辨证论治

临床分证		辨证要点	治法	代表方剂
外感咳嗽	风寒咳嗽	①咳嗽痰稀；②鼻流清涕；③舌苔薄白，脉浮紧	疏风散寒，宣肃肺气	杏苏散（《温病条辨》）
	风热咳嗽	①咳嗽不爽，痰黄；②鼻流黄涕；③咽红，舌质红	疏风清热，宣肃肺气	桑菊饮（《温病条辨》）
内伤咳嗽	痰热咳嗽	①咳嗽痰多色黄；②舌质红、苔黄腻	清热泻肺，宣肃肺气	清金化痰汤（《医学统旨》）

临床分证		辨证要点	治法	代表方剂
内伤咳嗽	痰湿咳嗽	①咳痰清稀,色白量多,纳呆;②舌质淡红,苔白	燥湿化痰,宣肃肺气	二陈汤(《太平惠民和剂局方》)
	阴虚咳嗽	①久咳不愈,干咳少痰;②舌质红,苔少或花剥,脉细数	养阴润肺,化痰止咳	沙参麦冬汤(《温病条辨》)

知识点 6

中 成 药

(1) 杏苏止咳冲剂:用于风寒咳嗽。

(2) 急支糖浆:用于风热咳嗽。

(3) 金振口服液:用于痰热咳嗽。

(4) 橘红痰咳液:用于痰湿咳嗽。

(5) 养阴清肺糖浆:用于阴虚咳嗽。

知识点 7

中 医 外 治

(1) 中药敷贴疗法:常用白芥子、延胡索、甘遂、细辛,共研细末,加生姜汁调膏,分别贴在肺俞、心俞、膈俞、膻中穴。每日 1 次,每次 2~4h,连敷 3 日。

肺部有湿啰音者可用大黄、芒硝、大蒜按 4:1:4 的比例取适量,前二味药共研细末,以大蒜汁调成膏状,敷贴背部,如皮肤未出现不良反应,可连用 3~5 日。

(2) 推拿疗法

1) 外感咳嗽:揉小天心 300 次,揉一窝风 300 次,补肾经 500 次,清板门 500 次,分阴阳 100 次,平肝清肺 400 次,逆运内八卦 300 次,揉小横纹 300 次,清天河水 100 次。

2) 内伤咳嗽:补脾经 300 次,揉一窝风 300 次,补肾经 500 次,清板门 500 次,平肝清肺 400 次,逆运内八卦 300 次,清四横纹 200 次,揉二马 200 次,清天河水 100 次。

知识点 8

西 医 治 疗

(1) 急性支气管炎的治疗

1) 一般治疗:注意休息、保持室内环境通风、经常变换体位,多饮水,使呼吸道分泌物易于咳出。

2）控制感染：由于病原体多为病毒，一般不采用抗生素。有细菌感染者则可用 β- 内酰胺类抗生素；如系支原体感染，则应予以大环内酯类抗生素。

3）对症治疗：应使痰易于咳出，故不用镇咳剂。①祛痰药：如 N- 乙酰半胱氨酸、氨溴索、愈创木酚甘油醚和一些中药制剂等；②止喘：对喘憋严重者，可雾化吸入沙丁胺醇等 β_2 受体激动剂，或用氨茶碱口服或静脉给药。喘息严重者可短期使用糖皮质激素，如口服泼尼松 3~5 天；③抗过敏：可选用马来酸氯苯那敏和盐酸异丙嗪等抗过敏药物。

（2）慢性咳嗽的治疗

1）咳嗽变异性哮喘治疗原则与哮喘治疗相同，可用小剂量糖皮质激素加 β_2 受体激动剂吸入，疗程 6~8 周。可选用抗过敏药物如扑尔敏、酮替芬等，在哮喘发作时，可应用糖皮质激素如强的松、普米克气雾剂等。可应用止咳平喘药如：氨茶碱、美喘清等。

2）上气道咳嗽综合征的治疗。全年性鼻炎：首选第一代抗组胺药＋减充血剂；变应性鼻炎：鼻腔吸入糖皮质激素，口服或吸入第二代抗组胺药为首选。

3）胃食管反流性咳嗽的治疗，调整生活方式。制酸药的选用，常选用质子泵抑制剂或 H2 受体拮抗剂，以质子泵抑制剂效果为佳。促胃动力药：如多潘立酮等；内科治疗时间要求 3 个月以上，一般需 2~4 周方显疗效。少数内科治疗失败的严重反流患者，可考虑抗反流手术治疗。

病例补充

经治疗 5 天，患儿早上偶咳数声，白天基本不咳，但有痰，无流涕，不喘，发热无反复，寐前汗多，纳食欠佳。检验结果回报后患儿复诊，未服用抗生素。查体：呼吸平顺，咽稍红，舌淡红，苔薄白。双肺未闻及干湿啰音。

问题七　下一步治疗如何？患儿如何进行调理？如何预防？

思路　患儿病情好转。肺卫表证已除，余痰未尽。处方：健脾益气，化痰止咳，兼清余热。上方去麻黄、细辛，以防宣散太过。病程较长，加白术 8g，黄芪 10g，益气健脾，扶正祛邪。加鱼腥草 10g，瓜蒌皮 8g 以清余热防余热伤阴。预防护理方面避免前往人流密集处，适时增减衣物，控制生冷瓜果和辛辣香燥的食物，避免暴饮暴食及滋腻补品。

知识点 9

预防调护

1. 注意气候变化，防止感冒。
2. 避免刺激咽喉部的食物和其他因素，如过多哭闹、喊叫、烟、尘刺激。
3. 控制生冷瓜果和辛辣香燥的食物。

【临证要点】

1. 本病病变部位主要在肺,与其他脏腑功能失调有密切关系。外邪犯肺、痰浊内生、肺气亏虚、肺阴不足等为常见病因。病机关键是肺卫受邪,肺失宣肃,肺气上逆。

2. 治疗以宣肃肺气为基本法则。外感咳嗽者,佐以疏风解表;内伤咳嗽者,佐以燥湿化痰,或清热化湿,或养阴润肺等随证施治。

【诊疗流程】

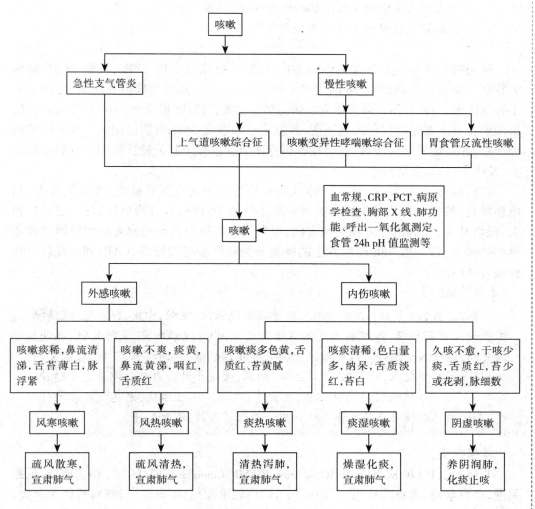

（王广青）

扫一扫
测一测

? 【复习思考题】

1. 咳嗽的病因病机要点是什么?

2. 如何诊断支气管炎?

3. 咳嗽的辨证思路是什么?

4. 咳嗽的治疗原则是什么?

第三节　肺炎喘嗽

培训目标

1. 掌握肺炎喘嗽的定义及临床表现、诊断要点、辨证论治与重症肺炎的诊断。
2. 熟悉肺炎喘嗽的病因病机和传变规律、西医治疗。
3. 了解肺炎喘嗽的发病特点和预防。

　　肺炎喘嗽是小儿时期常见的肺系疾病之一,临床以发热、咳嗽、痰壅、气促、鼻煽为特征。本病的发病原因,外因责之于感受风邪,或由其他疾病传变而来;内因责之于肺脏娇嫩,卫外不固。肺炎喘嗽的病变部位主要在肺,常累及脾,亦可内窜心肝。病机传变特点主要是肺气郁闭之演变,易发生心阳虚衰、邪陷厥阴之变证。痰热既是病理产物,亦是重要致病因素;血瘀在本病变证演变过程中起关键性作用。本病年龄越小,发病率越高,病情易重。

　　本病属西医学"肺炎"范畴。本病按病理分类分为支气管肺炎、大叶性肺炎、间质性肺炎;按病因分为感染性肺炎和非感染性肺炎;按病程分为急性肺炎、迁延性肺炎、慢性肺炎;按病情分为轻症和重症;根据临床表现是否典型分为典型性肺炎和非典型性肺炎;按住院48h前后发生的肺炎分为社区获得性肺炎(CAP)和医院获得性肺炎(HAP)。

【典型案例】

　　患儿,男,18个月。3天前患儿因受凉出现低热,咳嗽,少痰,伴鼻塞、流清涕,家长予感冒药口服,入院前1天体温增高至40.0℃,咳嗽加重,呈阵发性,夜间烦躁哭闹,遂收入院治疗。入院症见:发热,阵发性咳嗽,喉间痰鸣,气促,烦躁哭闹,咳剧呕吐,非喷射状,无鼻塞,少许浊涕,纳呆,大便干结。自起病以来患儿精神反应可,无犬吠样咳嗽及鸡鸣样回声,无皮疹、腹泻。既往体健,无药物及食物过敏史,否认传染病接触史及家族遗传病史。舌红苔黄厚,指纹紫滞。

体格检查

　　T 38.4℃,P 140次/min,R 50次/min,BP 80/50mmHg,SpO_2 90%。神志清晰,烦躁哭闹,鼻翼扇动,无点头呼吸,三凹征(+),口周轻度发绀;咽充血,双侧扁桃体无肿大;心音有力,律齐;双肺可闻及固定中细湿啰音;腹软无压痛、反跳痛,肝脾未及,肠鸣音正常。双下肢不肿,甲床无青紫,末梢循环再充盈时间2秒。

　　问题一　本患儿初步的中医诊断是什么?其诊断依据是什么?

　　思路　本患儿见发热、咳嗽、喉间痰鸣、气促、鼻翼扇动,故初步中医诊断为肺炎喘嗽病。

　　问题二　本患儿初步西医诊断是什么?诊断依据是什么?

　　思路　本患儿①发热、咳嗽、气促的临床表现;②双肺下部可闻及固定的中细湿啰音;故初步诊断为肺炎。

问题三 根据本患儿的临床表现,如何判断肺炎病情的轻重?

思路 本患儿有①精神烦躁;②气促、鼻翼扇动、三凹征阳性等呼吸困难的表现;③SPO_2 90%;符合重症肺炎。

问题四 根据本患儿情况,需要与哪些疾病鉴别?

思路 本患儿中医诊断需要与咳嗽病鉴别;西医诊断需要与急性支气管炎鉴别。

知识点 1

肺炎喘嗽与咳嗽鉴别

鉴别点	肺炎喘嗽(肺炎)	咳嗽(急性支气管炎)
主要病机	肺气郁闭	肺气失宣
典型症状	发热、咳嗽、气急、鼻扇	咳嗽为主
气喘	有	无
肺部体征	常有固定中细湿性啰音	干啰音或者不固定的粗大湿性啰音
X线检查	肺部可见不同程度的渗出影	以肺纹理增粗、紊乱为主

问题五 为进一步明确诊断以及治疗,本患儿需要进行哪些辅助检查?

思路 需要完善胸部 X 片协助诊断,完善血液分析、超敏 C 反应蛋白、降钙素原、呼吸道病原学检测、血气分析。

知识点 2

肺炎的临床表现

(1)症状:发热,咳嗽,喘息是肺炎最常见的症状,病毒性肺炎常出现喘息。小于 2 月龄的婴儿可无发热,表现为吐沫、屏气(呼吸暂停)或呛咳。持续发热伴咳嗽超过 3~5 天,应警惕肺炎的可能。

(2)体征:呼吸增快和湿性啰音提示肺炎,尤其是婴幼儿,支原体肺炎多无啰音。随着病情加重,出现呼吸浅快、胸壁吸气性凹陷、鼻扇、三凹征、呻吟和发绀,可有烦躁、萎靡、嗜睡、拒食等。

(3)并发症分肺部和肺外并发症

1)肺部并发症:胸腔积液或脓胸、气胸、肺脓肿、支气管胸膜瘘、坏死性肺炎,急性呼吸窘迫综合征以及急性呼吸衰竭等。

2)肺外并发症:脓毒症、脓毒性休克、迁延性病灶(心包炎、心内膜炎、脑膜炎、脑脓肿、脓毒症关节炎、骨髓炎)、病毒性脑炎、溶血尿毒综合征等。

知识点 3

不同年龄组社区获得性肺炎病原情况

年龄	常见病原
3 周至 3 月龄	沙眼衣原体;呼吸道合胞病毒,副流感病毒 3 型;肺炎链球菌、百日咳杆菌、金黄色葡萄球菌
4 月龄至 5 岁	呼吸道合胞病毒、副流感病毒、流感病毒、腺病毒、鼻病毒;肺炎链球菌、B型流感嗜血杆菌;肺炎支原体;结核分枝杆菌
5 岁至青少年	肺炎支原体;肺炎衣原体;肺炎链球菌;结核分枝杆菌

注:病原按照发生频率依次递减的顺序粗略排列。

知识点 4

快速评估肺炎严重度的评估

世界卫生组织(WHO)推荐 2 月龄~5 岁儿童出现胸壁吸气性凹陷或鼻翼扇动或呻吟之一表现者,提示有低氧血症,为重度肺炎;如果出现中心性紫绀、严重呼吸窘迫、拒食或脱水征、意识障碍(嗜睡、昏迷、惊厥)之一表现者为极重度肺炎,这是重度肺炎的简易判断标准,适用于发展中国家及基层地区。对于住院患儿或条件较好的地区,CAP 严重度评估还应依据肺部病变范围、有无低氧血症以及有无肺内外并发症表现等判断。

知识点 5

儿童 CAP 病情严重度评估表

评估项目	轻度	重度
一般情况	好	差
意识障碍	无	有
低氧血症	无	紫绀 呼吸增快,RR≥70 次/min(婴儿),RR≥50 次/min(1 岁以上) 辅助呼吸(呻吟、鼻扇、三四征) 间歇性呼吸暂停 氧饱和度 <92%
发热	未达重度标准	超高热/持续高热超过 5 天
脱水征/拒食	无	有
胸片或胸部 CT	未达重度标准	≥2/3 一侧肺浸润、多叶肺浸润、胸腔积液、气胸、肺不张、肺坏死、肺脓肿
肺外并发症	无	有
判断标准	上述所有表现都存在	出现以上任何一种情况

注:病情严重度需根据年龄、临床和影响学表现等评估。

知识点 6

血气分析的
临床意义
ER-5-3-1

辅 助 检 查

（1）外周血检查
1）血常规。
2）C 反应蛋白（CRP）。
3）降钙素原（PCT）。
（2）胸部影像学检查：胸部 X 线或胸部 CT。
（3）病原学检查
1）细菌培养和涂片。
2）病毒分离。
3）病原特异性抗体检测。
4）细菌或病毒核酸检测。
（4）血气分析：判断病情轻重程度。

病例补充

辅助检查

胸部 X 线：双肺纹理增多增粗紊乱，可见絮片状渗出，右侧肋膈角变钝。血常规：WBC $16.0×10^9/L$、N $6.0×10^9/L$、N% 80.2%、L 17.4%、Hb 136.0g/L、PLT $280.0×10^9/L$；CRP 80mg/L；呼吸道病原学 IgM 抗体以及肺炎支原体肺炎抗体结果未见异常；血气分析：pH7.40，PO_2 80mmHg，PCO_2 35mmHg，SO_2 93%，BE 2.0mmol/L。

问题六　目前患儿的西医诊断是什么？其诊断依据是什么？
思路　根据患儿症状、体征，结合胸片表现明确诊断为重症肺炎。

 知识点 7

鉴 别 诊 断

1. 气道疾病　哮喘、气道软化和狭窄合并气道感染、迁延性细菌性支气管炎、肺炎支原体等感染性细支气管炎。
2. 非感染性肺部疾病　如吸入性肺炎、弥漫性间质性肺疾病、弥漫性肺泡出血综合征等。
3. 肺结核　包括原发性肺结核、继发性肺结核以及结核性胸膜炎。

问题七　针对该患儿如何进行治疗？
思路

1. 一般治疗
（1）吸氧：面罩给氧，监测生命体征，SPO_2。
（2）高热可给予布洛芬或对乙酰氨基酚口服。

2. 中医治疗

(1) 内治以清热涤痰,开肺定喘,予五虎汤化裁。处方:蜜麻黄 3g,北杏仁、生石膏、桑白皮、浙贝、厚朴、赤芍各 10g,苏子、葶苈子各 8g,甘草 6g。

(2) 中药热罨包敷贴双侧肺啰音密集部位。

3. 西医治疗

(1) 抗感染:静脉使用阿莫西林。

(2) 予吸入用乙酰半胱氨酸溶液及生理盐水雾化治疗。

知识点 8

临证思维分析

本病辨证,首先辨常证和变证,再辨痰热。常证者,病初辨风寒与风热,根据症状、咽红与否及舌脉辨识;极期辨热重、痰重,根据发热高低、喉间痰鸣的轻重、呼吸喘急的程度辨别;后期辨气伤与阴伤,根据感邪的性质、症状、舌脉等进行辨别。变证者,根据神志状态及是否有抽搐,可分为心阳虚衰和邪陷厥阴。若出现神昏、抽搐为邪陷厥阴;呼吸不利、喘促、唇甲紫绀、胁下痞块增大等证候为心阳虚衰。

知识点 9

肺炎喘嗽辨证论治

临床分证		辨证要点	治法	代表方剂
常证	风寒闭肺	恶寒发热,无汗,咳嗽,气促,舌淡红,苔薄白,脉浮紧或指纹淡红	辛温开肺化痰降逆	三拗汤(《太平惠民和剂局方》)华盖散(《太平惠民和剂局方》),大青龙汤(《伤寒论》)
	风热闭肺	发热重,咳嗽,气促,咽红,舌质红,脉浮数或指纹青紫	辛凉开肺化痰降逆	银翘散合麻杏石甘汤(《温病条辨》《伤寒论》)
	痰热闭肺	壮热,咳嗽,痰鸣,喘促,舌红,苔黄腻	清热化痰开肺定喘	五虎汤合葶苈大枣泻肺汤(《医宗金鉴》《金匮要略》),五虎汤(《证治汇补》)
	毒热闭肺	持续高热,咳嗽剧烈,喘憋鼻扇,舌质红,苔黄糙	清热解毒开肺定喘	黄连解毒汤(《肘后方》)合三拗汤
	阴虚肺热	肺炎后期干咳少痰,舌质红,苔少或花剥,脉细数	养阴清热润肺止咳	人参五味子汤(《幼幼集成》),玉屏风散(《医方类聚》),六君子汤(《世医得效方》)参苓白术散(《太平惠民和剂局方》)
	肺脾气虚	咳嗽无力,面白少华,自汗纳差,舌质淡,苔薄白,脉细	健脾益气化痰止咳	沙参麦冬汤(《温病条辨》),竹叶石膏汤(《伤寒论》)

笔记

续表

临床分证		辨证要点	治法	代表方剂
变证	心阳虚衰	突然呼吸急促,烦躁不安,胁下痞块,唇舌紫黯,脉微急促	益气温阳救逆固脱	参附龙牡救逆汤(经验方)
	邪陷厥阴	壮热,神昏,抽搐	平肝息风清心开窍	羚角钩藤汤合牛黄清心丸(《重订通俗伤寒论》《痘疹世医心法》)

知识点 10

中 医 外 治

(1) 中药敷背法:最常用的药物由大黄、芒硝、大蒜泥按照一定比例混合均匀,敷于肺部啰音密集处,可有效促进局部炎症吸收。

(2) 拔罐法:适用于肺部啰音较多及咳嗽较重的患儿,常选用穴位有风门、大椎、肺俞。

(3) 推拿疗法:根据辨证分型选穴。

知识点 11

西 医 治 疗

(1) 抗病原微生物治疗

1) 肺炎的抗菌药物治疗应限于细菌性肺炎、肺炎支原体肺炎和衣原体肺炎、真菌性肺炎等,单纯病毒性肺炎无使用抗菌药物指征,但必须注意细菌、病毒、肺炎支原体、衣原体等混合感染的可能性。①抗菌药物一般用至热退且平稳、全身症状明显改善、呼吸道症状部分改善后 3~5d;②初始治疗 48h 后应作病情和疗效评估,必要时可以调整抗菌药物。

2) 病毒性肺炎:中医药治疗病毒性肺炎有广阔领域。奥斯他韦、扎那米韦和帕那米韦对流感病毒 A 型、B 型均有效。

(2) 对症治疗

1) 保持呼吸道通畅:及时清除鼻咽分泌物和吸痰;喘憋严重者选用支气管解痉剂;保证液体摄入量,有利于痰液排出。

2) 氧疗:海平面、呼吸空气条件下,$SaO_2 \leqslant 0.92$ 或 $PaO_2 \leqslant 60mmHg$ 为吸氧指征。

3) 液体疗法:总液量为基础代谢正常需要量的 80%。补液种类为 5%~10% 葡萄糖溶液与生理盐水(比例为 4~5:1)。应监测血清电解质,必要时予纠正。

(3) 糖皮质激素的应用:一般肺炎不需用肾上腺皮质激素。严重的细菌性肺炎,用有效抗生素控制感染的同时,在下列情况下可加用激素:①中毒症状严重,如出现休克、中毒性脑病、超高热(体温在 40℃以上持续不退等);②支气管痉率明显;③早期胸腔积液,为了防止胸膜粘连也可局部应用。以短期治疗不超过3~5d 为宜。一般静滴氢化可的松 5~10mg/(kg·d)或甲泼尼龙 1~2mg/(kg·d)或口服泼尼龙 1~2mg/(kg·d)。用激素超过 5~7d 者,停药时宜逐渐减量。

病例补充

经过治疗,患儿无咳嗽、无气喘,出汗较多,胃纳好转,大便溏,日 1 次。舌质淡红,舌苔薄白。肺部呼吸音粗,未闻及啰音。

问题八　患儿如何进行调理?如何预防肺炎?是否需要注射肺炎疫苗?

思路　患儿目前为肺炎喘嗽病后期肺脾气虚证,可予健脾益气之法进行调理,如玉屏风颗粒合四君子丸;或黄芪 10g,白扁豆 15g,浮小麦 15g 煮水服用。避免前往人流密集处,适时增减衣物,避免暴饮暴食及滋腻补品。建议注射肺炎疫苗。

 知识点 12

肺 炎 疫 苗

肺炎疫苗常用肺炎多糖疫苗和肺炎结合疫苗(PCV7),肺炎多糖疫苗能覆盖 23 种血清型肺炎球菌,2 岁以上体弱或反复患肺炎的幼儿及高危人群(如无脾儿童)可以使用。肺炎结合疫苗能覆盖 7 种血清型肺炎链球菌,5 岁以上儿童适用。接种疫苗后的保护抗体水平至少可以保持 5 年,一般而言,肺炎疫苗只需接种一次,但身体虚弱者,在首次接种 5 年后需要二次补种。

【临证要点】

1. 本病病变部位主要在肺,常累及脾,可内窜心肝。痰热既是病理产物,也是致病因素,病机关键是肺气郁闭。

2. 治疗以开肺化痰,止咳平喘为基本法则,活血祛瘀以及通腑泄热为常用治法。

3. 应在首诊及整个治疗过程中进行肺炎严重程度的评估,以及时优先处理重症病例。选择抗菌药物的首要原则是安全有效,初始给药可以根据经验选择;观察体温、全身症状包括烦躁、气促等症状是否改善以评估疗效。

【诊疗流程】

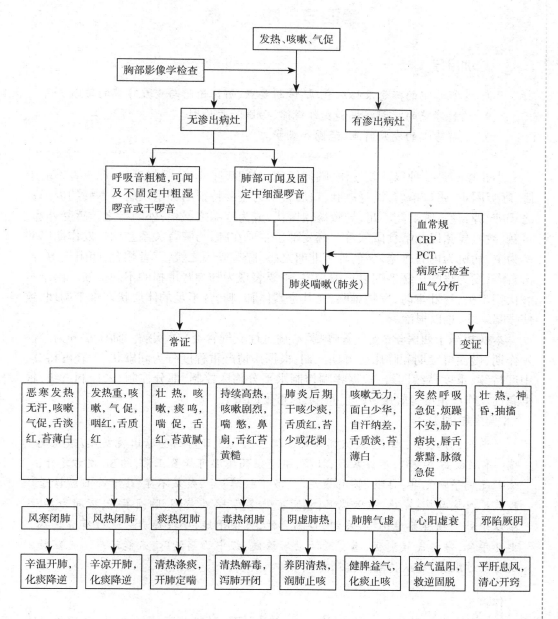

（刘 华）

 【复习思考题】

1. 肺炎喘嗽的病因病机要点是什么？
2. 肺炎喘嗽的辨证思路是什么？
3. 如何诊断肺炎？
4. 如何快速评估肺炎的严重程度？

第四节 哮 喘

培训目标

1. 掌握哮喘的概念及临床表现、诊断要点、辨证论治与重症哮喘的诊断。
2. 熟悉哮喘的病因病机和发作规律、西医治疗原则。
3. 了解哮喘的发病特点、范围和调护。

　　小儿哮喘是一种以反复发作,喘促气急,喉间痰吼哮鸣,呼气延长,严重者不能平卧,呼吸困难,张口抬肩,摇身撷肚,口唇青紫为主要特征的肺系疾病。本病的内因责之于肺、脾、肾三脏功能不足,导致痰饮留伏,成为哮喘之夙根;外因责之于感受外邪,接触异物、异味以及嗜食咸酸等。病变部位主要在肺,与脾肾关系密切。发作期以邪实为主,病机为内有壅塞之气,外有非时之感,膈有胶固之痰,三者相合,闭阻气道,搏击有声,发为哮喘。缓解期以正虚为主,主要表现为肺脾肾虚损的不同证候。由于本病伏痰难去,外邪难防,发物难明,尤其是素体肺、脾、肾不足的体质状态难于调理,致使哮喘缠绵,难以根治。

　　本病相当于西医学"支气管哮喘""喘息性支气管炎"等疾病。临床常分为急性发作期、慢性持续期和临床缓解期三期;根据病情严重程度分为间歇状态、轻度持续、中度持续、重度持续四级;根据哮喘控制水平分临床控制、部分控制、未控制三级;根据急性发作严重度分轻度、中度、重度、危重度四级。

【典型案例】

　　患儿,男,6岁,因发热、咳喘3天入院。患儿3日前因受凉出现发热,咳嗽气喘。体温最高39.2℃,不伴寒战、抽搐,服退热药体温可降至正常,约5h左右复升;咳嗽气喘早晚尤甚,自服"博利康尼""沙丁胺醇"后,效果不显,遂于今日就诊于我院。入院症见:发热,咳嗽喘促,喉间痰吼哮鸣,咯痰黄稠,胸闷不舒,夜间为甚,难以平卧。精神萎靡,口唇发绀,口渴喜饮,大便干燥,小便短赤。既往有哮喘病史2年余,每遇气候突变、感冒或活动后诱发,经中西药治疗,未能治愈。无药物及食物过敏史,否认传染病接触史。

体格检查

　　T 39.0℃,P 110次/min,R 30次/min;神志清楚,精神萎靡,面色红赤,呼气性呼吸困难,呈端坐位,说话不连贯,鼻翼扇动,三凹征(+),口周发绀,咽充血,两肺叩诊呈过清音,听诊满布呼气相哮鸣音;心率130次/min,心音有力,律齐,腹软,无压痛、反跳痛,肝脾未及,肠鸣音正常;双下肢不肿。舌质红,苔黄腻,脉滑数。

　　问题一　本患儿初步的中医诊断是什么? 其诊断依据是什么?

　　思路　本患儿见咳嗽喘促,喉间痰吼哮鸣,胸闷不舒,难以平卧,故初步中医诊断为哮喘病。

　　问题二　本患儿初步西医诊断是什么? 诊断依据是什么?

　　思路　本患儿有：①反复发作的哮喘病史；②咳嗽气喘、喉间痰吼哮鸣的临床表现；③听诊满布呼气相哮鸣音，故初步诊断为支气管哮喘。

　　问题三　根据本患儿的临床表现，如何对哮喘急性发作期病情严重程度进行分级？

　　思路　本患儿有：①呈端坐位，难以平卧，说话不连贯，鼻翼扇动，三凹征(+)，口周发绀等呼吸困难的表现；②精神萎靡，肺部听诊满布呼气相哮鸣音，心率 130 次 /min，符合重度哮喘。

　　问题四　根据本患儿情况，需要与哪些疾病鉴别？

　　思路　本患儿中医诊断需要与咳嗽病及肺炎喘嗽鉴别；西医诊断需要与急性支气管炎、肺炎鉴别。

知识点 1

哮喘与肺炎喘嗽、咳嗽的鉴别诊断

鉴别点	哮喘（支气管哮喘）	肺炎喘嗽（肺炎）	咳嗽（急性支气管炎）
主要病机	正虚痰伏，肺气上逆	肺气郁闭	肺气失宣
典型症状	喘促气急，喉间痰吼哮鸣，呼气延长	发热、咳嗽、气急、鼻扇	咳嗽为主
气喘	有	有	无
肺部体征	肺部哮鸣音	常有固定中细湿性啰音	干啰音或者不固定的粗大湿性啰音
X 线检查	肺过度充气，透明度增高	肺部可见不同程度的渗出影	以肺纹理增粗、紊乱为主

　　问题五　为进一步明确诊断以及治疗，本患儿需要进行哪些辅助检查？

　　思路　需要完善肺功能、胸部 X 片协助诊断，完善血液分析、超敏 C 反应蛋白、降钙素原、呼吸道病原学检测、变应原检查、血气分析。

知识点 2

哮喘的临床表现

　　(1) 发作期表现：哮喘发病时往往先有上呼吸道过敏的症状如眼痒、鼻痒、打喷嚏、流清涕等，进一步表现为上腭痒、咽痒、干咳和呛咳。典型发作时呼吸增快，喘息，烦躁不安，伴以呼气性呼吸困难和哮鸣声，严重者出现端坐呼吸，紫绀，冷汗淋漓，心动过速等症状。咳嗽剧烈时还可出现腹痛，与持续应用腹肌参与呼吸有关。

　　体格检查可见胸廓饱满，严重者出现三凹征；叩诊两肺呈鼓音，心浊音界缩小，提示已经发生肺气肿；听诊全肺满布哮鸣音；重症病例，呼吸音可明显减弱，哮鸣音亦随之消失。部分患儿合并呼吸道感染者可闻及干、湿啰音。若哮喘发作时出现严重的呼吸困难，经合理应用拟交感神经药物和茶碱类药物仍不见缓解，称作哮喘持续状态。随着病情变化，患儿由呼吸严重困难的挣扎状态转为软

弱、咳嗽无力、血压下降、出现紫绀,甚至死于急性呼吸衰竭。

(2) 缓解期表现:缓解期患儿可无任何症状和体征,对活动无影响,或仅表现为过敏性鼻炎和咽炎的症状。少数患儿可有胸部不适,肺内哮鸣音或有或无。长期反复发作者可出现桶状胸,常伴营养障碍和生长发育落后。

知识点 3

哮喘急性发作期病情严重程度的评估

GINA(全球哮喘防治创议)将哮喘急性发作期病情严重程度分为四级:①轻度:患者步行或上楼梯时气短,可平卧,说话可连续成句,精神状态尚可;体格检查无辅助呼吸肌活动及三凹征,哮鸣音不明显,心率 <100 次 /min;实验室检查氧分压正常,二氧化碳分压 <45mmHg,血氧饱和度 >95%。②中度:患者轻微活动后即感觉气短,需要坐起才能正常呼吸,说话断断续续,精神状态可,偶有焦虑和烦躁;体格检查偶有辅助呼吸肌活动及三凹征,哮鸣音清晰并广泛存在,心率 <120 次 /min;实验室检查氧分压 60~80mmHg,二氧化碳分压 ≤45mmHg,血氧饱和度 91%~95%。③重度:患者休息时也能感觉到气短,只能端坐呼吸,说话只能说词语或单字,精神状态差,焦虑烦躁明显;体格检查有辅助呼吸肌活动及三凹征,哮鸣音清晰并广泛存在,心率 >120 次 /min;实验室检查氧分压 <60mmHg,二氧化碳分压 >45mmHg,血氧饱和度 ≤90%。④危重:危重患者不能讲话,呈嗜睡或意识模糊状态;体格检查胸腹矛盾运动,哮鸣音消失,多有心率失常;实验室检查患者呈酸中毒状态,pH 值降低,濒临死亡。

知识点 4

辅 助 检 查

(1) 外周血检查

1) 血常规

2) C 反应蛋白(CRP)

3) 降钙素原(PCT)

(2) 胸部影像学检查:胸部 X 线或胸部 CT

(3) 肺功能测定

(4) 病原学检查

1) 细菌培养和涂片

2) 病毒分离

3) 病原特异性抗体检测

4) 细菌或病毒核酸检测

(5) 血气分析

（6）变应原检查

1）皮肤点刺试验

2）特异性 IgE（sIgE）测定

病例补充

辅助检查

胸部 X 线：双肺纹理增多增粗，透明度增高。血常规：WBC $4.2 \times 10^9/L$、N 48%、L 43%、E $0.34 \times 10^9/L$、Hb 118.0g/L、PLT $280.0 \times 10^9/L$；CRP 10mg/L；呼吸道病原学 IgM 抗体以及肺炎支原体肺炎抗体结果未见异常。肺功能示重度阻塞性病变伴轻度限制性病变，舒张实验阳性。血气分析氧分压 50mmHg，二氧化碳分压 55mmHg，血氧饱和度 88%。

问题六 目前患儿的西医诊断是什么？其诊断依据是什么？

思路 根据患儿症状、体征，结合肺功能、胸片、血气分析等结果明确诊断为重症哮喘。

问题七 针对该患儿如何进行治疗？

思路

1. 一般治疗

（1）吸氧：面罩给氧，监测生命体征，SPO_2。

（2）高热可给予布洛芬或对乙酰氨基酚口服。

2. 中医治疗

（1）四诊合参，本病辨为热性哮喘，内治以清肺化痰，降气平喘为法，予麻杏甘石汤合苏葶丸化裁。处方：蜜麻黄、大黄、甘草各 3g，北杏仁、紫苏子、葶苈子、桑白皮、瓜蒌子各 6g，生石膏 15g，代赭石 10g（先煎）。

（2）体针取定喘、天突、内关。咳嗽痰多者，加膻中、丰隆。针刺，1 日 1 次。

3. 西医治疗

（1）抗感染治疗：予布地奈德雾化或吸入，甲基强的松龙静滴。

（2）吸入型短效 β_2 受体激动剂：硫酸沙丁胺醇、特布他林吸入或雾化。

（3）抗胆碱能药物：异丙托溴铵雾化溶液雾化。

知识点 5

临证思维分析

本病中医可分发作期、缓解期进行辨证。发作期重在辨寒热虚实、轻重险逆，缓解期重在辨脏腑。发作期可根据喉间痰鸣声，面、唇、咽的颜色，舌脉结合二便分辨寒热虚实；根据哮鸣气促程度辨别轻重，根据有无喘促急剧，张口抬肩，面色青灰，面目浮肿，肢厥身冷等喘脱症证候辨别险逆。缓解期重点辨病位在肺脾肾的主次偏重，证属肺脾气虚、脾肾阳虚或肺肾阴虚。

知识点 6

哮喘辨证论治

	分证	辨证要点	治法	代表方剂
发作期	寒性哮喘	哮鸣气促,痰白清稀,形寒无汗,舌质淡红,苔白,脉浮紧	温肺散寒,化痰定喘	小青龙汤(《伤寒论》),射干麻黄汤(《金匮要略》)
	热性哮喘	咳嗽喘促,痰吼哮鸣,咯痰黄稠,舌质红,苔黄,脉滑数	清肺化痰,降气平喘	麻杏甘石汤合苏葶丸(《伤寒论》)(《医宗金鉴》),定喘汤(《摄生众妙方》)
	寒热错杂	喘促哮鸣,恶寒无汗,鼻塞清涕,尿赤便秘	散寒清热,降气平喘	大青龙汤(《伤寒论》)
	虚实夹杂	喘促胸闷,动则喘甚,喉中痰吼,神疲纳呆	泻肺平喘,补肾纳气	射干麻黄汤合都气丸(《金匮要略》)(《症因脉治》)
缓解期	肺脾气虚	面白少华,自汗,易于感冒,神疲纳差,舌质淡,苔薄白	补肺固表,健脾益气	玉屏风散合人参五味子汤(《医方类聚》)(《幼幼集成》)
	脾肾阳虚	形寒肢冷,动则喘咳,腹胀纳差,大便溏薄,舌质淡,脉细弱	温补脾肾,纳气培元	金匮肾气丸(《金匮要略》)
	肺肾阴虚	干咳少痰,夜间盗汗,消瘦气短,舌质红,苔花剥,脉细数	补肾敛肺,养阴纳气	麦味地黄丸(《寿世保元》)

知识点 7

中 医 外 治

1. 耳针 选喘点、内分泌、交感、肺、肾。用于哮喘发作期。

2. 中药敷贴疗法 白芥子、延胡索、甘遂、细辛,共研细末,加生姜汁调膏,分别贴在肺俞、心俞、膈俞、膻中穴。适用于哮喘缓解期。每年夏季三伏及冬季三九贴敷,疗效尤佳。

知识点 8

西 医 治 疗

(1) 糖皮质激素

1) 丙酸氟替卡松吸入气雾剂(辅舒酮):每撤 50μg,每次吸 50~100μg,1 日 1~2 次。

2) 布地奈德粉吸入剂(普米克都保):每吸 100μg,每次 100~200μg,1 日 1~2 次。

3) 吸入用布地奈德混悬液(普米克令舒):每次 0.5~1mg,用 2~3ml 生理盐水稀释,4~6h 雾化吸入 1 次。

4）口服常用泼尼松，1~2mg/（kg·d）（最大量 40mg/d），分 2~3 次口服，3~5 日短程使用。

（2）吸入型短效 β₂ 受体激动剂

1）硫酸沙丁胺醇吸入气雾剂（万托林）：每吸 100μg，每次 1~2mg，1 日 3~4 次；

2）硫酸特布他林雾化液（博利康尼）：每次 2.5~5mg，用 2~3ml 生理盐水稀释，4~6h 雾化吸入 1 次。以上为快速短效剂型。

（3）氨茶碱

1）口服：每次 4~6mg/kg，6h 1 次；缓释片（茶喘平），每次 8~12.5mg/kg，1 日 1~2 次；

2）静脉滴注：首次 4~5mg/kg，于 20~30min 内静脉滴注，继以每小时 0.8~1mg/kg 静脉滴注维持。

（4）抗胆碱能药物：吸入用异丙托溴铵溶液（爱全乐）：每次 125~250μg，用 2~3ml 生理盐水稀释，4~6h 雾化吸入 1 次。

（5）白三烯调节剂：孟鲁司特钠片（顺尔宁）：2~5 岁 4mg，6~14 岁 5mg，1 日 1 次。口服。

（6）其他：也可用肥大细胞稳定剂如色甘酸钠，抗组胺药物如西替利嗪，钙离子拮抗剂，硫酸镁等。部分对尘螨等过敏者可用相应变应原提取物作特异性免疫治疗。对病情为重度持续的患儿提倡联合用药，急性发作病情较重的患儿应早期口服糖皮质激素以防病情恶化，严重哮喘发作时应尽早通过静脉给予糖皮质激素，首选甲基泼尼松龙。

病例补充

经过治疗，患儿偶有咳嗽、无气喘，出汗较多，纳差，大便溏，日 1 次。舌质淡红，舌苔薄白。面色无华，肺部呼吸音粗，未闻及啰音。

问题八　患儿如何进行调理？如何避免过敏原？

思路　患儿目前为哮喘缓解期肺脾气虚证，可予补肺固表，健脾益气之法进行调理，予玉屏风散合人参五味子汤加减，水煎服，日 1 剂。避免过敏原，适时增减衣物，饮食宜清淡而富有营养，忌食生冷、油腻、辛辣、过酸过甜之品。

知识点 9

如何避免过敏原

哮喘发病常见重要的过敏原有灰尘、花粉、霉菌、尘螨及食物中的鱼、虾、蟹、海产品等，此外药物也是致敏的原因，患儿的家长应密切关注孩子的生活、饮食习惯，积极寻找引起哮喘的致敏因素，尽量避免与致敏物质接触，并杜绝滥用药物。

【临证要点】

1. 本病病变部位主要在肺,病机关键为痰饮内伏,遇外来因素感触而发。发作期以邪实为主,病机为内有壅塞之气,外有非时之感,膈有胶固之痰,三者相合,闭阻气道,搏击有声,发为哮喘;病机演变有寒、热之分,若持续发作,正气亏虚,可出现虚实夹杂证候。缓解期以正虚为主,主要表现为肺脾肾虚损的不同证候。

2. 豁痰化痰为本病治疗的基本法则,按发作期和缓解期分别施治。发作期当攻邪以治其标,分辨寒热虚实,或温肺化痰,或清肺化痰,或豁痰通腑。缓解期正虚痰伏是主要矛盾,当扶正以治其本,通过培补正气,调其脏腑功能,祛其生痰之因。

3. 针对患儿疾病的阶段,是急性发作期、慢性持续期还是临床缓解期,采用分期治疗。根据哮喘控制水平、病情严重程度及急性发作严重度,采用分级治疗。

【诊疗流程】

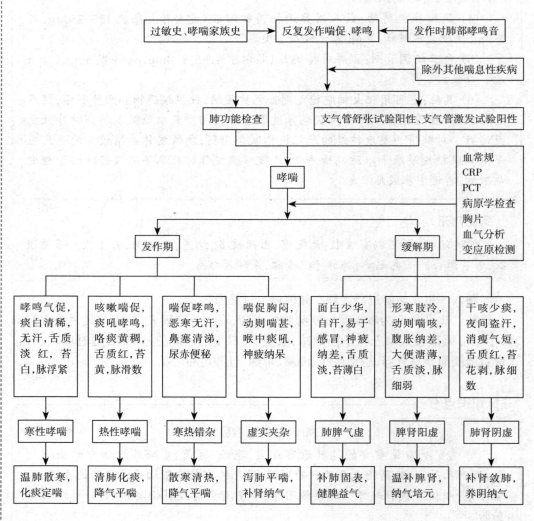

（王孟清）

【复习思考题】

1. 哮喘伏痰之来源为何?
2. 哮喘缓解期如何治疗?
3. 简述哮喘的治疗原则。
4. 简述哮喘的病因病机要点。

第五节　反复呼吸道感染

PPT 课件

 培训目标

1. 掌握反复呼吸道感染的临床表现、诊断要点及辨证治疗。
2. 熟悉反复呼吸道感染的病因病机与西医治疗原则。
3. 了解反复呼吸道感染的发病特点、产生机制与调护。

反复呼吸道感染(RRTI)是指以小儿在一年内发生上、下呼吸道感染的次数超出正常范围为特征的病证。上呼吸道感染包括鼻炎、咽炎、扁桃体炎;下呼吸道感染包括支气管炎、毛细支气管炎及肺炎等疾病。本病病因包括禀赋不足、喂养不当、调护失宜、素禀体热等。病机责之于虚实两端:虚为正气不足,卫外不固;实为邪热内伏,遇感乃发。多见于6个月~6岁的小儿,其中1~3岁的幼儿患病率最高。在一年四季中以冬春气温变化剧烈时患病人数较多,夏天有自然缓解的趋势,一般到学龄期前后感染次数明显减少。若反复呼吸道感染日久不愈,易发生慢性鼻炎、咳嗽及肾炎、风湿病等疾患,严重影响小儿的生长发育与身心健康。

中医古代文献中无反复呼吸道感染的病名记载,临床表现以多汗为主症者常称为"自汗易感",归为"汗证"进行辨证治疗;本病证以脾胃虚损为主要表现者也常归为"厌食""疳证"等疾病进行辨证治疗,近年来通常称为"易感儿"或"反复呼吸道感染"(简称"复感儿")。

西医学认为RRTI的病因涉及微生物学、免疫学、分子生物学等众多学科,是一种或多种因素存在并共同作用的结果。目前虽然对RRTI的发病因素尚未明确,但研究发现,小儿反复呼吸道感染与机体免疫功能(体液免疫,细胞免疫)缺陷或低下、呼吸道解剖结构特点、营养紊乱、先天性疾病及慢性病、治疗不当、感染因素、遗传因素及抚育等因素有关。

【典型案例】

患儿,男,4岁5个月。患儿近1年半反复出现发热、咳嗽,鼻塞流体等"感冒"症状,近1年已发作7次,症状发作时多次往医院就诊,予"感冒药、抗生素"等口服治疗,当时症状可缓解,但每1~2月"感冒"复发,目前患儿无发热,稍流涕,无咳嗽,少气懒言,面色少华,口唇色淡,纳欠佳,大便溏烂,时夹有未消化食物,汗多,动则易汗,手足欠温。既往有"佝偻病"病史,否认其他特殊病史。无药物及食物过敏史,否认传染病接触史及家族遗传病史。

体格检查

T 36.4℃,P 90 次 /min,R 23 次 /min,BP 86/56mmHg。神志清晰,精神欠佳,少气懒言,面色少华,口唇色淡,形体偏瘦,肋缘轻度外翻。舌质淡红,苔薄白,舌体胖淡,边有齿痕,脉细。咽无充血,双侧扁桃体无肿大;呼吸平顺,两肺呼吸音清,未闻及啰音,心音有力,律齐;腹软无压痛、反跳痛,肝脾未及,肠鸣音正常。四肢欠温,甲床稍苍白。

问题一　本患儿初步的中医诊断是什么? 其诊断依据是什么?

思路　本患儿近 1 年半反复出现发热、咳嗽,鼻塞流体等症状,近 1 年已发作"上呼吸道感染"7 次、"急性支气管炎"2 次。伴有少气懒言,面色少华,口唇色淡,纳欠佳,大便溏烂,时夹有未消化食物,汗多,动则易汗,手足欠温,舌质淡红,苔薄白,舌体胖淡,边有齿痕,脉细。故初步中医诊断为反复呼吸道感染(肺脾气虚证)。

问题二　本患儿初步西医诊断是什么? 诊断依据是什么?

思路　本患儿有:①近 1 年半反复出现发热、咳嗽,鼻塞流涕等症状;②近 1 年已发作"上呼吸道感染"7 次、"急性支气管炎"2 次。故初步诊断为反复呼吸道感染。

问题三　根据本患儿情况,需要与哪些疾病鉴别?

思路　本患儿中医诊断需要与普通感冒、咳嗽、鼻鼽、哮喘相鉴别;西医诊断需要与一般感冒、扁桃体炎、支气管炎、肺炎等呼吸道感染急性发作期及过敏性鼻炎、哮喘等变应性疾病相鉴别。

知识点 1

鉴　别　诊　断

鼻鼽:西医称"变应性鼻炎"或"过敏性鼻炎",临床以突然和反复发作的鼻痒、喷嚏频频、流清涕、鼻塞为主要特征,与感冒相似,可伴眼痒等眼部过敏现象;与接触蒿草及花粉等有关;患儿常有过敏体质及变应性鼻炎家族史。

问题四　为进一步明确诊断以及治疗,本患儿需要进行哪些辅助检查?

思路　需完善一下辅助检查:血常规、肺炎支原体抗体、胸部 X 线片、心电图、血清免疫球蛋白、T 细胞亚群等。

知识点 2

小儿反复呼吸道感染的临床表现

小儿反复呼吸道感染主要表现为一年内发生上、下呼吸道感染的次数过于频繁。上呼吸道感染包括鼻炎、咽炎、扁桃体炎;下呼吸道感染包括支气管炎、毛细支气管炎及肺炎等疾病。在急性感染期常因感染的病位不同而临床表现各有差异,且往往急性感染期的病程相对较长。在非急性感染期常表现为厌食、多汗、面气少华等肺脾气虚证候或面白颧红少华、食少纳呆、口渴、盗汗自汗、手足心热、大便干结、舌质红、苔少或花剥等气阴不足的证候,少数患者表现为肺胃积热的证候。

知识点 3

反复呼吸道感染判断条件

年龄（岁）	反复上呼吸道感染（次／年）	反复下呼吸道感染（次／年）	
		反复气管支气管炎	反复肺炎
0~2 岁	7	3	2
2$^+$~5 岁	6	2	2
5$^+$~14 岁	5	2	2

注:1. 两次感染间隔时间至少 7 天以上。

2. 若上呼吸道感染次数不够,可以将上、下呼吸道感染次数相加,反之则不能。但若反复感染是以下呼吸道为主,则应定义为反复下呼吸道感染。

3. 确定次数需连续观察 1 年。

4. 反复肺炎是指 1 年内反复患肺炎 2 次,肺炎需由肺部体征和影像学证实,两次肺炎诊断期间肺炎体征和影像学改变应完全消失。

知识点 4

辅 助 检 查

(1) 耳鼻咽喉科检查:可发现某些先天发育异常和急、慢性感染灶。

(2) 病原微生物检测:应进行多病原联合检测,以了解致病微生物。

(3) 肺部 CT 和气道、血管重建显影:可提示支气管扩张、气道狭窄(腔内阻塞和管外压迫)、气道发育畸形、肺发育异常、血管压迫等。

(4) 免疫功能测定:有助于发现原发、继发免疫缺陷病。包括体液免疫、细胞免疫;补体、吞噬功能等检查。

(5) 支气管镜检查:必要时该检查可判断支气管异物、支气管扩张、气道腔内阻塞和管外压迫、气道发育畸形等。

(6) 肺功能测定:有助于鉴别变态反应性下呼吸道疾病;换气功能和弥散功能测定可利于鉴别某些间质性肺疾病。

(7) 特殊检查:怀疑患有原发性纤毛运动障碍时,可行呼吸道(鼻、支气管)黏膜活检观察纤毛结构、功能;疑有囊性纤维性变时,可进行汗液氯化钠测定和 CFRT 基因检查;疑有反复吸入时,可进行环咽肌功能检查或 24h pH 测定。

病例补充

辅助检查

胸部 X 线:双肺纹理清晰。血常规:WBC 7.0×10^9/L、N 50.2%、L47.4%、Hb 106.0g/L、PLT 236.0×10^9/L;CRP 3mg/L。血清免疫球蛋白检查未见异常。T 细胞亚群未见异常。

问题五　目前患儿的西医诊断是什么?其诊断依据是什么?

思路　本患儿近 1 年半反复出现发热、咳嗽,鼻塞流涕等症状;近 1 年已发作"上呼吸道感染"7 次、"急性支气管炎"2 次,故诊断为反复呼吸道感染。

问题六　针对该患儿如何进行治疗?

思路

1. 一般治疗　若为呼吸道感染急性发作期(感染期),可按呼吸道感染常规处理。进入缓解期后,按照反复呼吸道感染进行治疗。

2. 中医治疗

(1) 四诊合参,本病辨为肺脾气虚证,内治以补肺固表,健脾益气,予玉屏风合六君子汤加减。处方:黄芪 15g,白术 8g,防风 6g,党参 10g,山药 15g,茯苓 8g,陈皮 4g,甘草 6g。

(2) 中药外敷可予纳气敷脐散贴敷神阙穴,每晚 1 次,次日去下,连敷 10 日。

(3) 推拿疗法采用补脾经、补肺经、揉肾经等手法治疗。

3. 西医治疗

(1) 急性期如合并细菌感染可使用抗生素治疗。

(2) 缓解期可使用免疫调节剂治疗,如细菌溶解产物口服治疗。

📋 知识点 5

临证思维分析

本病临床以虚证为主,也可见实证。临证时应首重辨虚实。

属虚证者,患儿形体瘦弱,常见多汗、气短、倦怠、乏力、纳差、生长发育迟缓等症;偏气虚者,面色苍白,气短懒言,语声低微,舌淡嫩,边有齿痕,脉细无力;偏阴虚者,手足心热或低热,盗汗,咽干,舌红,少苔,脉细数。若肺虚多有自汗、气弱、气短懒言;脾虚多伴面黄少华、厌食少食、倦怠乏力;肾虚可见生长发育迟缓、骨骼不坚甚至畸形。

属实证者,多为胃肠积热,患儿平素体质偏壮,嗜食肥甘厚味,常见咽微红、口臭或口舌易生疮、大便偏干、腹胀、苔厚。

知识点 6

反复呼吸道感染辨证论治

分证	辨证要点	治法	代表方剂
肺脾气虚	①反复外感;②神疲乏力,少气懒言,汗多,面色少华,纳食食少;③舌质淡,苔薄白,脉细无力,或指纹淡	补肺固表 健脾益气	玉屏风散(《医方类聚》)合六君子汤(《世医得效方》)
营卫失调	①反复外感;②恶风畏寒,面色少华,汗出不温;③舌淡红,苔薄白,脉无力或指纹淡红	调和营卫 益气固表	黄芪桂枝五物汤(《金匮要略》)
脾肾两虚	①反复外感;②面色少华,形体偏瘦,形寒肢冷,肌肉松软,发育落后或气促气短,动则咳甚,少气懒言,汗多纳呆;③舌淡苔白,脉沉细或指纹淡红	温补肾阳 健脾益气	金匮肾气丸(《金匮要略》)合理中丸(《伤寒论》)
肺脾阴虚	①反复外感;②面色颧红,自汗盗汗,手足心热,纳呆口渴,大便干结;③舌质红,苔少或花剥,脉细数或指纹淡红	益气健脾 养阴润肺	生脉散(《医学启源》)合沙参麦冬汤(《温病条辨》)

知识点 7

中 成 药

(1) 童康片:用于肺脾两虚证。

(2) 槐杞黄颗粒:用于气阴两虚证。

(3) 清降片:用于肺胃实热证。

知识点 8

中 医 外 治

(1) 中药敷贴疗法:中药胡椒、吴茱萸、五倍子、苍术、公丁香按 1∶2∶4∶2∶1 剂量配制,5g,加姜汁适量调和,以自黏性无菌敷料封神阙。每天晚上睡前敷脐至次晨约 10h,连用 10 次。用于反复呼吸道感染肺脾气虚证与气阴两虚证。

(2) 推拿疗法:采用捏脊疗法,具有调阴阳、理气血、和脏腑、通经络的作用,可提高患儿免疫力,增强体质,防治反复呼吸道感染。每天 1 次,每周治疗 5 天,4 周为 1 个疗程。

知识点 9

西 医 治 疗

(1) 寻找病因、治疗基础疾病

（2）免疫调节剂

1）细菌溶解产物：可试用于预防呼吸道的反复感染及慢性支气管炎急性发作。

2）卡介菌多糖核酸（BCG-PSN）：是从卡介菌中提取的一种具有免疫调节功能的物质。

3）转移因子：转移因子从是人白细胞或者是动物的脾脏里面提取的，它含有多种免疫调节因子，可以提高和触发机体免疫防御疾病的功能。

4）胸腺因子D：具有一定的免疫促进作用。

（3）抗感染治疗：主张基于循证基础上的经验性选择抗感染药物及针对病原体检查和药敏试验结果的目标性用药。强调高度疑似病毒感染者不滥用抗生素。

（4）对症处理：根据不同年龄和病情，正确选择应用祛痰、平喘、镇咳药物，雾化治疗、肺部体位引流和肺部物理治疗等。

（5）合理进行疫苗接种。

（6）注意营养和饮食习惯以及增强体质方面的指导：去除环境因素，注意加强营养，合理饮食，补充微量元素和各种维生素。避免被动吸烟及异味刺激，保持室内空气新鲜，适当安排户外活动和体育锻炼等。

病例补充

经过治疗，随访患儿感冒次数减少，精神状态好转，胃纳增加，大便恢复正常。舌质淡红，舌苔薄白。出汗减少，四肢暖。

问题七　患儿如何进行调理？如何预防感冒再发？是否需要注射免疫调节剂？

思路　患儿病情好转，可继续予中医中药治疗，固护肺脾。避免前往人流密集处，适时增减衣物，避免暴饮暴食及进食滋腻补品、生冷寒凉等食物。养成良好卫生习惯，适当补充维生素D。反复呼吸道感染中医中药治疗特色优势明显，不建议注射免疫调节剂。

知识点10

"四时辨体捏脊法"

"四时辨体捏脊法"是基于"四时养生理论"及"体质理论"，在常规捏脊法的基础上，根据四时节气变化和儿童体质的不同，增加推拿相应的穴位，达到防病强身目的的一种疗法。春季，肝经行令，阳气生发，腠理开疏，机体易受外邪侵扰，故加用肝俞、肺俞；夏季，心经行令，阳气旺盛，又多夹湿邪，困扰脾胃，故加心俞、小肠俞、脾俞、胃俞；秋季，肺经行令，燥气偏盛，最易伤及肺津，故加用肺俞、大肠俞；冬季，肾经行令，故加用肾俞、膀胱俞。痰湿体质者加三焦俞、脾俞以健脾化痰；内热质者加肝俞、心俞、大椎以清热；气虚质者加肺俞、脾俞以补益肺脾之气。由此达到调整体质及时节的偏颇，平衡阴阳，扶正祛邪，调和气血，疏通经络，提高脏腑生理功能，增强抗病能力的作用，从而使人体"阴平阳秘，精神乃治"。

【临证要点】

1. 本病病因主要是正气不足,卫外不固,又与禀赋不足、喂养不当、调护失宜有关。

2. 本病的发病以虚为主,主要责之于肺、脾、肾三脏亏损,正气不足,卫外不固,治以扶正固本为主要原则。

3. 本病按急性期与非急性期辨证施治,急性期重在祛邪,但注意固护本虚的特点。非急性期重在扶正固本,辨证施治,使"正气内存,邪不可干"。

【诊疗流程】

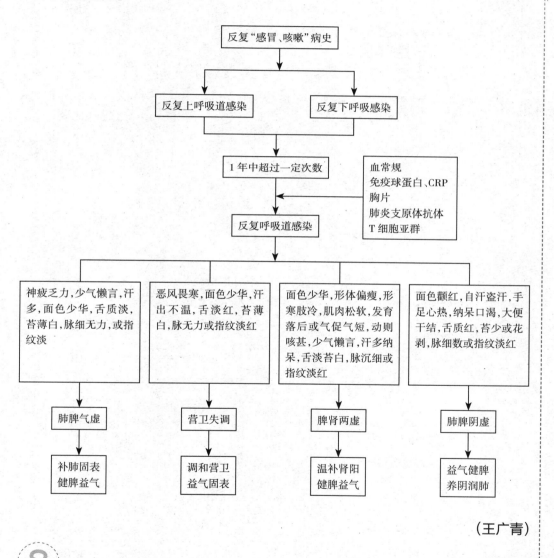

(王广青)

【复习思考题】

1. 反复呼吸道感染的病因病机要点是什么?

2. 反复呼吸道感染的诊断要点是什么?

3. 反复呼吸道感染的诊法需要注意什么？
4. 反复呼吸道感染的辨证思路是什么？
5. 反复呼吸道感染的治疗原则是什么？
6. 反复呼吸道感染的辨证要点是什么？

第六章

脾胃系病证

第一节 口 疮

 培训目标

1. 掌握口疮的概念及临床表现、诊断要点、辨证论治。
2. 熟悉口疮的病因病机。
3. 了解口疮的发病特点、范围和调护。

　　口疮是指齿龈、舌体、两颊、上腭等处出现淡黄色或灰白色溃疡,局部灼热疼痛,或伴发热的一种常见口腔疾病。若满口糜烂,溃疡面积大者,称为口糜;溃疡发生在口唇两侧,称为燕口疮。口疮的病因,内因责之于素体积热或阴虚火旺,外因主要是感受外邪,风热乘脾,或调护不当,秽毒内侵,心脾积热。病位主要在心脾胃肾,病机关键为心脾肾三经素蕴积热,或阴虚火旺,复感邪毒蕴郁口舌所致。

　　本病包括西医学中各种口炎,最常见为细菌感染性口炎及疱疹性口炎。疱疹性口炎有较强的传染性,常在集体托幼机构中引起小流行。本病预后一般良好,少数体质虚弱者,口疮可反复出现,迁延难愈。

【典型案例】

　　患儿,女,14个月。患儿4天前因受凉出现发热,伴咽痛,稍有咳嗽,流涎,呕吐,无腹痛、腹泻,无呼吸困难。曾口服阿莫西林、维生素B_2等治疗,发热不退,现症见发热,口内溃疡,牙龈红肿,烦躁不安,大便干结,小便黄赤,舌红,苔薄腻,指纹紫滞于气关。

体格检查

　　T 39℃,P 120次/min,R 32次/min,神志清楚,烦躁哭闹;咽充血,双侧扁桃体无肿大,舌尖、两颊、唇内可见多个淡黄色或灰白色溃疡,牙龈红肿;心音有力,律齐;双肺呼吸音清晰;腹软无压痛、反跳痛,肝脾未及,肠鸣音正常。

问题一　本患儿初步的中医诊断是什么？其诊断依据是什么？

思路　本患儿见舌尖、两颊、唇内溃疡,牙龈红肿,故初步中医诊断为口疮。

问题二　本患儿初步西医诊断是什么？诊断依据是什么？

思路　本患儿有:①受凉病史;②发热、唇颊舌尖见溃疡,牙龈红肿的临床表现。故初步诊断为口炎。

问题三　根据本患儿情况,需要与哪些疾病鉴别？

思路　本患儿需要与鹅口疮及手足口病鉴别。

知识点 1

口疮与鹅口疮、手足口病的鉴别表

鉴别点	口疮	鹅口疮	手足口病
一般情况	婴幼儿多见,无明显季节性	新生儿及久病体弱的婴幼儿多见	时性疾病,春夏季流行
主要病机	风热乘脾、心脾积热、虚火上浮,上熏口舌	心脾积热,虚火上炎,熏灼口舌	内湿邪毒蒸盛
典型症状	口腔黏膜出现溃疡,局部灼热疼痛,或伴发热	口腔及舌上、齿龈等处布满白屑	口腔、手、足、臀部疱疹伴发热

问题四　针对该患儿如何进行治疗？

思路

1. 一般治疗

(1) 保持口腔清洁,多饮水,禁用刺激性药物。

(2) 高热可给予布洛芬或对乙酰氨基酚口服。

2. 中医治疗

(1) 四诊合参,本病辨为风热乘脾证,内治以疏风散火,清热解毒为治法,予银翘散合导赤散加减。处方:生石膏、芦根各 10g,金银花、连翘、柴胡、生地黄、牛蒡子各 5g,淡竹叶、薄荷、通草、桔梗各 3g。

(2) 外治以西瓜霜或锡类散喷撒口腔内。

知识点 2

临证思维分析

本病应以八纲辨证结合脏腑辨证。实证多由外感风热或乳食内伤所致,起病急,病程短,口腔溃疡重,周围黏膜红赤,局部灼热疼痛,口臭流涎,或伴发热烦躁,大便秘结。口疮虚证多起病缓,病程长,反复发作,口腔溃疡及疼痛较轻,周围黏膜淡红,或伴低热、颧红盗汗。实证者病位多在心脾,虚证者病位多在肝肾。若口疮发生于舌边、尖部,病变部位多属心;若口疮以唇颊、上腭、齿龈处居多,病变部位多属脾胃。

知识点 3

口疮辨证论治

分证	辨证要点	治法	代表方剂
风热乘脾	起病急,溃疡点多,周围嫩红,或先见疱疹继而破溃形成溃疡,伴发热,舌红,苔薄黄,脉浮数	疏风散火,清热解毒	银翘散(《温病条辨》)
心火上炎	溃疡以舌边尖为多,灼热疼痛,心烦尿赤,舌边尖红,苔薄黄	清心凉血,泻火解毒	导赤散(《小儿药证直诀》)
脾胃积热	溃疡较重,边缘鲜红,疼痛拒食,口臭,大便秘结,舌红,苔黄	清胃解毒,通腑泻火	凉膈散(《太平惠民和剂局方》)
虚火上浮	溃疡周围色不红或微红,反复发作,神疲,颧红,舌红,苔少或花剥	滋阴降火,引火归元	六味地黄丸(《小儿药证直诀》)

知识点 4

中 医 外 治

（1）冰硼散、青黛散、西瓜霜、珠黄散,任选一种,取适量涂敷患处。用于口疮实证。

（2）锡类散、养阴生肌散,任选一种,取适量涂敷患处。用于口疮虚火上浮证。

（3）吴茱萸粉适量,陈醋调,外敷涌泉穴。用于口疮虚火上浮证。

知识点 5

推 拿 疗 法

（1）推天柱骨,揉天突,清胃,清板门。发热加退六腑、水底捞明月、二扇门。用于风热乘脾证。

（2）清心平肝,清天河水,清小肠,捣小天心。用于心脾积热证。

（3）补肾,揉二马,分手阴阳,清天河水,推涌泉穴。用于虚火上浮证。

知识点 6

西 医 治 疗

局部可涂疱疹净抑制病毒,为预防继发感染可涂 2.5%~5% 金霉素鱼肝油软膏。疼痛严重者可在餐前用 2% 利多卡因涂抹局部。发热时可用退热剂,有继发感染时可用抗生素。

知识点 7

如何预防调护

（1）保持口腔清洁，注意饮食卫生，避免不必要的口腔擦拭，以防损伤口腔黏膜。

（2）平素多食新鲜蔬菜和水果，保持大便通畅，多饮水，禁用刺激性药物，不宜过食辛辣肥甘之品。

（3）口疮患儿以进食微温或凉的流质饮食为宜。

（4）保持口腔外周皮肤干燥卫生。

【临证要点】

1. 本病病变部位主要在心脾胃肾，病机关键为心脾肾三经素蕴积热，或阴虚火旺，复感邪毒蕴郁口舌。

2. 治疗以泻火解毒为基本法则，清热泻火以及滋阴降火为常用治法。

3. 注意是否合并全身症状，病情较轻者，以局部用药为主，发热时可用退热剂，有继发感染时可用抗生素。

【诊疗流程】

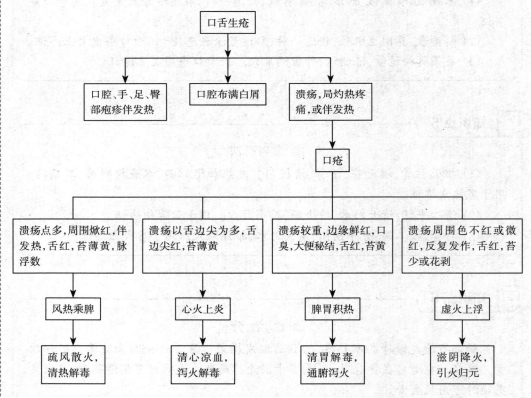

（王孟清）

附　鹅口疮

鹅口疮是以口腔、舌上散在或满布白色屑状物为临床特征的一种口腔疾病。因其状如鹅口故称鹅口疮；其色白如雪片，故又名雪口。本病的病因与胎热内蕴，或体质虚弱，久病久泻，或调护不当，口腔不洁，感受秽毒之邪等有关。其主要病变部位在心、脾、肾。病机关键是火热之邪循经上炎，熏灼口舌。

西医亦称鹅口疮，是指由白色念珠菌感染所致的真菌病。本病多见于新生儿、早产儿，以及体质虚弱、营养不良、久泻、长期使用广谱抗生素或肾上腺皮质激素的小儿。新生儿发病多由产道感染或哺乳时乳头及乳具不洁所致。

本病症状一般较轻，治疗得当，预后良好；若体虚邪盛者，白屑蔓延，可累及咽喉甚至波及到肺，则可能危及生命。

【典型案例】

患儿，男，5个月。2天前口腔出现白屑伴啼哭。患儿生后人工喂养牛奶，常大便干结。半月前因受凉出现发热，曾用多种抗生素治疗10余天方愈，2天前口腔发现白屑，伴烦躁啼哭，故来诊。现症见：唇红，口腔颊黏膜、舌面满布白屑，拭去见黏膜潮红、粗糙，大便干结，舌质红，指纹紫现于风关。

体格检查

T 36.7℃，P 106次/min，R 28次/min，神志清楚，烦躁哭闹；唇红，咽无充血，双侧扁桃体无肿大，口腔颊黏膜、舌面满布白屑，拭去见黏膜潮红、粗糙，心音有力，律齐；双肺呼吸音清晰；腹软无压痛、反跳痛，肝脾未及，肠鸣音正常。

问题一　本患儿初步的中医诊断是什么？其诊断依据是什么？

思路　本患儿见口腔颊黏膜、舌面满布白屑，故初步中医诊断为鹅口疮。

问题二　本患儿初步西医诊断是什么？诊断依据是什么？

思路　本患儿有：①较长时间抗生素使用史；②口腔颊黏膜、舌面满布白屑的临床表现。故初步诊断为鹅口疮。

问题三　根据本患儿情况，需要与哪些疾病鉴别？

思路　本患儿需要与口疮、白喉及残留奶块鉴别。与口疮鉴别见本节口疮知识点1。

知识点 1

鹅口疮与白喉、残留奶块的鉴别表

鉴别点	鹅口疮	白喉	残留奶块
一般情况	新生儿及久病体弱的婴幼儿多见	急性传染病，病情严重，可危及生命	良好
主要病机	心脾积热，虚火上炎，熏灼口舌	温疫疠气，直犯肺胃	无

续表

典型症状	口腔及舌上、齿龈等处布满白屑	咽、扁桃体甚则鼻腔、喉部可见灰白色假膜,不易擦去,若强力剥离则易出血	外观与鹅口疮相似,但以棉签蘸温水轻拭,即可除去

问题四　针对该患儿如何进行治疗?

思路

1. 一般治疗:加强口腔护理,保持口腔清洁,多饮水,禁用刺激性药物。

2. 中医治疗

(1) 四诊合参,本病辨为心脾积热证,内治以清心泻脾为治法,予清热泻脾散加减。处方:栀子3g,大黄、黄连各1g,生石膏、茯苓、生地、佩兰各5g,黄芩、灯心草各2g。

(2) 外治以西瓜霜或冰硼散喷撒,每日2~3次。

 知识点2

临证思维分析

　　本病辨证以八纲结合脏腑辨证。重在辨明虚实,同时,注意辨别病情的轻重。本病实证多起病急,病程短,口腔白屑堆积,可伴面赤、疼痛哭闹、尿赤、便秘等心脾积热证候;虚证多病程较长,或迁延反复,口腔白屑较少,疼痛不著,常伴消瘦、神疲虚烦、颧红等虚火上炎表现。轻证白屑较少,范围局限,全身症状轻微或无,进食睡眠正常;重证白屑堆积,范围弥漫,甚或蔓延到鼻腔、咽喉、气道、胃肠,可伴高热、烦躁、吐泻、气促及吮乳困难等,极重者可危及生命。

 知识点3

鹅口疮辨证论治

分证	辨证要点	治法	代表方剂
心脾积热	白屑多,周围色红,面红唇赤,尿黄,舌红	清心泻脾	清热泻脾散(《医宗金鉴》)
虚火上浮	白屑散在,周围不红,疼痛不著,舌质嫩红,舌苔少	滋阴降火	知柏地黄丸(《景岳全书》)

 知识点4

中医外治

　　(1) 冰硼散、珠黄散、青黛散、西瓜霜喷剂,任选1种,每次适量,涂敷患处。用于心脾积热证。

(2) 吴茱萸 10g,研为细末,以陈醋适量调成糊状,敷于两足涌泉穴。用于虚火上炎证。

 知识点 5

西 医 治 疗

2% 碳酸氢钠溶液于哺乳前后消毒口腔,局部涂抹制霉菌素混悬溶液,每日 2~3 次。亦可口服肠道微生态制剂,纠正肠道菌群失调,抑制真菌生长。一般不需口服抗真菌药物。

 知识点 6

如何预防调护

(1) 加强孕期卫生保健,及时治疗阴道霉菌病。
(2) 注意口腔清洁,婴儿奶具及时煮沸消毒。
(3) 避免过烫、过硬食物及不必要的口腔擦拭,防止口腔黏膜损伤。
(4) 提倡母乳喂养,及时添加辅食,适当补充维生素 B_2 和 C。
(5) 积极治疗原发病,避免长期使用广谱抗生素或肾上腺皮质激素。

(王孟清)

 【复习思考题】

1. 口疮的实证证型包含什么? 举例每个证型的治法方药。
2. 如何根据口疮的临床表现与病变部位区分脏腑?
3. 鹅口疮的分型及证治是什么?
4. 鹅口疮白屑与残留奶块如何鉴别?
5. 试述口疮的病因病机。

第二节 呕 吐

 培训目标

1. 掌握呕吐的定义、临床表现、诊断要点及鉴别诊断、辨证论治。
2. 熟悉呕吐的病因病机和西医治疗原则。
3. 了解呕吐的发病特点、范围和调护。

扫一扫
测一测

PPT 课件

06章02节PPT

　　呕吐是因胃失和降,气逆于上,胃中食物从口而出的一种病证。临床以呕吐、恶心、干哕、脘腹不适为特征。本病一年四季均可发生,无季节性,以新生儿、婴幼儿多见。小儿呕吐的主要病因有外邪犯胃、乳食积滞、胃中积热、脾胃虚寒、肝气犯胃等,病变部位主要在胃,亦与肝脾相关。基本病机是胃失和降,气逆于上。呕吐是小儿时期常见病证之一,常出现在小儿脾胃系病证中,亦可出现在其他多种急慢性病证中。

　　呕吐可见于西医学的多种疾病,是由于各种因素导致胃肠逆蠕动、腹肌痉挛性收缩而导致胃内容物经口鼻排出的一种症状。本节所述以有明显胃肠道症状的上呼吸道感染及消化道功能紊乱为主。

【典型案例】

　　患儿,男,5岁。2017年7月15日因"间断呕吐18h"就诊。患儿就诊前一天上午大量汗出后在空调下乘凉,午睡后出现呕吐间作,至今已间断呕吐7~8次,初起为胃内容物,后渐变为清水样物,伴有发热恶寒,头身疼痛,热峰38℃,不思饮食,腹部不适,大便1次,为稀糊便,无咳嗽喘憋。

体格检查

　　T 37.8℃,P 100次/min,R 22次/min,BP 90/60mmHg。神志清晰,精神萎靡,面色㿠白,呼吸平稳,口唇干燥少津;颈软,无抵抗,咽部无充血,双肺呼吸音清,心音有力,律齐;腹软无压痛、反跳痛,肝脾未及,肠鸣音正常。双下肢不肿。神经系统检查生理反射存在,病理反射未引出。舌苔白腻,脉濡缓。

　　问题一　本患儿初步的中医诊断是什么? 其诊断依据是什么?

　　思路　本患儿暑湿季节汗出受寒,起病急,症见呕吐,发热恶寒,头身疼痛,不思饮食,故初步中医诊断为呕吐病(外邪犯胃证)。

　　问题二　本患儿初步西医诊断是什么? 诊断依据是什么?

　　思路　本患儿有暑季汗出受凉的诱因,症状表现为发热、呕吐,无咳嗽喘憋,无腹泻,查体双肺呼吸音清,心音有力,律齐;腹软无压痛、反跳痛,肝脾未及,肠鸣音正常。神经系统检查生理反射存在,病理反射未引出。因此初步诊断为呕吐原因待查(上呼吸道感染?)。

　　问题三　根据本患儿情况,需要与哪些疾病鉴别?

　　思路　本患儿中医诊断需要与小儿感冒病夹滞证、漾乳等相鉴别;西医诊断需要与感染性疾病引起的呕吐及肠梗阻呕吐相鉴别。

 知识点1

鉴 别 诊 断

（1）西医鉴别诊断

1）急性胃肠炎呕吐的同时伴有腹痛腹泻。

2）急性脑膜脑炎患儿呕吐呈喷射状,常伴有烦躁或嗜睡,查体颈抵抗、克氏征(Kernig征)、布氏征(Brudzinski征)阳性,另外可结合血常规、脑脊液检查进行鉴别。

3）急性泌尿系感染呕吐的同时常伴有尿急、尿痛、尿频等相关症状,尿常规检查有助于诊断。

4）急性阑尾炎呕吐的同时伴有转移性右下腹痛,查体麦氏点压痛阳性,血常规及腹部 B 超检查有助于诊断。

5）急性胰腺炎恶心、呕吐的同时常伴有上腹疼痛,血清及尿淀粉酶增高,儿童重症急性胰腺炎还会出现全身中毒症状、急性腹膜炎症状,腹部 B 超检查有助于诊断。

6）肠梗阻呕吐伴有阵发性腹痛、无排气、无大便,腹平片、腹部 B 超检查有助于诊断。

7）肺炎伴有呕吐时多伴有发热、咳嗽、喘息,胸片可加以鉴别。

（2）中医类证鉴别

1）小儿感冒病夹滞证以发热、流涕、鼻塞为主要表现,可伴有呕吐,有饮食积滞史,呕吐物酸腐,大便干燥或质稀臭秽,呕吐或排便后自觉舒适。

2）漾乳:又称溢乳。多是哺乳过急、过量的表现,为小儿哺乳后,乳汁自口角溢出,而非病证。

知识点 2

呕吐常见西医病因

1）消化道感染性疾病:胃炎、胃肠炎、阑尾炎、病毒性肝炎、胰腺炎等。

2）全身感染性疾病:呼吸道感染、泌尿系感染等。

3）消化道器质性梗阻:食管闭锁、先天性食管狭窄、先天性巨结肠、肛门闭锁、肠套叠、幽门梗阻、胃扭转、肠扭转等。

4）消化道功能紊乱:功能性消化不良、胃食管反流、食管痉挛等。

5）中枢神经系统疾病:脑膜炎、脑炎、颅内占位性病变、颅内出血等。

6）小脑或前庭功能异常。

7）代谢紊乱:代谢性酸中毒、高氨血症、尿毒症、酮血症等。

8）心脏疾患:暴发性心肌炎、阵发性室上性心动过速等。

9）再发性呕吐、精神性呕吐、自主神经性癫痫等。

10）急性中毒。

11）新生儿初生 1~2 天因咽下羊水过多而发生呕吐称咽下综合征。

问题四　为进一步明确诊断以及治疗,本患儿需要进行哪些辅助检查?

思路　为明确诊断需要进一步做血尿便常规、呕吐物检查、血生化、电解质,腹部超声,必要时进行头颅 CT 或 MRI 检查等。

知识点3

辅助检查

(1) 血常规:提供白细胞分类、血红蛋白、血小板等基本信息,并能够对病毒感染、细菌感染等有一定鉴别诊断意义。

(2) 尿常规:对泌尿系感染、酮血症、肾功能损害等能提供一定信息。

(3) 便常规检查:提示是否有潜血、细菌感染、病毒感染,同时可通过便培养或核酸检测查找病原。

(4) 呕吐物检查:潜血、病原学检查。

(5) 脑脊液检查:提供感染病原学信息等。

(6) 血生化、电解质:提供心肝肾酶学、体内电解质情况等。

(7) 腹部超声:提供腹部重要脏器情况等。

(8) 头颅 CT 或 MRI:提供颅内炎症、占位、出血情况等。

(9) 胸部 X 线检查:主要用于了解肺部炎症情况。

(10) 立位腹平片检查:了解肠梗阻。

病例补充

辅助检查

血常规:WBC $10.0 \times 10^9/L$、N 58.2%、L 37.4%、Hb 136.0g/L、PLT $180.0 \times 10^9/L$;CRP 9mg/L;尿常规:酮体 +;血生化、电解质、呕吐物检查未见明显异常。就诊时无大便未做化验检查。

问题五 目前较为明确的诊断应该是什么?

思路

(1) 西医诊断:上呼吸道感染(胃肠型感冒)。

(2) 中医诊断:小儿呕吐病(外邪犯胃证)。

知识点4

中医临证思维分析

(1) 中医辨证

辨明呕吐的病因、病性至关重要。

1) 辨病因:因感受外邪,多有感受寒邪、热邪的表现;因食伤多有饮食不节、不洁及暴饮暴食的病史,同时可伴有呕吐酸腐、脘腹作痛的症状;肝气横逆犯胃则常有情志不舒,多伴烦急易怒、胁痛、嗳气等症状。

2) 辨寒热:因寒而吐多朝食暮吐或暮食朝吐,呕吐物清稀,伴有食物残渣,同时兼有腹痛、四肢不温的里寒证;胃热呕吐为食入即吐,呕吐宿食酸馊腐败,兼有口臭、便秘里热证。

3) 辨虚实:实证呕吐,多因外邪、饮食、情志因素所导致,特点是发病急,病程短,呕吐量多急迫,脉实有力;虚证呕吐,多由正气不足、脾胃虚弱所致,特点是起病缓慢,病程较长,呕吐无力,时发时止,常伴精神不振,脉弱无力。

(2) 治疗原则

呕吐病机属胃失和降,胃气上逆,故和胃降逆止呕为基本治则,同时要结合临床辨明病因进行对因治疗。食积呕吐者消食导滞;胃热呕吐者清热和胃;胃寒呕吐者温胃散寒;肝气犯胃者疏肝理气和胃。

问题六　针对该患儿如何进行治疗?

思路

1. 一般治疗:呕吐较轻时可进食流食或半流食,呕吐较重时应禁食4~8h。

2. 中医治疗:治法为疏邪解表,和中降逆。方药以藿香正气散加减:藿香10g,紫苏10g,白芷6g,厚朴10g,法半夏6g,陈皮5g,茯苓10g,甘草6g,生姜6g,苍术10g,连翘10g。

3. 西医治疗:退热、止呕等对症治疗。若患儿呕吐过多,有脱水表现时可适当补液,有电解质紊乱、酸中毒表现者需纠酸、调节电解质。

(1) 止呕:吗丁啉混悬剂0.3mg/(kg·次),每日3次,餐前15~30min口服。

(2) 脱水:轻度脱水能够口服者,给予少量多次含电解质的液体口服,中度以上脱水或有酸碱中毒者按小儿液体疗法补液(详见小儿液体疗法章节)。

知识点5

呕吐中医辨证论治

分证	辨证要点	治法	代表方剂
外邪犯胃	①起病急,突发呕吐;②恶寒发热,头身不适伴流涕;③苔白或腻,脉浮	疏风解表,和中降逆	藿香正气散(《太平惠民和剂局方》)
乳食积滞	①以吐为快,呕吐物酸臭不消化;②口渴烦躁,拒食腹胀,便秘或泻下酸臭,小便短少;③舌质红,苔厚腻,脉弦滑,指纹紫滞	消食导滞,和胃止呕	保和丸(《丹溪心法》)
脾胃虚寒	①呕吐清稀或不消化;②面色苍白,精神疲倦,四肢欠温、腹痛绵绵,大便溏薄,小便清长;③舌质淡,苔白,脉细无力,指纹淡红	温中散寒,和胃降逆	丁萸理中汤(《医宗金鉴》)
惊恐呕吐	①惊恐后呕吐清涎;②面色青白,心烦不安,惊惕哭闹;③舌淡红苔薄白,指纹青	疏肝理脾,镇惊止吐	定吐丸(《幼幼新书》)
肝气犯胃	①呕吐吞酸,嗳气胸闷;②情志不遂则呕吐加重;③舌红苔薄腻,脉弦	疏肝理气,和胃降逆	四逆散(《伤寒论》)合半夏厚朴汤(《金匮要略》)

知识点 6

中医其他治疗方法

（1）中成药

1）玉枢丹：用于外邪犯胃呕吐。

2）藿香正气水：用于暑湿呕吐。

3）香砂养胃丸：用于脾胃虚寒呕吐。

（2）针灸疗法

1）体针：主穴选中脘、足三里、内关；配穴选公孙、胃俞。加减：热盛加合谷，寒盛加上脘、大椎；食积加下脘；肝郁加阳陵泉、太冲；胃阴不足加内庭。实证用泻法，虚证用补法，每日 1 次。

2）耳针：胃、肝、交感，皮质下，神门。每次 2~3 穴，强刺激，留针 15min，每日 1 次。

（3）推拿疗法

1）伤食呕吐：掐合谷，泻大肠，分阴阳，清补脾经，清胃经，揉板门，清天河水，运内八卦。

2）肝气犯胃呕吐：补脾经，清大肠，退六腑，运内八卦，平肝，分阴阳，按揉足三里。

3）虚寒呕吐：补脾经，揉外劳宫，推三关，揉中脘，分阴阳，运内八卦。

（4）贴敷疗法

1）鲜生姜切成 0.1~0.3cm，直径 1cm 的姜片，用胶布固定双侧太渊穴上，并让姜片压住桡动脉，5min 后让病人口服用药，可以预防服药呕吐。

2）吴茱萸 30g，生姜、葱各少许。共捣如饼，蒸熟贴脐 2~4h，每日 1 次。用于寒性呕吐。

问题七 针对该患儿如何进行护理？

思路

1. 小儿喂养饮食宜清淡易消化，注意食物量宜少，食物种类不宜过多。

2. 小儿呕吐时加强护理，保持安静，注意体位，防止呕吐物吸入气管。

3. 服用中药时注意少量多次频服，药液温度适中。

【临证要点】

1. 本病名为"呕吐"，其本身就是一种临床表现，可出现于多种急慢性疾病中。因此，临床必须先根据详尽的病史及临床表现进行相关体格检查和辅助检查，明确诊断后方可辨证论治，而不能单纯"见呕止呕"地对症治疗。

2. 本节所述"呕吐"多非器质性病变，其病机为胃失和降、胃气上逆，故和胃降逆为基本原则。

3. 若患儿呕吐严重，有脱水或电解质紊乱表现时，需适当补液、调整电解质平衡治疗。

【诊疗流程】

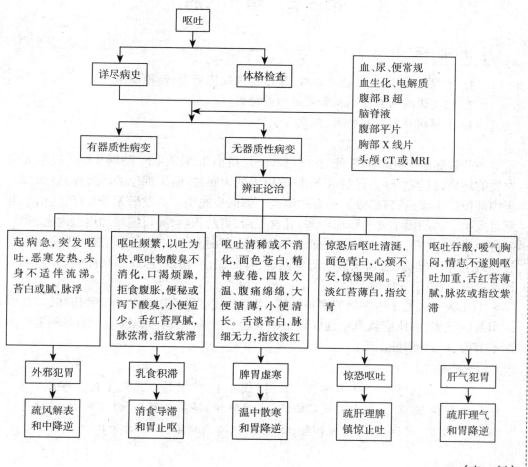

（李　敏）

【复习思考题】

1. 请简述呕吐的病机及治则。

2. 请阐述脾胃虚寒型呕吐的证候特点及辨证治疗。

3. 病例题

患儿夏某，女，3岁。以"间断呕吐1天"就诊，患儿昨日参加生日聚餐，进食较多油腻食物，晚间即出现呕吐，呕吐物酸腐臭秽，伴有腹部胀满，不思饮食，大便1次，质稀臭秽，夜眠不安，无发热，小便正常。舌质红，苔白厚或黄厚腻，脉滑。查体：神清，颈软，心肺查体正常，腹胀按之不舒，无明显压痛，肝脾未及，麦氏点无压痛，墨菲征阴性。

（1）该患儿需做哪些辅助检查？

（2）该患儿需要与哪些疾病做鉴别诊断？

（3）该患儿中医诊断及治疗是什么？

PPT 课件

06章03节PPT

第三节　腹　痛

📖 培训目标

1. 掌握腹痛的定义、临床表现、诊断要点及鉴别诊断、辨证论治。
2. 熟悉腹痛的病因病机和西医治疗原则。
3. 了解腹痛的发病特点、范围和调护。

小儿腹痛是小儿时期常见的一种病证，是指小儿胃脘以下、脐周及耻骨以上部位发生的疼痛，具体可分为胃脘以下、脐部以上的大腹痛；脐周部位的脐腹痛；脐部以下正中部位的小腹痛；脐部以下小腹两侧或一侧的少腹痛。其发病无季节性，任何年龄都可发生。其病因主要与腹部中寒，乳食积滞、胃肠积热，脾胃虚寒和瘀血内阻相关。病位主要在脾、胃、大肠。病机关键是气机不畅，不通则痛。因小儿腹痛时无法用语言表述或表述不准确，给临床诊断造成困难，容易漏诊、误诊，因此必须详细询问病史，细心检查，以免贻误病情。

小儿腹痛可见于西医学的多种疾病，本节所述多属西医学的功能性腹痛，其他原因引起的腹痛，临床应认真鉴别以做出明确诊断，在针对病因积极治疗的基础上可参照本节内容进行辨证论治。

【典型案例】

患儿，女，4 岁。2016 年 5 月 5 日因"腹痛 1 天"就诊。患儿 1 天前与家人参加家族聚会，返家当晚出现脘腹胀满，疼痛拒按，得矢气则舒，时有恶心，嗳腐吞酸，腹泻 1 次，泻后痛减，粪便秽臭，夜卧不安，心烦口渴，不思饮食。

体格检查

T 37.1℃，P 100 次 /min，R 22 次 /min，BP 90/60mmHg。神志清晰，精神萎靡，面色青白，呼吸平稳，口唇干燥少津。颈软，无抵抗，咽部无充血，双肺呼吸音清，心音有力，律齐；腹胀满，按之有压痛，压痛点不固定，无反跳痛，肝脾未及，肠鸣音正常。双下肢不肿。神经系统检查生理反射存在，病理反射未引出。舌淡红，苔厚腻，脉滑。

问题一　本患儿初步的中医诊断是什么？其诊断依据是什么？

思路　本患儿参加聚会可能会有饮食不节或不洁史，起病急，症见脘腹胀满，疼痛拒按，得矢气则舒，时有恶心，嗳腐吞酸，腹泻 1 次，泻后腹痛减轻，粪便秽臭，舌淡红，苔厚腻，脉滑。故初步中医诊断为：腹痛病（乳食积滞证）。

问题二　本患儿初步西医诊断是什么？诊断依据是什么？

思路　本患儿参加聚会可能会有饮食不节或不洁史，起病急，症见腹胀腹痛，时有恶心，腹泻 1 次，泻后腹痛减轻。查体腹胀满，按之有压痛，压痛点不固定，无反跳痛，肝脾未及，肠鸣音正常。

因此初步诊断为：腹痛原因待查：①功能性腹痛？②肠道感染？③急性胰腺炎？

问题三　根据本患儿情况，需要与哪些疾病鉴别？

笔记

思路　本患儿中医需要与小儿泄泻病、小儿呕吐病等相鉴别;西医需与急腹症等相鉴别。

 知识点 1

鉴别诊断要点

(1) 西医鉴别诊断要点

1) 腹部器官与非腹部器官引起的腹痛鉴别:应排除肛门、尿道、四肢、腰背、肩髋等部位的疼痛,要进行全身查体,注意有无食欲不振、呕吐等胃肠症状。此外,须注意急性上呼吸道炎症或肺炎,病毒性心肌炎,肝卟啉病以及腹型癫痫均可致急性腹痛。

2) 腹部器质性病变腹痛与功能性腹痛鉴别:器质性病变指某器官有病理解剖上的变化,如阑尾炎、肠梗阻、腹膜炎、消化性溃疡等。器质性病变引起的腹痛比较持续,体征较固定,只要病变继续存在,腹痛也存在,有时还可由于肠蠕动或暂时的痉挛而引起阵发性腹痛加剧。

3) 急腹症的鉴别:包括腹腔内脏器急性炎症、腹膜炎、肠梗阻及腹部损伤等。腹腔内脏器急性炎症主要症状为腹痛,继之发热,白细胞升高,腹部出现局限范围的压痛、肌紧张、反跳痛。腹膜炎以腹部可出现局限或全腹压痛、肌紧张、反跳痛、腹胀肠鸣音减弱或消失为主要表现。肠梗阻的主要症状为阵发性腹绞痛、呕吐、无大便等。腹部损伤则多有外伤史、腹膜刺激征表现。

(2) 中医类证鉴别:需要与小儿泄泻病、小儿呕吐病等相鉴别。小儿泄泻病以腹泻为主要症状,可伴有腹痛;小儿呕吐病以呕吐为主要症状,可伴有腹痛。主证不同,治疗方法也不同。

 知识点 2

腹痛的常见西医病因

(1) 症状性腹痛:多由肠道外疾病引起,如上呼吸道感染、急性化脓性扁桃体炎、肝胆胰腺疾病、泌尿系疾病、寄生虫病等。

(2) 肠道内器质性疾病:溃疡病、阑尾炎、肠梗阻、肠套叠等。

(3) 功能性腹痛:饮食不当、便秘、消化功能紊乱等。

(4) 精神性腹痛:与小儿心理因素有关,如紧张、压抑等。

(5) 慢性胃炎、幽门螺杆菌感染。

 知识点 3

腹痛的体格检查要点

临床要观察小儿全身状况,但以腹部体检为检查重点。

（1）全身情况：应注意小儿精神状态、面色、表情、体位等。患儿可表现为精神不佳、烦躁哭闹、恶心呕吐、拒食、发热等。痉挛性腹痛常表现为烦躁不安，阵发性哭闹、身体蜷曲；持续性腹痛表现为痛苦面容、腹痛拒按；腹膜炎则表现为体位变化时腹痛加重。

（2）腹部情况

1）望诊：注意腹部是否对称、平坦，有无腹胀、包块、肠形。腹膜炎时腹式呼吸减弱甚至消失。机械性肠梗阻可以见到肠蠕动波。

2）触诊：内科疾病腹部压痛较轻，痛处不固定，肌紧张不明显，疼痛时间短，而外科疾病一般先出现腹痛，然后出现其他症状。但在出现休克及严重中毒时，可因小儿反应减弱，表现为无腹肌紧张，腹部压痛不明显，临床需高度警惕。阑尾炎腹痛为转移性右下腹痛，麦氏点压痛阳性，若穿孔后盆腔积脓可触及直肠壁增厚及肿块。急性胰腺炎腹痛以左上腹压痛为著，疼痛常向背部放射。急性泌尿系感染的腹痛以小腹部压痛为明显。直肠检查，小儿肠套叠时大多数可见果酱色大便，先天性巨结肠在检查后可有大量腥臭味的水样便排出。

3）叩诊：可以判断有无腹水。

4）听诊：判断肠蠕动的情况，肠麻痹时肠鸣音消失，机械性肠梗阻时可以听到肠鸣音间歇性、有规律的增强，伴有气过水声及金属声，同时出现腹痛和肠蠕动波。两次腹痛的间隙则听不到肠鸣音。

问题四 为进一步明确诊断以及治疗，本患儿需要进行哪些辅助检查？

思路 为明确诊断需要进一步做血尿便常规、血尿淀粉酶、血清脂肪酶、腹部超声、立位腹平片检查等。

知识点 4

辅 助 检 查

（1）血常规：提供白细胞分类、血红蛋白、血小板等基本信息，并能够对病毒感染、细菌感染等有一定鉴别诊断意义。

（2）尿常规：对泌尿系感染等能提供一定信息。

（3）便常规检查：提示是否有潜血、细菌感染、病毒感染，同时可通过便培养或核酸检测查找病原。

（4）血尿淀粉酶及血清脂肪酶测定：急性胰腺炎血清淀粉酶在发病3h后即可增高，并逐渐上升，24~48h达高峰以后逐渐下降。尿淀粉酶也同样变化，但发病后升高较慢，病变缓解后下降的时间比血清淀粉酶迟缓，且受肾功能和尿浓度的影响，不如血清淀粉酶准确。血清脂肪酶在发病24h开始升高，持续高值时间较长，当血清淀粉酶活性已下至正常或其他原因导致血清淀粉酶活性增高时，血清脂肪酶测定具有重要意义。

（5）腹部超声：提供腹部重要脏器情况等。

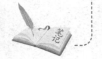

（6）对于慢性腹痛可以选择性地进行胃镜、肠镜、腹部 CT 及 MRI、幽门螺杆菌等相关检查。

病例补充

辅助检查

血常规：WBC $9.2 \times 10^9/L$、N 52.5%、L 40.6%、Hb 136.0g/L、PLT $160.0 \times 10^9/L$；CRP 6mg/L；尿、便常规、血尿淀粉酶测定未见明显异常。腹部 B 超检查未见明显异常。

问题五　目前较为明确的诊断应该是什么？

思路

（1）西医诊断：功能性腹痛

（2）中医诊断：腹痛病（乳食积滞证）

知识点 5

中医临证思维分析

（1）中医辨证：本病辨证要考虑腹痛发生的部位、性质。

1）辨部位：感受寒邪或素体脾胃虚寒多为脐周痛；因食伤多有饮食不节、不洁及暴饮暴食的病史，同时可伴有呕吐酸腐者，多为胃脘及脐部以上疼痛；肠痈多为右侧少腹痛。因瘀血、虫积、食积而痛者，痛有定处。因寒、热、虚而痛者，痛无定处。

2）辨性质：腹痛遇寒而发或加重，得温而减者属寒；腹痛拒按，进食后痛甚者为实；腹痛喜按，进食痛减者为虚；积滞者腹胀痞满，按之痛甚；血瘀者痛如针刺，固定不移；气滞者痛时走窜，游走不定。

（2）治疗原则：本病以调理气机、温通经脉为原则。根据不同病因分别治以温经散寒、消食导滞、通腑泄热、温中补虚、活血化瘀。

问题六　针对该患儿应如何进行治疗？

思路

1. 一般治疗　清淡饮食，对症处理。

2. 中医治疗

（1）内治以消食导滞，行气止痛为法，方药以香砂平胃散加减：苍术 9g，陈皮 6g，厚朴 6g，砂仁 5g，香附 6g，枳壳 6g，焦山楂 10g，焦麦芽 10g，焦神曲 6g，莱菔子 9g，白芍 9g，甘草 6g。

（2）推拿治疗：揉按中脘，分推腹阴阳，摩腹，清补脾经，运八卦、捏脊、推四横纹、清大肠。

该病中医辨证论治：调理气机，和中缓急为基本治则。

知识点 6

腹痛辨证论治

分证	辨证要点	治法	代表方剂
腹部中寒	①腹痛较剧,痛处喜暖,得温则舒,遇寒痛甚;②出冷汗,唇色紫黯,手足不温,小便清长;③舌淡红苔白滑,脉沉弦紧,指纹红	温中散寒,理气止痛	养脏汤(《医宗金鉴》)
乳食积滞	①腹部胀满,疼痛拒按,嗳哕酸腐,或腹痛欲泻,泻后痛减;②呕吐酸馊,夜卧不安;③舌苔厚腻脉沉滑,指纹紫滞	消食导滞,和胃止痛	香砂平胃散(《医宗金鉴》)
胃肠热结	①腹痛拒按,遇热痛剧;②面赤唇红,烦躁不安,手足心热,渴喜冷饮,小便黄赤,大便秘结;③舌质红,舌苔黄燥,脉滑或数,指纹紫滞	通腑泄热,行气止痛	大承气汤(《伤寒论》)
脾胃虚寒	①腹痛绵绵,时作时止,喜温喜按,得食稍缓;②面白少华,精神倦怠,四肢不温,乳食减少,或食后腹胀,大便稀溏;③舌淡苔白,脉沉缓,指纹淡红	温中补虚,缓急止痛	小建中汤(《伤寒论》)合理中汤(《伤寒论》)
气滞血瘀	①腹部刺痛,痛而拒按,痛有定处;②腹有癥瘕结块,推之不移,面无光泽,口唇色晦;③或舌质紫黯或有瘀点,脉涩或指纹紫滞	活血化瘀,消癥止痛	少腹逐瘀汤(《医林改错》)

知识点 7

其他治疗方法

(1)中成药

1)藿香正气口服液(丸):用于腹部中寒证。

2)大山楂丸:用于乳食积滞证。

3)保和丸:用于乳食积滞证。

4)附子理中丸:用于脾胃虚寒证。

5)元胡止痛片:用于气滞血瘀证。

(2)针灸疗法:主穴:合谷、中脘、足三里。寒重加灸神阙;食积加针刺内庭;呕吐加针刺内关;快速进针,行平补平泻手法,捻转或提插。年龄大的儿童可留针15min。

(3)推拿疗法:揉按中脘,分推腹阴阳,摩腹,清补脾经,运八卦等。腹部中寒证加推三关、拿肚角;乳食积滞证加捏脊、推四横纹、清大肠;胃肠积热证加清胃经、退六腑;脾胃虚寒证加补脾经、揉中脘。每次推拿20~40min,每日1~2次。

(4)外治疗法

1)六神曲、麦芽、山楂、砂仁、丁香等研末,调成膏状,敷于神阙穴,每日1次,每次2~4h,3~5天为1个疗程。用于乳食积滞腹痛证。

2) 苍术、白术、干姜、肉桂、当归、白芍、陈皮、丁香等,制成膏药,贴敷于中脘、天枢、气海等穴,每1~2天1次,每次2~4h,用于腹部中寒、脾胃虚寒证的腹痛。

知识点8

西 医 治 疗

(1) 病因治疗:密切观察,寻找病因,进行治疗。如退热、补液、纠正电解质紊乱及酸碱失衡。

(2) 对症治疗:在诊断不明确的情况下禁止使用镇痛药;诊断已经明确的,可适当使用解痉药。

问题七　针对该患儿如何进行护理?
思路
1. 注意喂养方式,饮食不可过量,少吃寒凉、油腻等不易消化的食物。
2. 小儿呕吐时加强护理,保持安静,注意体位,防止呕吐物吸入气管。
3. 近期注意食用清淡易消化饮食。

知识点9

预 防 护 理

(1) 根据病因,给予相应饮食调护。
(2) 注意气候变化,及时增减衣物,避免感受外邪,防止腹部受凉。
(3) 避免暴饮暴食及多食生冷,避免餐后剧烈运动或边玩边食。

【临证要点】
1. 本病名为"腹痛",其本身就是一种临床表现,可出现于多种急慢性疾病中。因此,临床必须先根据详尽的病史及临床表现进行相关体格检查和辅助检查,明确诊断后方可辨证论治,而不能单纯"止痛"对症治疗,防止掩盖病情。
2. 本节所述"腹痛"多非器质性病变,其病机为气机不畅、气血运行受阻,不通则痛,病初多以实证为主,若素体虚弱或病久致脏腑虚损者,呈现虚实夹杂或虚多实少之证。临证需要视病程之长短、结合病人体质及临床表现辨证论治。

【诊疗流程】

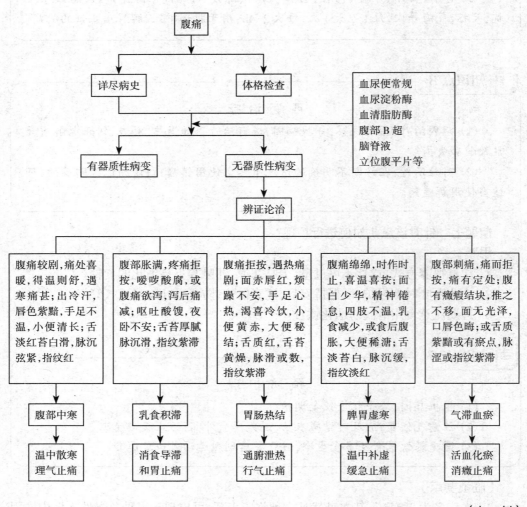

腹痛
↓
详尽病史　　体格检查

血尿便常规
血尿淀粉酶
血清脂肪酶
腹部 B 超
脑脊液
立位腹平片等

有器质性病变　　无器质性病变

辨证论治

| 腹痛较剧,痛处喜暖,得温则舒,遇寒痛甚;出冷汗,唇色紫黯,手足不温,小便清长;舌淡红苔白滑,脉沉弦紧,指纹红 | 腹部胀满,疼痛拒按,嗳哕酸腐,或腹痛欲泻,泻后痛减;呕吐酸馊,夜卧不安;舌苔厚腻脉沉滑,指纹紫滞 | 腹痛拒按,遇热痛剧;面赤唇红,烦躁不安,手足心热,渴喜冷饮,小便黄赤,大便秘结;舌质红,舌苔黄燥,脉滑或数,指纹紫滞 | 腹痛绵绵,时作时止,喜温喜按;面白少华,精神倦怠,四肢不温,乳食减少,或食后腹胀,大便稀溏;舌淡苔白,脉沉缓,指纹淡红 | 腹部刺痛,痛而拒按,痛有定处;腹有癥瘕结块,推之不移,面无光泽,口唇色晦;或舌质紫黯或有瘀点,脉涩或指纹紫滞 |

腹部中寒　　乳食积滞　　胃肠热结　　脾胃虚寒　　气滞血瘀

温中散寒理气止痛　　消食导滞和胃止痛　　通腑泄热行气止痛　　温中补虚缓急止痛　　活血化瘀消癥止痛

(李　敏)

扫一扫
测一测

【复习思考题】

1. 简述小儿腹痛的病因病机。

2. 请阐述小儿腹痛的辨证要点。

3. 病例题

患儿,女,6 岁。间断腹痛 1 月,时发时止,喜温喜按,纳食减少,大便不调。查体:面白少华,精神倦怠,四肢不温,腹软无压痛,未触及包块,肠鸣音可。舌淡,苔薄白,脉沉缓。

(1) 该患儿的中医诊断是什么?

(2) 该患儿需要做哪些辅助检查?

第四节　泄　泻

 培训目标

1. 掌握泄泻的定义及临床表现、诊断要点、辨证论治。
2. 熟悉泄泻的病因病机、西医治疗原则。
3. 了解泄泻的发病特点、范围和调护。

　　泄泻是小儿常见的脾胃系病证,临床以大便次数增多,粪质稀薄或如水样为主症。本病一年四季均可发病,尤以夏秋两季为多,6 个月~2 岁的小儿发病率最高,<1 岁者约占 50%。本病的发病原因,外因责之于感受湿邪或伤于乳食,内因责之于脾胃虚弱。泄泻的病位主要在脾胃,病机关键为脾胃受损,升降失司,水谷不分,混杂而下。本病一般预后良好,但重者极易伤津耗液,导致气阴两伤,甚至出现阴竭阳脱之危候;若久泻迁延不愈者,常可导致疳证、慢惊风等。

　　本病属西医"腹泻病"范畴。本病按病因分为感染性和非感染性腹泻;按病程分为急性腹泻、迁延性腹泻及慢性腹泻;按病情分为轻症和重症。

【典型案例】

　　患儿,男,9 个月。主诉呕吐腹泻 2 天就诊。2 天前因家长给患儿添加较多肉泥后,患儿出现呕吐,吐出为胃内容物,非喷射性,进食进水后易吐,共吐 5~6 次,无胆汁、咖啡样等物吐出,无寒战抽搐,即赴"社区医院"就诊,拟诊为"胃炎",予"益生菌"等口服治疗,患儿呕吐次数减少,于夜间起出现腹泻,大便稀水样,量多,夹有不消化食物,酸臭,腹胀,无黏液脓血,至就诊时已解 6 次,便前有哭吵,哭时泪少,尿量稍减少,无神昏,无四肢厥冷等,即来院就诊。既往体健,无药物及食物过敏史,否认传染病接触史及家族遗传病史。舌红,苔白厚腻,指纹紫滞于风关。

体格检查

　　T 36.9℃,P 106 次/min,R 26/min,BP 82/52mmHg,Wt 7kg。神志清,精神稍软,时有哭吵,营养发育中等。全身皮肤稍干,弹性可,未见皮疹。头颅无畸形,前囟稍凹陷,1.0cm×1.0cm,浅表淋巴结未及肿大,眼眶稍凹陷,哭时有泪,口唇稍干,无发绀,咽无充血,口腔黏膜稍干,颈软无抵抗,心率 106 次/min,律齐,心音中强,未闻及病理性杂音,双肺呼吸音粗,未闻及干湿性啰音,腹软,胀气,触之无哭吵,未及包块,肠鸣音活跃,肝脾肋下未及。脊柱四肢无红肿及活动障碍,肢末温。神经系统检查未引出阳性体征。

　　问题一　本患儿初步的中医诊断是什么? 其诊断依据是什么?

　　思路　本患儿有喂养不当而伤食史,呕吐、腹泻、大便稀水样,量多,夹有不消化食物,酸臭,腹胀,故初步中医诊断为泄泻病(伤食泻)。

　　问题二　本患儿初步的西医诊断是什么? 其诊断依据是什么?

　　思路　本患儿有:①喂养不当史;②大便次数增多、大便稀水样,夹有不消化食物、酸臭,伴有呕吐、腹胀。故初步诊断为婴幼儿腹泻。

问题三 根据本患儿的临床表现,如何判断婴幼儿腹泻病情的轻重?

思路 本患儿有:①吐泻次数 5~6 次;②精神稍软,全身皮肤稍干,弹性可,前囟、眼眶稍凹陷,哭时有泪,口唇、口腔黏膜稍干的表现;③肢末温。故尚属于轻型。

问题四 根据本患儿情况,需要与哪些疾病鉴别?

思路 本患儿中医诊断需要与痢疾鉴别;西医诊断需要与细菌性痢疾鉴别。

知识点 1

泄泻与痢疾的鉴别

鉴别点	泄泻(腹泻病)	痢疾(细菌性痢疾)
病因	多病原、多因素	痢疾杆菌
病机	脾胃受损,升降失司,水谷不分,混杂而下。病位主要在脾胃	邪毒积滞肠腑,脂膜血络受伤所致,病位主要在肠腑
症状体征	腹泻、呕吐、腹痛、发热、口渴等	大便黏液脓血、腹痛明显,里急后重,腹部检查左下腹有压痛
辅助检查	大便常规可有脂肪球或少量白细胞、红细胞,或为镜检无异常的水样便。大便病原学检查,可有轮状病毒等病毒检测阳性,或致病性大肠杆菌等细菌培养阳性	大便常规检查有较多脓细胞、红细胞和吞噬细胞,大便培养有志贺痢疾杆菌生长

问题五 为进一步明确诊断以及治疗,本患儿需要进行哪些辅助检查?

思路 需要完善大便常规、大便病原学检查、血电解质、血气分析。

知识点 2

常见类型肠炎的临床特点

疾病名称	发病时间	年龄	典型症状
轮状病毒肠炎	秋冬季	6~24 月大婴幼儿	大便呈水样或蛋花汤样,带有少量黏液,无腥臭,每日数次至十余次。常伴脱水和酸中毒
诺如病毒肠炎	全年	较大儿童	阵发性痉挛性腹痛、恶心、呕吐、腹泻,全身症状有畏寒、发热、头痛、乏力和肌痛等
产毒性大肠杆菌肠炎	夏季多见	不限	呕吐、腹泻、大便呈水样或蛋花样,镜检无白细胞,有明显的水电解质平衡紊乱
空肠弯曲菌肠炎	夏季多见	6 月~2 岁婴幼儿	发热、呕吐、脓血便,腹痛剧烈
耶尔森菌小肠结肠炎	冬春季节	婴幼儿	腹泻,粪便水样、黏液样、脓样或带血,可引起淋巴结肿大
鼠伤寒沙门菌小肠结肠炎	4~9 月	新生儿及 1 岁以下	大便次数多,深绿色黏液脓便或白色胶冻样便。可引起败血症

📑 **知识点 3**

泄泻轻重度的评估

（1）轻症表现：大便次数增多，但每次量不多，稀薄或带水，呈黄色或黄绿色，常见白色或黄白色奶瓣和泡沫。食欲不振，偶有溢乳或呕吐。可有低热，精神尚好，无脱水及全身中毒症状。

（2）重症表现：常急性起病，也可由轻型加重、转变而成。腹泻频繁，每日大便十余次至数十次，多为黄色水样或蛋花样便，含有少量黏液。食欲低下，常伴呕吐，严重者可吐咖啡色液体。有较明显的脱水、电解质紊乱及全身中毒症状，如发热、烦躁、精神萎靡、嗜睡甚至昏迷、休克。

（3）并发症

1）脱水：可分轻、中、重 3 度。脱水的临床表现与分度见液体疗法。

2）酸中毒：精神萎靡，呼吸深长，呈叹息状，严重者呼吸增快，甚至昏迷。新生儿或小婴儿常表现为嗜睡、面色苍白、拒食、衰弱等。

3）低钾血症：精神萎靡，肌张力低，第一心音低钝，腹胀、肠鸣音减弱或消失，腱反射减弱。

📑 **知识点 4**

辅 助 检 查

（1）大便常规检查：大便无或偶见少量白细胞，多为病毒、非侵袭性细菌、喂养不当引起的腹泻；大便有较多的白细胞，常由各种侵袭性细菌感染所致。

（2）大便病原学检查

1）大便细菌培养：对确定病原有重要意义，需多次培养，提高阳性检出率。

2）大便病毒抗原检测：可诊断轮状病毒肠炎、诺如病毒肠炎、星状病毒肠炎和其他病毒性肠炎。

（3）血气分析：以明确是否存在酸碱平衡失调，最常见的是代谢性酸中毒。

（4）血电解质检查：以明确是否存在电解质紊乱，根据血清钠的水平明确脱水的性质，等渗性脱水：血清钠为 130~150mmol/L，低渗性脱水：血清钠 <130mmol/L，高渗性脱水：血清钠 >150mmol/L；血清钾 <3.5mmol/L 时为低钾血症，血清钾 >5.5mmol/L 为高钾血症。

（5）其他：对迁延性和慢性腹泻者，必要时做乳糖、蔗糖或葡萄糖耐量试验，呼气氢试验，结肠镜检查，选择性血管造影和 CT 等检查。

病例补充

辅助检查：

大便常规 +OB：黄色稀便，夹不消化食物，可见脂肪滴，镜检阴性，OB 阴性；血常规：WBC $8.6×10^9$/L、N 48%、L 51%、Hb 121g/L、PLT $221×10^9$/L、CRP<1mg/L；

血气分析:pH 7.36、PCO$_2$ 35mmHg、PO$_2$ 90mmHg、SaO$_2$ 99%、HCO$_3^-$ 21mmol/L、BE −2.5mmol/L;血电解质:血清钠 131mmol/L、钾 3.5mmol/L、氯 101mmol/L;大便培养:未培养出志贺菌、沙门氏菌;大便轮状病毒抗原:阴性。

问题六　目前患儿的西医诊断是什么? 其诊断依据是什么?

思路　根据患儿症状、体征,结合辅助检查明确诊断为婴幼儿腹泻伴轻度等渗性脱水。

问题七　针对该患儿如何进行治疗?

思路

1. 一般治疗

(1) 调整饮食:暂停辅食添加,继续按原饮食习惯喂食。

(2) 对症处理:止吐等处理。

2. 中医治疗　内治以运脾和胃,消食化滞为法,予保和丸加减。处方:焦山楂 6g、焦六神曲 6g、炒麦芽 9g、炒莱菔子 6g、陈皮 4g、姜半夏 4g、茯苓 6g、炒枳壳 4g、连翘 5g、甘草 3g。

3. 西医治疗

(1) 纠正脱水,维持水电解质酸碱平衡:轻度脱水,累积损失量给予 30~50ml/kg 静滴,可选口服补液盐补充。

(2) 微生态制剂及肠黏膜保护剂:常用双歧杆菌、嗜酸乳杆菌、粪链球菌等,如培菲康、妈咪爱等肠道菌群调节剂。蒙脱石粉保护肠黏膜。

(3) 补锌治疗:WHO 建议急性腹泻患儿,6 个月以上,每日给予元素锌 20mg,疗程 10~14 天。

知识点 5

临证思维分析

脾为阴土,喜燥而恶湿;脾处中焦,乃气机升降之枢纽;而泄泻之本,无不由于脾胃。因此,小儿泄泻当仔细辨识湿邪的变化、脾胃的运化及气机升降、津液的存亡等。风寒泻大便清稀多泡沫,臭气轻,腹痛重,伴外感风寒症状;伤食泻有伤食史,纳呆腹胀,大便稀溏夹白色乳凝块或未消化食物残渣,气味酸臭,或如败卵;湿热泻便次多,便下急迫,色黄褐,气秽臭,舌苔黄腻;大便稀溏或烂糊,色淡不臭,多于食后作泻,时轻时重,是为脾虚所致;脾肾阳虚泻病程长,大便澄澈清冷,完谷不化,阳虚内寒征象显著。

泄泻患儿精神不振,乃是气阴耗损,失于濡养;若精神萎靡,甚至表情淡漠,气息低微,则是阴竭阳脱,元气衰败之危候。

若皮肤干燥,眼眶凹陷,哭时无泪,乃津液亏虚之表现。尿液的生成来源于水谷精微和水液,泄泻者水谷混杂而下,津液丢失,小便则减少;若津液严重亏损,甚则无尿。故小儿泄泻必须询问小便的量、次,最后一次排尿的时间,此乃判断津液存亡的重要依据之一。

知识点 6

泄泻辨证论治

临床分证		辨证要点	治法	代表方剂
常证	湿热泻	起病急,大便水样,或如蛋花汤样,泻下急迫,量多次频,气味秽臭,或见少许黏液,舌质红,苔黄腻,脉滑数,指纹紫	清肠解热化湿止泻	葛根黄芩黄连汤(《伤寒论》)
	风寒泻	大便清稀,夹有泡沫,臭气不甚,肠鸣腹痛,或伴恶寒发热,鼻流清涕,咳嗽,舌质淡,苔薄白,脉浮紧,指纹淡红	疏风散寒化湿和中	藿香正气散(《太平惠民和剂局方》)
	伤食泻	有乳食不节史,大便稀溏,夹有不消化物,气味酸臭,或如败卵,脘腹胀满,便前腹痛,泻后痛减,不思乳食,夜卧不安,舌苔厚腻,或微黄,脉滑实,指纹滞	运脾和胃消食化滞	保和丸(《丹溪心法》)
	脾虚泻	病程较长,大便稀溏,色淡不臭,多于食后作泻,伴面色萎黄,形体消瘦,神疲倦怠,舌淡苔白,脉缓弱,指纹淡	健脾益气助运止泻	七味白术散(《小儿药证直诀》)或参苓白术散(《太平惠民和剂局方》)
	脾肾阳虚泻	久泻不止,大便清稀,澄澈清冷,完谷不化,或见脱肛,形寒肢冷,舌淡苔白,脉细弱,指纹色淡	温补脾肾固涩止泻	附子理中汤(《太平惠民和剂局方》)合四神丸(《内科摘要》)
变证	气阴两伤	泻下过度,质稀如水,精神萎顿,目眶及囟门凹陷,皮肤干燥,啼哭无泪,口渴尿少,舌红少津,苔少或无苔,脉细数	健脾益气酸甘敛阴	人参乌梅汤(《温病条辨》)
	阴竭阳脱	泻下不止,次频量多,精神萎靡,表情淡漠,面色青灰或苍白,哭声微弱,啼哭无泪,尿少或无,四肢厥冷,舌淡无津,脉沉细欲绝	挽阴回阳救逆固脱	生脉散(《医学启源》)合参附龙牡救逆汤(验方)

知识点 7

中 医 外 治

(1)中药敷脐法

1)五倍子、干姜各 10g,吴茱萸、丁香各 5g,共研细末。白酒调和,敷贴脐部,隔日 1 次。用于虚寒泄泻。

2)丁香 1 份,肉桂 2 份,共研细末,每次 1~2g,姜汁调成糊状,敷贴脐部,每日 1 次。用于风寒泻、脾虚泻、脾肾阳虚泻。

(2)中药外洗法:鬼针草 30g,加水适量。煎煮后倒入盆内,先熏蒸、后浸泡双足,每日 2~4 次,连用 3~5 日。用于小儿各种泄泻。

(3)推拿疗法:根据辨证分型选穴。

知识点 8

西医治疗

（1）治疗原则

1）调整和继续饮食，不提倡禁食。

2）预防和纠正脱水。

3）合理用药。

4）加强护理，对症治疗，预防并发症。

（2）合理药物治疗

1）控制感染：细菌性肠炎，尤其是侵袭性肠炎，针对病原经验性选择抗菌药物，再根据大便培养及药敏结果调整，大肠杆菌、空肠弯曲菌、耶尔森菌、鼠伤寒沙门菌等常选用抗 G^- 杆菌以及大环内酯类抗生素，抗生素诱发的肠炎应停用原抗生素，根据症状可选用新青霉素、万古霉素、利福平、甲硝唑或抗真菌药物。病毒性及非侵袭性细菌肠炎一般不用抗生素。

2）微生态制剂：有助于调整和恢复肠道正常菌群。

3）肠黏膜保护剂：吸附病原和毒素，增强黏膜屏障作用。

4）抗分泌治疗：消旋卡多曲可以抑制肠道水、电解质的分泌，治疗分泌性腹泻。

5）避免用止泻剂：如洛哌丁醇等，因为有抑制胃肠动力，可增加细菌繁殖和毒素的吸收，对感染性腹泻有时是很危险的。

6）补锌治疗：WHO 建议急性腹泻患儿，6 个月以上，每日给予元素锌 20mg，6 个月以下，每日 10mg，疗程 10~14 天。

7）迁延性及慢性腹泻：明确病因，采取综合治疗措施。如调整饮食、回避过敏食物、要素饮食等。

病例补充

经过治疗，患儿大便次数减少，日解 2 次，糊状，腹稍胀气，胃纳差。舌质淡红，舌苔薄白。

　　问题八　患儿如何进行调理？如何预防肠炎？

　　思路　患儿目前为泄泻病恢复期，出现脾气虚证，可予健脾益气之法进行调理，如参苓白术散服用。建议合理喂养，辅食添加不宜过快过多；养成良好的卫生习惯；部分腹泻病传染性强，婴幼儿易感，避免交叉感染；避免滥用广谱抗生素；接种轮状病毒肠炎疫苗等。

 知识点 9

轮状病毒肠炎疫苗

　　轮状病毒肠炎多见于 6 月龄至 3 岁的婴幼儿，主要发生在秋末冬初，传染性很强。接种轮状病毒疫苗是预防轮状病毒肠炎最有效、最经济的医学手段。目前我国使用的轮状病毒减毒活疫苗,其保护率能够达到 73.72%,对重症腹泻的保护率达 90% 以上,保护时间为 1 年。

(1) 接种对象:主要为 2 月龄至 3 岁儿童。用于预防婴幼儿 A 群轮状病毒引起的腹泻。

(2) 接种方法:轮状病毒疫苗是减毒重组的活疫苗,是一种口服制剂,用量为每人 1 次口服 3ml,直接喂于婴幼儿,切勿用热水送服。每年应服 1 次。

(3) 禁忌证:身体不适,发热时腋下温度达 37.5℃以上者、急性传染病或其他严重疾病者、有免疫缺陷和接受免疫抑制剂治疗者、消化道疾病患者、胃肠功能紊乱者、严重营养不良者、过敏体质者、先天性心血管系统畸形患者,血液系统疾病患者、肾功能不全者不宜接种。

【临证要点】

1. 本病病变部位主要在脾胃,可出现伤阴伤阳之变证。病机关键是脾胃受损,升降失司,水谷不分。

2. 治疗以运脾化湿为基本法则,常证分别治以清热利湿、疏风散寒、消食化滞、健脾益气、温补脾肾;泄泻变证,总属正气大伤,分别治以益气养阴、酸甘敛阴,护阴回阳、救逆固脱。

3. 注意进行腹泻脱水的严重程度评估,及时纠正水、电解质及酸碱平衡。合理选择抗菌药物;观察大便次数、尿量、精神状况等的改善以评估疗效。

【诊疗流程】

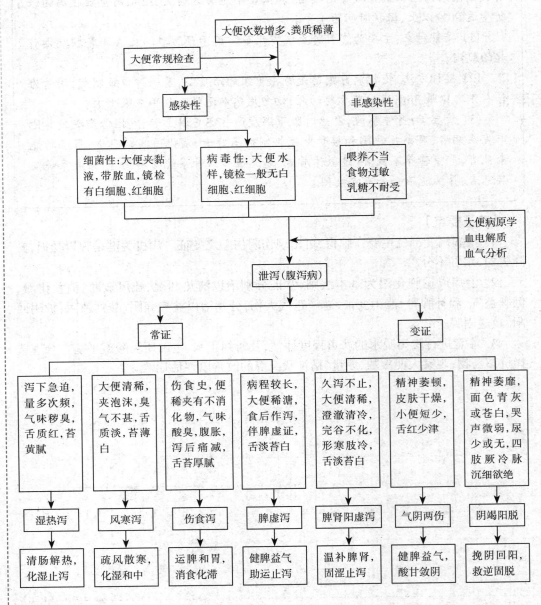

（李　岚）

【复习思考题】

1. 如何理解"无湿不成泻"？

2. 泄泻的辨证思路是什么？

3. 泄泻气阴两伤有哪些临床表现，如何治疗？

4. 脾虚泻的证候特点、治法及方剂是什么？

第五节 便 秘

培训目标

1. 掌握便秘的定义、临床表现、诊断要点及鉴别诊断、辨证论治。
2. 熟悉便秘的病因病机和西医治疗原则。
3. 了解便秘的发病特点、调护及西医治疗措施。

便秘指大便干燥坚硬,秘结不通,排便时间间隔延长,或虽有便意但排出困难的一种病证。本病可发生于任何年龄,一年四季均可发病。其主要病位在大肠,与脾、肝、肾三脏相关,病机关键是大肠传导功能失常。由于排便困难,部分小儿可发生食欲不振,烦躁不安,或可由于便时努力,引起肛裂、痔疮或脱肛。西医学的功能性便秘可参照本证辨证论治。

【典型案例】

患儿,男,4岁。2015年3月16日因"大便排出困难3个月"就诊。患儿3个月曾患外感高热数日,治愈后出现大便排出困难,2~3日一行,多时则3~5日一行,便质干燥如球,常需开塞露辅助通便,日久导致惧怕排便。平素食欲旺盛,纳多喜肉食,大便数日不行后则见纳食减少,腹胀,夜卧不安。舌红苔黄,脉滑。

体格检查

唇红面赤,声音洪亮。咽微红,双肺呼吸音清,心音有力,律齐;腹略胀满,按之无压痛,肝脾未及,肠鸣音正常。双下肢不肿。神经系统检查生理反射存在,病理反射未引出。舌红苔黄,脉滑。

问题一 本患儿初步的中医诊断是什么?其诊断依据是什么?

思路 本患儿外感高热治愈后,肺热下移大肠,加之平素纳多喜肉食,导致燥热内结出现便质干结,数日一行。唇红面赤,舌红苔黄,脉滑,为内有蕴热之象。故初步中医诊断为:便秘病(燥热内结证)。

问题二 本患儿初步西医诊断是什么?诊断依据是什么?

思路 本患儿3个月前外感高热退后发生便秘,平素食欲旺盛、喜肉食,大便2~5日一行,排便困难,便质干燥,大便数日不行后会影响食欲,纳减。查体精神状态可,唇红面赤,腹略胀满,按之无压痛,肝脾未及。

因此初步诊断为:功能性便秘。

问题三 根据本患儿情况,需要与哪些疾病鉴别?

思路 本患儿若出现热结旁流时中医需泄泻鉴别;西医诊断需要器质性病变引起的便秘相鉴别。

知识点 1

鉴 别 诊 断

（1）西医鉴别诊断

1）肥厚性幽门梗阻，常在生后 2 周出现反复呕吐，进行性加重伴营养不良，引起便秘。

2）先天性巨结肠发生在 2 岁以后，半数以上在 10 岁以内出现排便延迟，腹胀、便秘进行性加重。

3）先天性结肠冗长症多在 6~8 岁时出现，主要表现为慢性便秘及间歇性腹痛。

（2）中医类证鉴别：

当患儿因坚硬便块致使直肠扩张或粪块嵌塞，最后因液体绕过粪块流出而出现"大便失禁"时需与腹泻相鉴别，此种现象为便秘中的"热结旁流"，并非真正的腹泻，仍需采用"通因通用"的治则进行治疗。

知识点 2

功能性便秘的常见病因（西医）及诊断标准

（1）常见病因

1）遗传因素：患儿除便秘外，其他生理功能与正常儿童无差别，其家族有便秘史。

2）饮食习惯：饮食不足、饮食成分不当。

3）肠道功能失常：生活不规律或不按时大便、常服用泻药等导致肠道功能失常。

4）精神因素：患儿情绪差、焦虑或抑郁等会引起便秘。

（2）功能性便秘的诊断标准：便秘的诊断首选应除外所有器质性疾病，没有发现明确病因的便秘即为功能性便秘。功能性便秘目前国际上通用的是罗马Ⅳ标准：

1）4 岁以下小儿具有以下至少 2 项，且症状持续 1 个月以上：①1 周 2 次或 2 次以下排便；②每周至少 1 次大便失禁；③具有粪便滞留的病史；④具有大便粗／硬的病史；⑤大便造成厕所堵塞。

2）年龄≥4 岁儿童必须满足以下 2 条或多条：①每周在厕所排便≤2 次；②每周至少出现 1 次大便失禁；③有保持体位或过度克制排便病史；④有排便疼痛或困难病史；⑤直肠内存在大粪块；⑥大块粪便曾堵塞厕所。至少诊断前 2 个月满足上述标准，每周至少发作 1 次。

问题四　为进一步明确诊断以及治疗，本患儿需要进行哪些辅助检查？

思路　为明确诊断需要进一步做腹部 X 线平片、钡灌肠检查，必要时做脊柱 MRI 以除外神经源性便秘等。

知识点 3

辅 助 检 查

（1）基本检查：包括直肠肛管测压、腹部 X 线平片、钡灌肠、脊柱 MRI。

（2）肛门直肠功能检查：包括结肠传输时间、X 线动态排便造影、球囊逼出试验、直肠肛管向量测压、肛门括约肌肌电图、肛管直肠感觉检查等。

病例补充

辅助检查

腹部 X 线平片、钡灌肠未见明显异常。

问题五　目前较为明确的诊断应该是什么？

思路

1. 西医诊断　功能性便秘

2. 中医诊断　便秘病（燥热内结证）

知识点 4

中医临证思维分析

本病辨证要临床要辨别便秘虚实、寒热。

（1）辨虚实：实证便秘多因乳食积滞、燥热内结、气机郁滞所致。表现为大便干燥坚硬，常伴腹胀拒按，不思饮食，口苦口臭，烦躁不安等实证症状。虚证多因气血亏虚，肠失濡养，传导无力所致。表现为大便不甚干结，但欲便不出或便出不畅，腹胀喜按，常伴神疲乏力，面白无华等虚证症状。

（2）辨寒热：热证便秘多有面赤身热，口渴尿黄，腹胀腹痛，喜凉恶热，舌红苔黄等症状。寒证便秘常见四肢不温，面色青白，小便清长，喜温恶寒，舌淡苔白等表现。

问题六　针对该患儿应如何进行治疗？

思路

1. 一般治疗　调整饮食结构，建立良好的排便习惯。

2. 中医治疗

（1）内治以清热导滞，润肠通便为法。方药以麻子仁丸加减：麻子仁 9g，大黄 9g，枳实 9g，杏仁 6g，芍药 6g，厚朴 9g，莱菔子 9g，甘草 6g。

（2）推拿治疗：清大肠、退六腑、清补脾土、运内八卦、摩腹、按揉足三里、下推七节骨。

本病中医辨证论治：实证以祛邪为主，虚证以扶正为主。

知识点 5

便秘辨证论治

临床分证	辨证要点	治法	代表方剂
乳食积滞	①大便干结,排便困难,腹胀满疼痛;②不思乳食,或恶心呕吐,五心烦热,睡眠不安,小便短黄;③舌红苔黄厚,脉沉有力,指纹紫滞	消积导滞,清热通便	积实导滞丸(《内外伤辨惑论》)
燥热内结	①大便干硬,排出困难秘结不通;②面红身热,口干口臭,口舌生疮,腹胀腹痛,小便短赤;③舌质红,苔黄燥,脉滑数,指纹紫滞	清热导滞,润肠通便	麻子仁丸(《伤寒论》)
气机郁滞	①大便闭涩,嗳气频作,肠鸣矢气;②胸胁痞闷,腹中胀痛;③舌质红,苔薄白,脉弦,指纹滞	疏肝理气,导滞通便	六磨汤(《世医得效方》)
气血亏虚	①粪质干结,或不干硬,虽有便意,但努挣乏力,难于排出;②汗出气短,疲乏懒言,面白无华,唇甲色淡;③舌淡,苔白,脉弱,指纹淡	补气养血,润肠通便	黄芪汤(《金匮翼》)合润肠丸(《沈氏尊生书》)

知识点 6

其他治疗方法

（1）中成药

1）积实导滞丸：用于乳食积滞证。

2）麻仁丸：用于燥热内结证。

3）逍遥丸：用于气机郁滞证。

4）补中益气丸：用于气虚不运证。

5）润肠丸：用于血虚津亏证。

（2）针灸疗法

1）体针：主穴取大肠俞、天枢、支沟、上巨虚。燥热内结加合谷、曲池；气机郁滞加中脘、行间；气血虚加脾俞、胃俞。实证用泻法,虚证用补法。

2）耳穴压丸：常用穴为直肠下段、大肠、便秘点。

（3）推拿疗法

1）清大肠、退六腑、清补脾土、运内八卦、摩腹、按揉足三里、下推七节骨。用于实证便秘。

2）补脾土、揉中脘、清大肠、推上三关、摩腹、捏脊。用于虚证便秘。

每次推拿 20~40min,每日 1~2 次。

（4）其他外治疗法

1）蜜煎导法：蜂蜜适量,微火煎,手捻作锭,纳入肛门中。

2）外敷法：取大黄细末 3g，温水调成饼状贴于脐部神阙穴，用胶布或纱布固定。用于实证便秘。

知识点 7

西 医 治 疗

（1）治疗原则：清除结肠、直肠内贮留粪块；建立良好排便习惯；合理安排膳食；解除心理障碍，鼓励患儿乐于排便。

（2）具体措施

1）对患儿家长进行指导，包括合理膳食、足量饮水、增加活动、心理辅导等。

2）去除粪块阻塞，可用开塞露纳肛润肠通便，但不能长期使用。此外可用 50% 高渗磷溶液、3% 高渗氯化钠液等灌肠。肥皂液和纯水灌肠因并发症多应避免使用。

3）防治粪便再积聚：饮食调节，服用缓泻剂、肠动力药、微生态制剂等。

4）排便训练。

5）生物反馈治疗。

问题七　针对该患儿如何进行护理？

思路

1. 注意合理的饮食结构，纠正不良的进食习惯。

2. 增加活动量，避免少动久坐、久卧。

3. 对患儿进行心理指导和暗示，避免情志刺激，保持精神舒畅。

4. 加强排便训练，坚持良好的排便习惯。

【临证要点】

1. 便秘可出现于多种急慢性疾病中。因此，临床必须先根据详尽的病史及临床表现进行相关体格检查和辅助检查，明确诊断后方可辨证论治。

2. 本节所述"便秘"多非器质性病变，治疗时一定要辨明寒热虚实，实证以祛邪为主，虚证以扶正为先，切不可单纯以"通便"为目的。

3. 功能性便秘除进行服药及相应外治法外，必须注意调整不合理的饮食结构，并建立良好的排便习惯。

【诊疗流程】

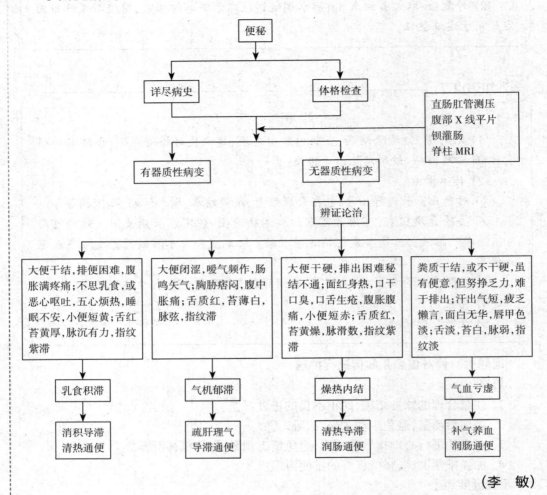

（李　敏）

扫一扫
测一测

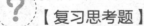
【复习思考题】

1. 简述小儿便秘的病因病机。

2. 请阐述小儿便秘气血亏虚证的证候特点及治法。

3. 病例题

患儿，男，5岁。以"排便困难1年"就诊，患儿素食欲旺盛，喜肉食，蔬菜水果进食量少，近1年大便排出困难，3~5日排便一次，便质干燥如球，常需"开塞露"辅助排便，伴有腹部胀满，口臭，夜卧不安。平素易患"扁桃体炎"。查体：神清，精神可，咽微红，双扁桃体Ⅱ°肿大，心肺查体正常，腹胀按之无明显不适，肝脾未及。舌质红，苔黄厚，脉滑。

(1) 该患儿中医诊断是什么？

(2) 请阐述其病因病机。

(3) 请开具对本患儿的处方。

笔记

第六节　厌　食

培训目标

1. 掌握厌食的定义和辨证论治。
2. 熟悉厌食的病因病机和临床表现。
3. 了解厌食的预防调护。

厌食是儿科常见的脾胃病证,临床以长期食欲不振,见食不贪,食量减少为特征。本病多与喂养不当、病后失调、先天禀赋不足以及情志失调等因素有关,病位主要在脾胃,病机为脾运失健。各年龄段均可发病,以1~6岁多见,城市高于农村。本病无明显季节性,但夏季暑湿当令,可使症状加重。患儿除食欲不振外,一般无特殊不适,预后良好。但长期不愈者,可使气血生化乏源,抗病能力下降,而易患他病,甚或日渐消瘦转为疳证。

本病属西医学"消化功能紊乱症"的范畴。主要表现为食欲减退或消失,食量减少,严重者可造成营养不良、多种维生素及微量元素缺乏,影响小儿生长发育,是家长十分担心的问题。

【典型案例】

患儿,女,4岁,体重15.5kg。近半年不思饮食,食欲不振,食量较前减少,身体较前消瘦,面色少华,肢倦乏力,夜寐不安,大便偏稀,无腹胀、腹痛,小便正常。既往无药物及食物过敏史,否认传染病接触史及家族遗传病史。舌质淡,舌苔薄腻,脉缓无力。

体格检查

T 36.8℃,P 92次/min,R 23次/min,BP 88/60mmHg。神清,精神可,全身皮肤黏膜(−),咽无充血,双侧扁桃体无肿大;双肺呼吸音清,未闻及干湿性啰音;心音有力,律齐;腹软无压痛,肝脾肋下未及,肠鸣音正常;双下肢无肿胀,NS(神经系统)(−)。辅助检查:肝肾功能,大便常规未见明显异常。

问题一　患儿初步的中医诊断是什么?其诊断依据是什么?

思路　患儿初步中医诊断为厌食;诊断依据为:①食欲不振;②食量较前减少;③身体较前消瘦。

知识点 1

厌食的临床表现

厌食的临床表现为长时期食欲不振,食量明显少于正常同龄儿,面色少华,形体偏瘦,但精神尚好,活动如常。

问题二 根据患儿情况,可以与哪些疾病鉴别?

思路 患儿中医诊断需要与疰夏,积滞鉴别;西医需进行引起厌食的病因鉴别。

知识点 2

厌食与疰夏的鉴别

鉴别点	厌食	疰夏	积滞
主症	食欲不振	食欲不振	食欲不振
兼症	无身热,精神、活动可	多有身热,便溏,肢倦乏力	腹胀,大便酸臭
舌苔	薄腻、薄白、少苔	薄腻、厚腻	厚腻
季节	四季皆可发生,夏季多	春夏剧,秋冬瘥	无明显季节性
转归	预后较好,重症可转为疳证	秋凉后自愈	预后良好,迁延不愈者可转化为疳证

问题三 为进一步明确诊断,患儿需要进行哪些辅助检查?

思路 需要完善微量元素,血常规等辅助检查。

知识点 3

辅 助 检 查

(1) 血常规:厌食血常规无异常,若有异常应注意感染性疾病。

(2) 肝肾功能:肝肾疾病亦可导致食欲不振,厌食症无肝肾功能异常。

(3) 微量元素:锌缺乏常表现有厌食,目前建议 <10 岁儿童血清锌的下限为 65μg/dl。

知识点 4

厌食的西医病因

(1) 全身性疾病的影响:许多急慢性感染性疾病都有厌食的表现,其中消化道疾病尤为明显。

(2) 药物影响:许多药物尤其是抗生素容易引起恶心、呕吐,如红霉素、阿奇霉素、磺胺类药物;维生素 A 或维生素 D 中毒也表现为厌食;一些抗癌药物更容易引起厌食。

(3) 微量元素缺乏及某些内分泌素不足:如锌缺乏常表现厌食;甲状腺素、肾上腺皮质激素相对不足也可表现厌食。

(4) 气候影响:如夏天天气炎热也是引起厌食的原因。

(5) 喂养不当:这是当前最突出的原因,城市尤为明显。主要因为家长缺乏科学喂养知识,给小儿乱吃零食、过食冷饮,乱给"营养食品",使小儿食欲下降。

（6）神经性厌食：指由于精神因素引起的一类厌食。如小儿受到强烈惊吓，离开亲人及熟悉环境之后的急性、亚急性或慢性精神刺激；家长对儿童要求过高，过分注意儿童进食产生错误影响；个别女孩还可出现顽固性神经性厌食。

病例补充

辅助检查

血常规：WBC 8.7×10^9/L，RBC 4.5×10^{12}/L，PLT 210×10^9/L，Hb 110g/L，MCV 92fL，MCH 27pg。全血五元素：锌 60μg/dl；肝肾功能未见异常。

问题四　针对该患儿如何进行治疗？

思路

1. 一般治疗

（1）培养良好的饮食习惯，提供平衡的膳食，需要保证乳类的摄入，优质蛋白的比例占总蛋白的1/2。给予适当的富含锌的食物，例如豆类、小米、海产品等。

（2）注意生活起居，避风寒。

2. 中医治疗

（1）内治以调和脾胃、运脾开胃，予不换金正气散加减。具体方药如下：姜厚朴，藿香，甘草，半夏，苍术，陈皮各9g。

（2）中成药治疗：小儿香橘丸（1次1丸，1日3次）；小儿健脾丸（1次2丸，1日3次）等。

知识点 5

临证思维分析

本病临床辨证重在辨虚实。凡病程短，表现为纳呆食少，食而乏味，形体尚可，舌脉正常者为实证，属脾失健运；凡病程长，表现为食欲不振，食量减少，面色少华，形体偏瘦，大便不调者为虚证。其中伴面色少华或萎黄，大便溏薄，舌淡苔薄者属脾胃气虚；伴大便秘结，舌红少津，苔少或剥脱者为脾胃阴虚。

知识点 6

厌食辨证论治

临床分证	辨证要点	治法	代表方剂
脾失健运	①食欲不振；②食量减少；③形体、精神如常	运脾开胃	不换金正气散（《太平惠民和剂局方》）
脾胃气虚	①不思乳食；②食量减少；③面色少华；④肢倦乏力	健脾益气	异功散（《小儿药证直诀》）
脾胃阴虚	①食少饮多；②大便偏干；③舌质红，苔少或剥脱	养阴和胃	养胃增液汤（验方）

知识点 7

中医外治

(1) 推拿疗法

1) 补脾土,运内八卦,清胃经,掐揉掌横纹,摩腹,按揉足三里。

2) 补脾土,运内八卦,按揉足三里,摩腹,捏脊。

3) 揉板门,补胃经,运八卦,分手阴阳,揉二马,揉中脘。

随证加减:大便稀溏者,加推上七节、揉龟尾;便秘者,可推下七节、揉龟尾、清大肠;自汗、盗汗,加揉肾顶、补肺经;夜烦不安,加揉小天心;腹胀、腹痛,加拿肚角,按揉天枢。

(2) 针灸疗法

1) 体针:多选用脾俞,足三里,阴陵泉,三阴交,胃俞;选用补法,每日 1 次,10 日 1 个疗程。

2) 耳针:取胃、脾、大肠、小肠、神门、皮质下。每次选 2~3 穴,用王不留行籽贴压,每日按揉 3~5 次。

3) 穴位注射:取双侧足三里。用维生素 B_1 或维生素 B_{12} 注射液,每侧穴注射 1ml。每周 2 次。

(3) 中药外治法

1) 高良姜、青皮、陈皮、荜茇、荜澄茄、苍术、薄荷、蜀椒各等量,研为细末,做成香袋,佩戴于胸前。用于厌食各证。

2) 丁香、吴茱萸各 30g,肉桂、细辛、木香各 10g,白术、五倍子各 20g,共研末,取药粉 5~10g,用酒或生姜汁调糊状,外敷神阙,每天换药 1 次,7~10 天为 1 个疗程。用于脾运失健、脾胃气虚型厌食证。

知识点 8

西 医 治 疗

(1) 病因治疗:积极治疗原发病,原发病治愈后,食欲自然会增加;停用引起胃肠反应的药物;纠正微量元素缺乏,缺锌者,口服葡萄糖酸锌,每日 1~1.5mg/kg,每日 2 次。

(2) 对症治疗

1) 助消化剂应用:口服胃酶合剂或干酵母片对增进食欲有一定作用。

2) 胃动力药应用:胃肠动力障碍引起的厌食症,多伴有腹胀,可选用多潘立酮(吗丁啉)口服,每次 0.3mg/kg,每日 3 次。疗程 4 周。

(3) 激素疗法:激素疗法的适应证为严重顽固性厌食症。常选用:①强的松,每日 0.5mg/kg,分 3 次口服;②小剂量胰岛素,普通胰岛素 3~6U 加于 10% 葡萄糖 250~500ml 静脉点滴(1U 胰岛素至少给葡萄糖 4g)。均能增加食欲。

(4) 神经性厌食治疗:首先要消除各种精神刺激因素,改变不正确的教育方法,使患儿产生良好的情绪。用针灸配合语言暗示有一定的作用,常用穴位为安眠、足三里、合谷等。

国外有采用抗抑郁药,阿米替林,12.5~25mg/kg,口服,每晚 1 次,在睡前0.5~1h 服用。可以改善患儿的情绪,提高患儿对进食的兴趣,一般在 6~12 天后见效。此外,抗组胺和抗 5-羟色胺药,赛庚啶,均可作为食欲兴奋剂,有一定效果。

病例补充

1 周后,患儿于本院门诊复诊,现纳食转佳,无腹胀、腹痛,大便调。查体:神清,精神佳,心肺听诊(−)。舌质淡红,舌苔薄白。

问题五　该患儿应如何调理、预防?

思路　提供平衡的膳食,保证乳类的摄入,优质蛋白的比例占总蛋白的 1/2。注意生活起居,避风寒。适当补充富含锌的食物,如海产品等。

知识点 9

预 防 调 护

(1) 合理喂养,纠正不良饮食习惯,减少零食,避免餐前或进餐中大量饮水。

(2) 对治后食欲改善者,要逐渐增加食量及饮食品种。

(3) 注意精神调护,营造良好的进食环境。

(4) 遵循"胃以喜为补"的原则,先从患儿喜爱的食物诱导开胃,暂不需要考虑其营养价值,待食欲增进后,再按需要补给。

【临证要点】

1. 本病病变部位主要在脾胃,病机为脾运失健。

2. 脾健不在补贵在运,辨证施治的同时加用助运开胃之品。

3. 避免出现滥补、多用久用消导之品。

【诊疗流程】

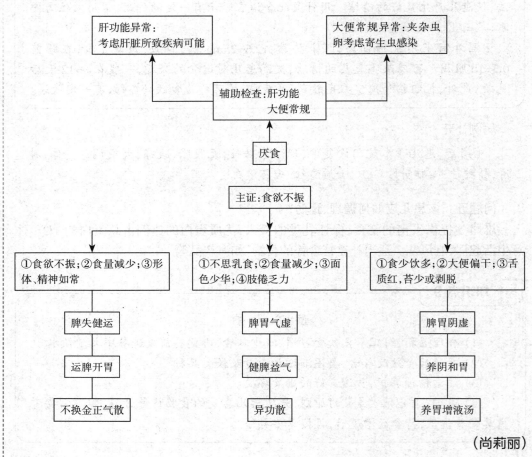

```
肝功能异常:                    大便常规异常:夹杂虫
考虑肝脏所致疾病可能            卵考虑寄生虫感染
        ↑                              ↑
        └──────┐          ┌────────────┘
          辅助检查:肝功能
            大便常规
               ↑
             厌食
               ↓
          主证:食欲不振
               ↓
   ┌───────────┼───────────────┐
①食欲不振;②食量减少;③形    ①不思乳食;②食量减少;③面    ①食少饮多;②大便偏干;③舌
体、精神如常                色少华;④肢倦乏力            质红,苔少或剥脱
        │                      │                      │
      脾失健运                脾胃气虚                脾胃阴虚
        │                      │                      │
      运脾开胃                健脾益气                养阴和胃
        │                      │                      │
    不换金正气散              异功散                养胃增液汤
```

(尚莉丽)

扫一扫
测一测

【复习思考题】

1. 如何鉴别厌食、积滞、疳证?
2. 怎样诊断厌食?

PPT 课件

06章07节PPT

第七节　积　　滞

培训目标

1. 掌握积滞的定义及临床表现、诊断要点、临证思维分析与辨证论治。
2. 熟悉积滞的病因病机、鉴别诊断、中医外治法。
3. 了解积滞的预防与调护。

　　积滞是小儿时期较为多见的脾胃病证之一,临床上以不思乳食,食而不化,脘腹胀满,嗳腐呕吐,大便溏薄或秘结酸臭为特征。本病的发病原因为喂养不当,乳食不节或禀赋不足。积滞的病位主要在脾胃,病机为食积气滞。本病一年四季均可发生,但以夏秋季多发;各年龄段都有发病,常以婴幼儿多见,人工喂养者更易患病。本病预后大多良好,个别积滞患儿迁延不愈,日久可致脾胃功能受损,气血生化乏源,形体日渐羸瘦,转为疳证。

本病属西医学"消化功能紊乱"范畴。

【典型案例】

患儿,男,3岁。其母代诉:患儿半月前因进食肉面过量,食欲明显下降,体重渐减,疑为营养缺乏,给予服用人参蜂王浆、牛奶,并经常炖鸡汁补充营养,全然不应。现症见:不思乳食,偶有呕吐,吐出不消化食物,口气酸腐难闻,脘腹胀满,腹痛拒按,叩之如鼓,夜寐不安,大便时干时稀。自起病以来患儿精神尚可,无发热,无头晕头痛。既往体健,无药物及食物过敏史,否认传染病接触史及家族遗传病史。舌红,苔黄厚腻,指纹紫滞。

体格检查

T 36.4℃,P 106次/min,R 26次/min,BP 86/58mmHg。神志清楚,精神可,形体适中,心肺听诊(-),腹胀,叩之鼓音,无包块及压痛。双下肢无水肿,四肢肌力、肌张力正常。NS(-)。

问题一　本患儿初步的中医诊断是什么? 其诊断依据是什么?

思路　初步中医诊断为积滞。诊断依据:①患儿就诊前曾有伤食史,半月前进食肉面过量致食欲下降;②现症见不思乳食,偶有呕吐,口气酸腐难闻,脘腹胀满,夜寐不安,大便时干时稀。故初步中医诊断为积滞。

📑 **知识点 1**

积滞的临床表现

积滞的临床表现为不思乳食,脘腹胀满,嗳气酸腐,便秘或腹泻。可伴有烦躁哭闹,睡卧不宁或呕吐等症。

问题二　根据患儿的证候特点,如何进行辨证?

思路　患儿因进食肉面过量,脾胃运化水谷不及,食滞中焦,积久化热,渐致不思乳食,偶有呕吐,吐出不消化食物,口气酸腐难闻,脘腹胀满,腹痛拒按,夜寐不安,大便时干时稀等临床表现。舌红,苔黄厚腻,指纹紫滞,均为一派实证、热证之象,故诊断为乳食内积证。

问题三　根据本患儿情况,需要与哪些疾病鉴别?

思路　本患儿中医诊断需要与厌食、疳证鉴别(具体请参见本书第六章第八节疳证)。

问题四　为进一步明确诊断以及治疗,本患儿需要进行哪些辅助检查?

思路　需要检查大便常规,建议完善血常规及微量元素检查。

知识点 2

积滞的诊断要点

(1) 有伤乳、伤食史。

(2) 以不思乳食,食而不化,脘腹胀满,嗳气酸腐,大便不调为特征。

(3) 可伴有烦躁不安,夜间哭闹或呕吐等症。

(4) 大便常规可见不消化食物残渣、脂肪滴。

病例补充

辅助检查

血常规:WBC 6.1×10^9/L、N 58.2%、L 32.4%、RBC 4.0×10^9/L、Hb 130.0g/L、PLT 280.0×10^9/L;大便常规:见不消化食物残渣,虫卵(-)。

问题五　针对该患儿如何进行治疗?

思路

1. 一般治疗

(1) 饮食宜清淡,富有营养,可给予易消化的流质、半流质食物或软食,少食多餐。

(2) 建立良好的生活习惯,避免高脂食物和刺激食物,饮食要有规律,定时定量饮食,避免餐间零食。

2. 中医治疗

(1) 内治以消食化积,行气导滞,予保和丸加减。具体方药如下:焦山楂、陈皮、麦芽、枳实、槟榔各6g,建曲、连翘、鸡内金各5g,法半夏、茯苓各8g。

(2) 中药外治以六神曲、麦芽、山楂各30g,槟榔、大黄各10g,芒硝20g,共研细末,以麻油调药,敷于中脘、神阙,先热敷5min,后继续保持24h。隔日1次,3次为1个疗程。

(3) 推拿疗法主以清胃经,揉板门,内运八卦,推四横纹,揉按中脘,推下七节骨。可配合小儿捏脊。

知识点 3

临证思维分析

1. **辨虚实**　本病临床辨证主要辨虚实。可根据病程长短及伴随症状辨证。积滞初起,起病较急,病程短,多为实证,积久则虚实夹杂。由脾胃虚弱引起者,初起即见虚中夹实证候。其中脘腹胀痛,拒按,按之疼痛,吐物酸腐,大便秘结或臭秽,便后胀痛减轻,舌红苔厚,脉有力或指纹紫滞者为实证;若稍食即饱,腹胀喜按,面黄神疲,大便溏薄或夹有不消化的食物残渣,舌淡苔厚,脉无力或指纹淡滞,则为虚中夹实证。

2. **辨轻重**　小儿积滞有轻重的区别。轻症仅表现为不思饮食,伤乳者则呕吐乳片,口中有乳酸味,大便中有乳块;伤食者则呕吐酸馊食物,大便中有酸臭食物残渣。若脘腹胀满,胸胁苦闷,面黄恶食,手足心及腹部有灼热感,或午后发热,或心烦易怒,夜寐不安,口干口苦,大便臭秽,时干时稀,或下利赤白,为积滞日久湿热中阻的重症。若素体脾虚或中焦虚寒者,多为虚实夹杂之证。若失治误治,迁延日久,常易转化为疳证。

知识点 4

积滞辨证论治

临床分证	辨证要点	治法	代表方剂
乳食内积	不思乳食,脘腹胀痛,嗳气酸腐,大便酸臭;舌红苔腻,指纹紫滞或脉弦滑	消食化积,行气导滞	乳积宜消乳丸(《婴童百问》);食积宜保和丸(《丹溪心法》)。
脾虚夹积	不思乳食,腹满喜按,面黄神疲,大便酸臭;舌质淡,苔白腻,指纹淡红或脉细滑	健脾助运,消食化积	健脾丸(《医方集解》)

知识点 5

中 医 外 治

（1）中药敷贴疗法

1）芒硝 3g,胡椒 0.5g,研粉拌匀,置于脐中,外敷纱布,胶布固定。每日 1 次,3 次为 1 个疗程。用于乳食内积证。

2）六神曲、麦芽、山楂各 30g,槟榔、大黄各 10g,芒硝 20g,共研细末。以麻油调药,敷于中脘、神阙,先热敷 5min,后继续保持 24h。隔日 1 次,3 次为 1 个疗程,用于乳食内积,腹胀腹痛明显者。

3）复方丁香开胃贴。置药丸于胶布护圈中,药芯对准脐部贴 12h 以上。每日 1 贴,3 贴为 1 个疗程。用于脾虚夹积证。

（2）推拿疗法

1）乳食内积:清胃经,揉板门,运内八卦,推四横纹,揉按中脘、足三里,推下七节骨,分腹阴阳各 50 次,每天 1~2 遍。若积滞化热,加清天河水,清大肠,揉曲池。

2）脾虚夹积:补脾经,运内八卦,清补大肠,揉按中脘、足三里各 50 次。每天 1~2 遍。

以上各证均可配合捏脊疗法。

（3）针灸疗法

1）体针:取足三里、中脘、梁门。乳食内积,加内庭、天枢;脾虚夹积,加四缝、脾俞、胃俞、气海。每次取 3~5 穴,中等刺激,不留针,实证用泻法,虚证用补法为主,兼用泻法。

2）耳穴:取胃、大肠、神门、交感、脾俞。用王不留行籽贴压,左右交替,每日按压 3~4 次。用于积滞各证。

病例补充

经过治疗,患儿纳食知香,腹胀减轻,大便日行 1 次,余症趋缓。再以上方调治月余,面色红润,体重增加 1.5kg,纳馨寐安,二便调畅,诸证消失而愈。

问题六　为何其母最初予患儿滋补之品进食,患儿病情未见好转反而加重? 日常生活中应如何预防小儿积滞的发生?

思路　伤食积滞患儿应暂时控制饮食,减少蛋白质和脂肪的摄入量,给予清淡易消化食物,积滞消除后方能恢复正常饮食。患儿病初因一时进食肉面过量,致脾胃受损,食欲明显下降,故体重渐减,实为伤食。但其母误以为虚,便予患儿滋补之品进食,犯"实实之戒",而渐致宿食积滞,出现不思乳食、脘腹胀满、夜寐不安、大便不调等临床表现。日常生活中,父母喂养小孩注意合理喂养,乳食宜定时定量,富含营养,易于消化,忌暴饮暴食及过食肥甘、生冷之物;婴幼儿要根据小儿生长发育需求,逐渐添加辅食,由少到多,由稀到稠,由细到粗,由一到多种,于健康无病时添加。

知识点 6

预防与护理

(1) 合理喂养,乳食宜定时定量,富含营养,易于消化,忌暴饮暴食及过食肥甘、生冷之物。

(2) 根据生长发育需求,逐渐添加辅食。

(3) 积滞患儿应暂时控制乳食,积滞消除后,方可逐渐恢复正常饮食。

(4) 注意病情变化,给予对症处理。

【临证要点】

1. 本病临床上以不思乳食,食而不化,脘腹胀满,嗳腐呕吐,大便溏薄或秘结酸臭为特征。病变部位主要在脾胃。病机为食积气滞。

2. 治疗以消食导滞为基本治则。实证以消为主,虚实夹杂者,宜消补兼施。除内治法外,还可配合推拿、针灸等疗法。

3. 注意合理喂养,婴幼儿应根据生长发育需求,逐渐添加辅食;积滞消除后,方可逐渐恢复正常饮食。

【诊疗流程】

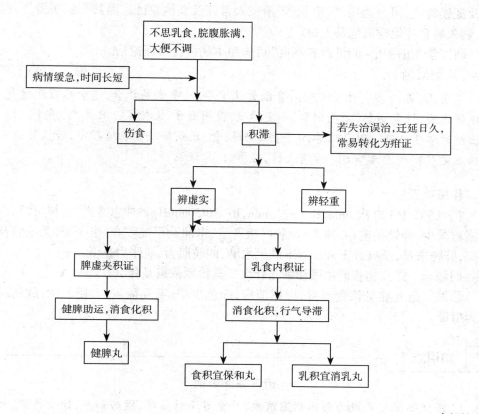

（尚莉丽）

【复习思考题】

1. 如何辨小儿积滞的虚实？
2. 试述积滞的诊断要点。

第八节　疳　证

培训目标

1. 掌握疳证的定义、临床表现、诊断、辨证及治疗。
2. 熟悉疳证的鉴别诊断、常见外治法。
3. 了解疳证的预防。

　　疳证是因喂养不当，或多种疾病影响，或先天禀赋不足，导致脾胃失健，气液耗伤，不能濡养脏腑、经脉、筋骨、肌肤而形成的一种慢性疾病。以饮食不节、喂养不当、疾病影响及先天禀赋不足为常见病因，病位主要在脾胃，亦可涉及五脏。病机为脾胃

扫一扫
测一测

PPT 课件

笔记

受损,气液耗伤。疳证发病无明显季节性,各年龄均可罹患,以5岁以下多见。按病情及证候特点,可分为疳气、疳积、干疳三大常证及其他兼证。因其起病缓慢,病程迁延,病久易合并他病而危及生命。

西医学"蛋白质-能量营养不良"可参照本病进行辨证论治。

【典型案例】

患儿,男,2岁。体重9.5kg,食欲欠佳1年余,平素易挑食,进食后腹胀嗳气,体倦乏力,性急易怒,面色少华,毛发稀疏,夜间磨牙,大便1~2日1次,质干成形。出生时体重2.5kg,混合喂养,6个月添加辅食,无药物及食物过敏史,否认传染病接触史及家族遗传病史。舌质淡红,苔薄白,指纹淡。

体格检查

T 36.5℃,P 120次/min,R 30次/min,BP 80/50mmHg。神志清晰,精神可,腹部皮下脂肪减少,弹性稍差;心律齐;双肺呼吸音清,未闻及干湿啰音;腹平坦,无压痛及反跳痛,肝脾未及,肠鸣音正常。双下肢无水肿,四肢肌力、肌张力正常。

问题一　患儿初步的中医诊断是什么? 其诊断依据是什么?

思路　患儿症见饮食异常,形体消瘦,面色少华,毛发稀疏,大便不调,故初步诊断为疳证。

知识点1

疳证临床表现

疳证临床可表现为形体明显消瘦,严重者干枯羸瘦,腹凹如舟,饮食异常,大便不调,兼有面色无华,毛发稀疏枯黄,精神不振,或烦躁易怒,或喜揉眉擦眼,或吮指磨牙等。

知识点2

疳证诊断要点

(1) 有先天禀赋不足,长期喂养不当或病后失调等病史。

(2) 形体消瘦,面色不华,毛发稀疏枯黄,饮食异常,大便不调,或脘腹膨胀,烦躁易怒,或精神不振,或喜揉眉擦眼,或吮指磨牙。

(3) 体重低于正常同龄儿平均值15%以上。

(4) 实验室检查:红细胞及血红蛋白减少;疳肿胀者,血清总蛋白大多在45g/L以下,血清白蛋白常在20g/L以下。

(5) 病情分级:轻度(即Ⅰ度营养不良),体重低于正常值15%~25%;中度(即Ⅱ度营养不良)体重低于正常值25%~40%;重度(即Ⅲ度营养不良)体重低于正常值40%以上。

问题二　本患儿初步西医诊断是什么？诊断依据是什么？

思路　本患儿目前体重为9.5kg,体重低于正常值20%,故初步西医诊断法为Ⅰ度营养不良。

问题三　根据患儿的临床表现,如何判断疳证病情轻重及虚实？

思路　患儿有:①腹胀嗳气,毛发稀疏,性急易怒,面色少华;②腹部皮下脂肪减少,弹性稍差;③双下肢无水肿,四肢肌力、肌张力正常。符合疳证(疳气)之证候,病情轻浅,属虚证轻证。

问题四　根据患儿情况,需要与哪些疾病鉴别？

思路　需要与厌食、积滞相鉴别。

知识点3

疳证病情轻重及虚实

主要根据病情长短及临床表现辨别。初期症见面黄发疏,食欲欠佳,形体略瘦,大便不调,易发脾气,此时病尚轻浅,未涉他脏,称为疳气,属病情轻浅之虚证轻证;病程进展,形体明显消瘦,肚腹膨隆,烦躁多啼,夜卧不宁,称为疳积,属病情较重之虚实夹杂证;病程进一步发展,形体极度消瘦,貌似老人,不思食,腹凹如舟,精神萎靡者,谓之干疳,属脾胃衰败、津液消亡之虚证重证。

知识点4

疳证鉴别诊断

鉴别点	厌食	积滞	疳证
病因病机	喂养不当,运化失司	内伤乳食,停聚不消	脾胃虚损,气血津液耗伤
病位	脾胃	脾胃	主在脾胃,常及他脏
病程	较长	较长	长
主症	长期食欲不振,食量减少,厌恶进食	不思乳食,食而不化,脘腹胀满	形体消瘦,面黄发枯
其他	精神尚好,腹无所苦,大便尚可	大便酸臭,嗳吐酸腐	饮食异常,精神萎靡或烦躁,大便不调
治则	运脾开胃	消积化滞	健运脾胃
预后	一般良好或日久成疳	积久不消转化为疳	较差,影响生长发育

问题五　为进一步明确诊断以及治疗,患儿需要进行哪些辅助检查？

思路　需要检查血常规、肝肾功能、血清氨基酸、大便检查等,建议完善胰岛素样生长因子1(IGF-1)及血清微量元素。

知识点 5

辅 助 检 查

(1) 血常规：明确有无贫血（贫血的程度及贫血类型）。

(2) 血浆白蛋白：前白蛋白、视黄醇结合蛋白、甲状腺结合前白蛋白、转铁蛋白等。血浆白蛋白降低为其特征性改变，但其半衰期较长而不够敏感。前白蛋白和视黄醇结合蛋白较敏感。

(3) 血清氨基酸测定。

(4) 胰岛素样生长因子 1（IGF-1）：IGF-1 不受肝功能影响，被认为是早期诊断的灵敏可靠指标。

(5) 淀粉酶、胆碱酯酶等血清酶，血清铁、锌、硒等微量元素等均可作为诊断参考。

病例补充

辅助检查

血常规：WBC 8.7×10^9/L、Hb 115g/L、MCV 84fl、MCH 35pg、MCHC 40%，血糖 3.5mmol/L，血清色氨酸 20.5μmol/L，大便检查（−）。

问题六 针对该患儿如何进行治疗？

思路

1. 一般治疗 调整饮食结构，纠正饮食偏嗜，予以高蛋白、高能量饮食。热量摄入从每日 570~760kcal、蛋白质从每日 28.5g 开始，逐渐增至每日热量 1 425kcal，蛋白质 33.25~42.75g。体重正常后，再恢复至每日热量 1 100kcal，蛋白质 25g。

2. 中医治疗

(1) 内治以启脾助运，化湿和中为治则，予资生健脾丸加减。处方：人参 10g，莲子肉、扁豆、麦芽、山楂、神曲各 8g，白术、茯苓、山药、白豆蔻、砂仁、陈皮各 6g，黄连、藿香、桔梗各 4g，甘草 6g。

(2) 中成药：肥儿丸，1 次 1 丸，1 天 2 次。

(3) 推拿治疗：揉板门、足三里，揉胃俞，揉脐，摩腹，捏脊。

(4) 刺四缝。

知识点 6

临证思维分析

本病有主证、兼证之不同，主证重在辨别轻、重，兼证应分清所累及脏腑，同时还应注重辨别病因。

1. 辨轻重 见知识点 3。

2. 辨兼证 以脏腑辨证为主。若伴口舌生疮，五心烦热，或吐舌弄舌等症者，称为心疳；伴目生云翳，干涩夜盲，畏光流泪，目赤多眵等症者，称为肝疳；伴潮热咳嗽，气喘痰鸣，久咳不愈等症者，称为肺疳；伴发育迟缓，鸡胸龟背，解颅肢软等症者,称为肾疳。

3. 辨病因　本病病因有乳食喂养不当、疾病影响、先天禀赋不足等,可通过询问病史加以判断,并及时做针对性处理,及早消除病因,改善症状。

知识点 7

疳证辨证论治

临床分证		辨证要点	治法	代表方剂
主证	疳气	①形体略瘦,食欲不振,大便干稀不调;②舌质略淡,苔薄微腻,脉细有力,指纹淡	调脾健运	资生健脾丸(《先醒斋医学广笔记》)
	疳积	①形体明显消瘦,四肢枯细,肚腹膨胀,饮食异常;②舌淡苔腻,脉沉细而滑,指纹紫滞	消积理脾	肥儿丸(《医宗金鉴》)
	干疳	①形体极度消瘦,精神萎靡,不思食;②舌质淡嫩,苔少脉细弱,指纹色淡隐伏	补益气血	八珍汤(《正体类要》)
兼证	眼疳	形体消瘦,两目干涩,畏光羞明	养血柔肝滋阴明目	石斛夜光丸(《原机启微》)
	口疳	形体消瘦,虚烦不安,口舌生疮	清心泻火滋阴生津	泻心导赤散(《医宗金鉴》)
	疳肿胀	形体消瘦,面色无华,肢体浮肿,按之凹陷难起	健脾温阳利水消肿	防己黄芪汤(《金匮要略》)合五苓散(《伤寒论》)

知识点 8

常见中医外治法

(1) 捏脊疗法:常规捏脊,重提大椎、脾俞、胃俞。

(2) 推拿疗法:揉板门、足三里,揉胃俞,揉脐,摩腹。

(3) 割治疗法:取穴鱼际。

(4) 刺四缝疗法。

知识点 9

西 医 治 疗

(1) 一般治疗

1) 去除病因、治疗原发病:大力提倡母乳喂养,及时添加辅食,保证优质蛋白质的摄入量。及早纠正先天畸形,控制感染性疾病,根治各种消耗性疾病等。

　　2) 调整饮食、补充营养:强调个体化,勿操之过急。一般轻 - 中度营养不良热量从每日 251~335kJ(60~80kcal)/kg、蛋白质从每日 3g/kg 开始,逐渐增至每日热量 628kJ(150kcal)/kg、蛋白质 3.5~4.5g/kg。体重接近正常后,再恢复至生理需要量;对于重度营养不良,一般建议热量从每日 167~251kJ(40~60kcal)/kg、蛋白质从每日 1.5~2g/kg、脂肪从每日 1g/kg 开始,并根据情况逐渐少量增加,当增加能量至满足追赶生长需要时,一般可达 628~711kJ(150~170kcal)/kg、蛋白质 3.0~4.5g/kg。待体重接近正常后,再恢复到正常生理需要量。同时还要补充各种维生素、微量元素等。热量、蛋白质、脂肪调整速度按具体情况而定,不宜过快,以免引起消化不良。

　　(2) 基本药物治疗

　　1) 给予各种消化酶(胃蛋白酶、胰酶等)以助消化。

　　2) 口服各种维生素及微量元素,必要时肌内注射或静脉滴注补充。

　　3) 血锌降低者口服 1% 硫酸锌糖浆,从每日 0.5ml/kg 开始逐渐增至每日 2ml/kg,补充锌剂可促进食欲、改善代谢。

　　4) 必要时可肌内注射蛋白质同化类固醇制剂,如苯丙酸诺龙,每次 10~25mg,每周 1~2 次,连续 2~3 周,以促进机体对蛋白质的合成、增进食欲。

　　5) 对进食极少或拒绝进食者,可应用普通胰岛素 2~3U/ 次,肌内注射,每日 1 次,在肌内注射前必须先服 20~30g 葡萄糖或静脉注射 25% 葡萄糖溶液 40~60ml,以防发生低血糖,每 1~2 周为 1 个疗程,有促进食欲的作用。

　　6) 病情严重者,可给予要素饮食或进行胃肠道外全营养。酌情选用葡萄糖、氨基酸、脂肪乳剂、白蛋白静脉滴注。

　　7) 进行对症治疗:脱水、酸中毒、电解质紊乱、休克、肾衰竭和自发性低血糖常为患儿致死原因,如出现应予紧急抢救。贫血严重者可少量多次输血,或输注血浆;有低蛋白血症者可静脉滴注白蛋白;处理其他并发症,如维生素 A 缺乏所引起的眼部损害和感染等。

病例补充

　　经过治疗,1 个月后,患儿体重 10.5kg,胃纳可,无腹胀嗳气,面色红润,精神可,大便 1 日 1 次。舌质淡苔薄白,指纹淡。

　　问题七　如何预防疳证的发生?

　　思路　患儿现脾胃纳运和谐,但仍需进一步巩固治疗,继以原方调理。预防婴幼儿疳证的发生,应注意以下几点:①提倡母乳喂养,按时按序添加辅食,喂养要定时、定量,供给多种营养物质,合理安排小儿起居,保证充足睡眠,经常户外活动,多晒太阳,增强体质;②纠正饮食偏嗜,避免过食肥甘厚味、暴饮暴食、饥饱无度等不良饮食习惯;③发现小儿体重不增或下降时,应尽快查明病因,及时治疗。

【临证要点】

1. 本病以饮食不节、喂养不当、疾病影响及先天禀赋不足为常见病因,病位主要在脾胃,亦可涉及五脏。病机为脾胃受损,津液耗伤。

2. 疳证治疗处处以顾护脾胃为本。根据疳证不同阶段,灵活运用攻、补之法,"疳气以和为主;疳积以消为主,或消补兼施;干疳以补为要"。此外,合理补充营养、纠正不良饮食习惯、积极治疗原发病等措施对本病康复亦至关重要。

3. 发现小儿体重不增或下降时,应尽快查明病因,及时治疗。病情较重的患儿应加强全身护理,防止并发症的发生。定期测量患儿的身高及体重,了解病情变化,评估治疗效果。

【诊疗流程】

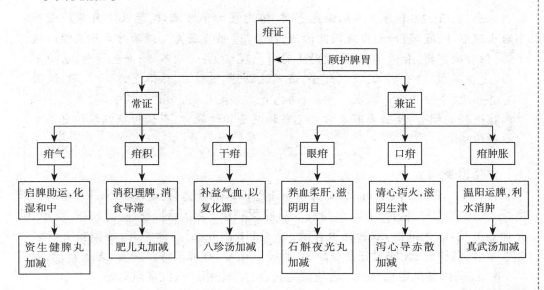

（尚莉丽）

【复习思考题】

1. 疳证各证候辨别要点是什么?
2. 疳证的治疗原则是什么?
3. 请简述疳证分证论治。

第九节　营养性缺铁性贫血

培训目标

1. 掌握营养性缺铁性贫血的定义及临床表现、中医诊断要点、中医辨证论治。
2. 熟悉营养性缺铁性贫血的病因病机、西医诊断标准、西医治疗原则。
3. 了解营养性缺铁性贫血的发病特点、预防和调护。

营养性缺铁性贫血是体内铁缺乏导致血红蛋白合成减少,临床上以小细胞低色素性贫血、血清铁蛋白减少而铁剂治疗有效为特点的贫血症。属于中医学"血虚"范畴。病因主要与先天禀赋虚弱,胎儿精髓不足,气血内亏;后天喂养不当,精微乏源,无以化生气血,以及感染诸虫、罹患他疾,耗伤气血,损及脾胃有关。基本病机为脾胃虚弱,气血不足。病变部位主要在脾胃,可涉及心肝肾。血虚不荣是其主要病理基础。

本病多见于婴幼儿,尤以 6 个月 ~3 岁发病率最高。西医认为本病多因先天储铁不足、铁摄入量不足、铁的吸收障碍、铁的丢失过多等因素而导致。本病轻中度预后一般较好,重度贫血或长期中度贫血,对小儿健康危害较大,影响其生长发育,且使机体抵抗力下降,易患感染性疾病,是我国目前重点防治的小儿常见病之一。

【典型案例】

患儿,女,22 个月。患儿面色苍黄、倦怠乏力 1 月来诊,患儿 1 月前因受凉后出现呕吐、腹泻,后到当地医院诊治,诊为"急性胃肠炎",经治疗后患儿呕吐缓解,但食欲不振,食量偏少,大便时干时稀。现症见:食欲不振,面色萎黄,唇淡甲白,发黄稀疏,时有头晕,夜寐欠安,语声低微,气短懒言,体倦乏力,大便质稀,每日 2~3 次,小便正常。既往体质弱,易感冒。系足月顺产儿,母乳喂养,未规律添加强化铁的辅食,生长发育正常。无药物及食物过敏史,否认传染病接触史及家族遗传病史。

体格检查

T 36.4℃,P 118 次 /min,R 31 次 /min,BP 80/50mmHg,体重 12kg,头围 48cm,一般情况可,神志清楚,精神稍差,全身皮肤巩膜无黄染,眼睑结膜苍白,无发绀、皮疹,咽充血(-),颈软、无抵抗,双肺呼吸音清,心率 118 次 /min,节律整齐,各瓣膜听诊区未闻及杂音,腹平软,无肌紧张及反跳痛,肠鸣音正常,肝脾未触及肿大,无压痛,肠鸣音 4~5 次 /min,四肢爪甲稍苍白。舌质淡红,苔白微腻,指纹淡红在风关。

辅助检查

门诊血常规示:红细胞 5.44×10^{12}/L,血红蛋白 95g/L,平均血红蛋白浓度、红细胞平均体积、平均血红蛋白均低于正常值,网织红细胞正常。

问题一 本患儿初步的中医诊断是什么? 其诊断依据是什么?

思路 本患儿见食欲不振、唇淡甲白、发黄稀疏、头晕、气短懒言、体倦乏力,故初步中医诊断为血虚病。

问题二 本患儿初步西医诊断是什么? 诊断依据是什么?

思路 本患儿有:①病史:既往体质弱,易感冒,未规律添加强化铁的辅食;②食欲不振、唇淡甲白、发黄稀疏、头晕、气短懒言、体倦乏力、大便不调的临床表现;③血常规示红细胞 5.44×10^{12}/L,血红蛋白 95g/L,平均血红蛋白浓度、红细胞平均体积、平均血红蛋白均低于正常值。故初步诊断为营养性缺铁性贫血。

问题三 根据本患儿的临床表现,如何判断贫血病情的轻重?

思路 本患儿有:①食欲不振、唇淡甲白、发黄稀疏、头晕、气短懒言、体倦乏力、大便不调的临床表现;②血常规示红细胞 5.44×10^{12}/L,血红蛋白 95g/L;故属于轻度贫血。

知识点 1

贫血分度

贫血依血红蛋白含量及红细胞的数量可分为四度：

(1) 轻度：血红蛋白 6 个月 ~6 岁 90~110g/L；6 岁以上 90~120g/L；红细胞 $(3~4)×10^{12}$/L。

(2) 中度：血红蛋白 60~90g/L；红细胞 $(2~3)×10^{12}$/L。

(3) 重度：血红蛋白 30~60g/L；红细胞 $(1~2)×10^{12}$/L。

(4) 极重度：血红蛋白 <30g/L；红细胞 $<1×10^{12}$/L。

问题四 根据本患儿情况，需要与哪些疾病鉴别？

思路 本患儿西医诊断需要与婴儿生理性贫血、营养性巨幼细胞性贫血、地中海贫血、铁粒幼红细胞性贫血鉴别。

知识点 2

4 种贫血的鉴别

鉴别点	营养性缺铁性贫血	婴儿生理性贫血	营养性巨幼细胞性贫血	地中海贫血	铁粒幼红细胞性贫血
发病年龄	多见于婴幼儿，尤以 6 个月 ~2 岁最常见	胎儿出生后至 2~3 个月	6 个月 ~2 岁多见	遗传性	遗传性
病因	铁元素缺乏致使血红蛋白合成减少	生理性	缺乏维生素 B_{12} 或 / 和叶酸	珠蛋白生成障碍	血红蛋白合成障碍和铁利用不良
临床表现	轻者可无自觉症状，一般以皮肤、黏膜苍白为突出表现，甚至可出现头晕乏力、烦躁、纳差等症	一般无临床症状	贫血、神经精神症状	有阳性家族史，特殊面容，肝脾明显肿大	进行性贫血、肝脾大、乏力、头晕等
实验室检查	血红蛋白降低明显，呈小细胞低色素性贫血	红细胞数和血红蛋白量逐渐降低，多为正细胞、正色素性贫血	红细胞的胞体变大、骨髓中出现巨幼红细胞	小细胞低色素性贫血，血涂片靶形红细胞	小细胞低色素性贫血，但血清铁正常或增高，骨髓中出现大量"环形"铁粒幼红细胞
治疗	铁剂	自限性	维生素 B_{12} 或 / 和叶酸	输血、去铁治疗、造血干细胞移植	积极治疗原发疾病，维生素 B_6、雄激素治疗

问题五 为进一步明确诊断以及治疗,本患儿需要再进行哪些辅助检查?

思路 需要完善骨髓象、铁代谢检查,如血清铁蛋白测定、红细胞游离原卟啉测定、血清铁、总铁结合力、转铁蛋白饱和度、骨髓可染铁等检查。

📋 知识点3

营养性缺铁性贫血的临床表现

本病起病缓慢,多不能确定发病时间,贫血轻者可无自觉症状,中度以上者出现不同程度的症状,症状的轻重取决于贫血的程度及发生、发展的速度。

(1) 一般表现:皮肤黏膜逐渐苍白,以唇、口腔黏膜,甲床及手掌最为明显。易疲乏,不喜活动。年长儿可诉头晕、眼前发黑、耳鸣等。

(2) 髓外造血表现:因骨髓外造血反应,肝、脾可轻度肿大。年龄越小、病程越久、贫血越重,肝脾肿大越明显,但肿大很少超过中度。

(3) 非造血系统症状

1) 消化系统:食欲减退,少数有异食癖,可有呕吐、腹泻,可出现口炎、舌炎。

2) 神经系统:表现为烦躁不安或萎靡不振,注意力不集中、记忆力减退,理解力降低,对周围环境不感兴趣。

3) 心血管系统:贫血较重时心率增快,心脏扩大,重者可发生心力衰竭。

4) 其他:因免疫功能降低,常合并感染。可因上皮组织异常而出现反甲。

📋 知识点4

辅 助 检 查

(1) 外周血血常规:血红蛋白 <110g/L,平均血红蛋白浓度(MCHC)<31%,红细胞平均体积(MCV)<80fl,平均血红蛋白(MCH)<26pg。网红细胞数正常或轻度减少。血涂片见红细胞大小不等,以小细胞居多,中央淡染区扩大。

(2) 骨髓象:红细胞系增生活跃,以中、晚幼红细胞为主,各期红细胞体积均较小,胞质少,染色偏蓝;粒细胞系及巨核细胞系一般正常。

(3) 铁代谢:血清铁蛋白 <12μg/L,红细胞游离原卟啉 >0.9μmol/L,血清铁 <10.7μmol/L,总铁结合力 >62.7μmol/L,转铁蛋白饱和度 <15%。

(4) 骨髓可染铁:骨髓涂片镜检观察红细胞内的铁粒细胞数减少(<15%)。

病例补充

辅助检查

血清铁蛋白 8.9μg/L,血清铁 8.7μmol/L,总铁结合力 74.9μmol/L,转铁蛋白饱和度 10%。骨髓穿刺检查结果:红细胞系增生活跃,以中、晚幼红细胞为主,各期红细胞体积均较小,胞质少,其他未见异常。

问题六 目前患儿的西医诊断是什么? 其诊断依据是什么?

思路　根据患儿病史、症状、体征,结合进一步实验室检查,其血清铁蛋白、血清铁、转铁蛋白饱和度均下降,而总铁结合力升高,说明该患儿铁代谢异常,铁储存不足,骨髓检查也提示患儿红细胞系的异常,故应诊断为营养性缺铁性贫血。

问题七　针对该患儿如何进行治疗?

思路

1. 一般治疗

(1) 合理膳食,提倡母乳喂养,及时添加辅食。早产儿、低体重儿2个月左右即可给予铁剂预防。

(2) 重度贫血患儿要加强护理,注意休息,避免剧烈运动,早期发现虚脱、出血等危证,以及时抢救。

2. 中医治疗　四诊合参,本病辨为脾胃虚弱证,以健脾开胃,益气生血为基本治法。方药以六君子汤合当归补血汤加减:人参6g,茯苓6g,白术6g,黄芪12g,当归6g,陈皮3g,山楂6g,谷芽15g,甘草3g。

3. 西医治疗

(1) 去除病因

(2) 补充铁剂:每日补充元素铁2~6mg/kg,餐间服用,每日2~3次。可同时口服维生素C促进铁吸收。

知识点5

临证思维分析

本病辨证以辨气血阴阳及脏腑为主。临证时应首分轻重,继辨气血阴阳脏腑。辨轻重,主要根据临床表现及实验室检查结果判断。辨气血阴阳脏腑,病初为脾虚运化失职不能化生气血,继而因气血亏虚,他脏失养,诸证渐现,如心失气血充养,心神不宁,而出现心脾两虚证候;血不化精,肝肾失养,则出现肝肾阴虚证;若阴损及阳,可出现脾肾阳虚之候;精血大衰,气随血脱,易出现厥脱险证,而危及生命。

知识点6

营养性缺铁性贫血辨证论治

临床分证	辨证要点	治法	代表方剂
脾胃虚弱	面色苍黄,唇甲淡白,神疲乏力,肌肉松弛,食欲不振,舌淡红,苔白,脉细无力	健运脾胃 益气生血	六君子汤(《世医得效方》)合当归补血汤(《内外伤辨惑论》)
心脾两虚	面色萎黄或苍白,心悸,夜眠不安,注意力涣散,舌淡红,脉细弱	补脾养心 益气生血	归脾汤(《正体类要》)
肝肾阴虚	面色苍白,爪甲色白质脆,颧红盗汗,耳鸣目涩,舌淡,苔少或光剥,脉细数	滋养肝肾 益精生血	左归丸(《景岳全书》)

续表

临床分证	辨证要点	治法	代表方剂
脾肾阳虚	面色㿠白,口唇苍白,精神萎靡,形寒肢冷,纳呆便溏,发育迟缓,舌淡,舌体胖嫩,脉沉细无力。	温补脾肾填精养血	右归丸(《景岳全书》)

知识点 7

中 医 外 治

(1) 推拿疗法:推补脾经,推三关,补心经,分手阴阳,运内八卦,揉足三里,摩腹,揉血海,捏脊。每日 1 次,10 天为 1 个疗程,每疗程后休息 3~5 天继续治疗。

(2) 针灸疗法:取膈俞、足三里、隐白、三阴交为主穴,配气海、命门。采用补法,每日针 1 次,针后加灸。10 天为 1 个疗程。亦可单用灸法。

知识点 8

西 医 治 疗

(1) 一般治疗:重症患儿应加强护理,避免感染,卧床休息,注意保护心功能。

(2) 病因治疗:纠正不合理饮食习惯,驱除钩虫,治疗肠道畸形,控制慢性失血等。

(3) 铁剂治疗:铁剂是治疗缺铁性贫血的有效制剂,若无特殊原因,应采用口服法给药,二价铁盐容易吸收,为首选。每日补充元素铁 2~6mg/kg,餐间服用,每日 2~3 次。可同时口服维生素 C 促进铁吸收。应在 Hb 正常后继续补铁 2 个月,恢复机体储存铁水平。必要时可同时补充其他维生素和微量元素,如叶酸和维生素 B_{12}。如治疗 3 周仍无效,应注意寻找原因,如剂量不足、制剂不良、影响铁吸收因素存在或有继续失血。

病例补充

经过中西医治疗 1 月,患儿面色较前红润,饮食明显增加,精神倦怠情况较前明显改善,大便每日 1 次,质软,小便正常。查血常规示红细胞 5.44×10^{12}/L,血红蛋白 100g/L,平均血红蛋白浓度、红细胞平均体积、平均血红蛋白均在正常值范围。

问题八　患儿血红蛋白已经恢复正常,是否需要继续服用铁剂?患儿平时挑食,应该如何预防再患本病?

思路　患儿治疗效果较好,说明该患儿诊断准确,虽然目前血红蛋白已恢复至正常水平,仍需继续口服铁剂 2 月以恢复机体的储存铁。如果患儿挑食可口服中药四君子或六君子汤调理脾胃,平时多食瘦肉等含铁较高的食物。

知识点 9

缺铁及缺铁性贫血的预防

(1) 健康教育:指导合理喂养和饮食搭配。

(2) 孕期预防:加强营养,摄入富铁食物。从妊娠第 3 个月开始,按元素铁 60mg/d 口服补铁,必要时可延续至产后;同时补充小剂量叶酸(400μg/d)及其他维生素和矿物质。

(3) 早产儿和低出生体重儿:提倡母乳喂养。纯母乳喂养者应从 2~4 周龄开始补铁,剂量 1~2mg/(kg·d)元素铁,直至 1 周岁。不能母乳喂养的婴儿人工喂养者应采用铁强化配方乳,一般无需额外补铁。牛乳含铁量和吸收率低,1 岁以内不宜采用单纯牛乳喂养。

(4) 足月儿:由于母乳铁生物利用度高,应尽量母乳喂养 4~6 个月;此后如继续纯母乳喂养,应及时添加富含铁的食物;必要时可按每日剂 1mg/kg 元素铁补铁。未采用母乳喂养、母乳喂养后改为混合部分母乳喂养或不能母乳喂养的人工喂养婴儿,应采用铁强化配方乳,并及时添加富含铁的食物。1 岁以内应尽量避免单纯牛乳喂养。

(5) 幼儿:注意食物的均衡和营养,纠正厌食和偏食等不良习惯;鼓励进食蔬菜和水果,促进肠道铁吸收;尽量采用铁强化配方乳,不建议单纯牛乳喂养。

(6) 青春期儿童:青春期儿童,尤其是女孩往往由于偏食厌食和月经增多等原因易于发生缺铁甚至缺铁性贫血;应注重青春期心理健康和咨询,加强营养,合理搭配饮食;鼓励进食蔬菜水果等,促进铁的吸收。一般无需额外补充铁剂,对拟诊为缺铁或缺铁性贫血的青春期女孩,可口服补充铁剂,剂量 30~60mg/d 元素铁。

【临证要点】

1. 病变部位主要在脾胃,基本病机为脾胃虚弱,气血不足。病变部位主要在脾胃,可涉及心肝肾。血虚不荣是其主要病理基础。

2. 临床表现以皮肤黏膜逐渐苍白,唇、口腔黏膜,甲床及手掌最为明显。易疲乏,不喜活动。年长儿可诉头晕、眼前发黑、耳鸣等。

3. 治疗以健脾开胃,益气生血为基本法则,结合养心安神、滋养肝肾、温补脾肾法则。

【诊疗流程】

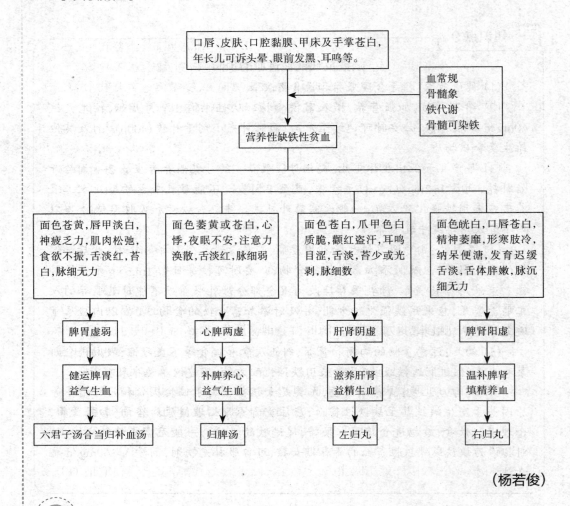

口唇、皮肤、口腔黏膜、甲床及手掌苍白,年长儿可诉头晕、眼前发黑、耳鸣等。

血常规
骨髓象
铁代谢
骨髓可染铁

营养性缺铁性贫血

面色苍黄,唇甲淡白,神疲乏力,肌肉松弛,食欲不振,舌淡红,苔白,脉细无力	面色萎黄或苍白,心悸,夜眠不安,注意力涣散,舌淡红,脉细弱	面色苍白,爪甲色白质脆,颧红盗汗,耳鸣目涩,舌淡,苔少或光剥,脉细数	面色㿠白,口唇苍白,精神萎靡,形寒肢冷,纳呆便溏,发育迟缓,舌淡,舌体胖嫩,脉沉细无力
脾胃虚弱	心脾两虚	肝肾阴虚	脾肾阳虚
健运脾胃益气生血	补脾养心益气生血	滋养肝肾益精生血	温补脾肾填精养血
六君子汤合当归补血汤	归脾汤	左归丸	右归丸

(杨若俊)

【复习思考题】

1. 贫血是如何分度的?
2. 简述营养性缺铁性贫血的中医辨治思路。

第七章

心肝系病证

第一节　儿童多动症

PPT 课件

07章01节PPT

 培训目标

1. 掌握儿童多动症的定义及临床表现、诊断要点、辨证论治。
2. 熟悉儿童多动症的病因病机、鉴别诊断。
3. 了解儿童多动症的其他疗法和预防调护。

　　儿童多动症又称儿童多动综合征,简称多动症,是一种较常见的儿童神经发育障碍性疾病,临床以活动过度,冲动任性,注意力不集中,自我控制能力差,情绪不稳,伴有不同程度的学习困难,但智力正常为主要特征。本病病因主要为先天禀赋不足,或后天失于护养,教育不当,环境影响。其他如外伤瘀滞、情志失调也可引起。病位主要在心、肝、脾、肾。病机关键为脏腑功能失常,阴阳平衡失调。本病多见于学龄期儿童,男孩多于女孩。预后较好,绝大多数患儿到青春期逐渐好转,活动过多的症状消失,但注意力不集中,性格异常可继续存在。

　　本病属西医"注意力缺陷多动障碍"。其病因和发病机制不清,目前认为是多种因素相互作用所致:①遗传因素:研究显示多动障碍具有家族聚集性,遗传因素是本病重要的发病因素;②神经递质:大脑内神经化学递质失衡可导致本病,如多巴胺、去甲肾上腺素及 5- 羟色胺(5-HT)等;③环境因素:包括孕期或围产期有吸烟和饮酒、患儿早产、产后出现缺血缺氧性脑病以及甲状腺功能障碍及出生后病毒感染、脑膜炎、脑炎、头部损伤、癫痫、毒素和药物等;④家庭和心理社会因素:父母关系不和,家庭破裂,教养方式不当,父母性格不良,母亲患抑郁症,父亲有冲动、反社会行为等不良因素均可能作为发病诱因或症状持续存在的原因;⑤其他:营养问题,维生素缺乏,食物过敏,食品的调味剂或添加人工色素等。

【典型案例】

　　患儿,男,7 岁。近 1 年来,注意力明显涣散,上课时不能集中精神,坐立不安,多动不宁,活动过度,话多,常干扰别人,易被外界刺激所吸引,不能集中精力完成作业,难于安静做事,情绪不稳,易急躁,好冲动,固执任性,学习成绩不佳,智力正常,五心烦热,腰酸乏力,纳差,大便秘结,舌红少苔,脉细弦。既往体健,早产儿,出生时无脐带绕颈、无窒息史,混合喂养,无药物及食物过敏史,否认传染病接触史及家族遗传病史。

体格检查

T 36.4℃,P 93 次 /min,R 22 次 /min,BP 95/65mmHg。神志清晰,营养中等,烦躁多动;咽部无充血,双侧扁桃体无肿大;心音有力,律齐;双肺未闻及干湿啰音;腹软无压痛,反跳痛,肝脾未触及,肠鸣音正常。肢体动作不协调,翻手试验、指鼻试验阳性。韦氏智力测验智商 102。

问题一 本患儿初步的中医诊断是什么? 其诊断依据是什么?

思路 本患儿见活动过度,冲动任性,注意力不集中,自控能力差,情绪不稳,但智力正常,故初步中医诊断为儿童多动症。

问题二 本患儿初步西医诊断是什么? 诊断依据是什么?

思路 本患儿有:①临床表现为活动过度,冲动任性,注意力不集中,自控能力差,情绪不稳,但智力正常;②体格检查肢体动作不协调,翻手试验、指鼻试验阳性。故初步诊断为注意力缺陷多动障碍。

问题三 根据本患儿情况,需要与哪些疾病鉴别?

思路 本患儿中医诊断需要与儿童抽动症鉴别;西医诊断需要与抽动障碍鉴别。

知识点 1

儿童多动症与儿童抽动症的鉴别表

鉴别点	儿童多动症(注意力缺陷多动障碍)	儿童抽动症(抽动障碍)
主要病机	阴阳平衡失调	肝肾阴虚,风痰鼓动
典型症状	活动过度,冲动任性,情绪不稳,伴有不同程度的学习困难	头面部、四肢或躯干肌群不自主的快速、短暂、不规则抽动,或有不自主的发声抽动
智力	正常	正常
抽动表现	无	有

问题四 为进一步明确诊断以及治疗,本患儿需要进行哪些辅助检查?

思路 需要根据临床表现,结合体格检查,完善脑电图、脑诱发电位、注意力测试、影像学检查、血清微量元素检测等。

知识点 2

儿童多动症的临床表现

(1) 注意缺陷：是多动障碍的核心症状之一，主要表现为主动注意的缺陷，在需要集中注意力的环境和任务中，注意保持时间达不到患儿年龄和智能相应的水平，易受环境的干扰而分散。具体可表现为玩游戏时不专心，上课时专心听课的时间短暂，做作业时边做边玩，拖拖拉拉。

(2) 活动过多：是多动障碍的另一核心症状。表现为在需要相对安静的环境中，活动量和活动内容比预期的明显增多，过分不安宁。婴幼儿时期可表现为格外活泼，从摇篮或小车里向外爬，学步时以跑代步。进入小学后表现为上课时动作不停，涂划书本，手闲不住，喜欢招惹别人，经常与同学发生争吵或打架。

(3) 情绪不稳，冲动任性：表现为对信息处理缺乏延迟反应，容易激惹冲动，行为冒失，不怕危险，不顾后果。缺乏克制能力，常对一些不愉快刺激做出过分反应，以致在冲动下伤人或破坏东西。

(4) 学习困难：多动症儿童的智力水平大都正常或接近正常，但仍给学习带来一定困难。部分多动症患儿存在知觉活动障碍，不能分析图形组合，也不能将图形中各部分综合成一个整体。另外，患儿在诵读、拼音、书写或语言表达方面均有困难。

知识点 3

儿童多动症的辅助检查

(1) 一般检查：以临床观察为主，可部分结合体格检查。可根据患儿情况填写儿童多动症量表，并在体格检查时注重以下几点：

1) 点指试验

2) 翻手试验

3) 指鼻试验

(2) 仪器检查

1) 脑电图

2) 脑诱发电位

3) 智能测试

4) 影像学检查

(3) 外周血检查：血清微量元素检测。

知识点 4

儿童多动症的诊断要点

(1) 多动不安，活动过度，不能安静地参加各种活动。

(2) 神思涣散,上课注意力不集中,常做小动作,作业不能按时完成,学习成绩差,作业拖拉,但智力正常。

(3) 情绪不稳,冲动任性,做事莽撞,好惹扰人。

(4) 体格检查动作不协调,翻手试验、点指试验、指鼻试验、指指试验可呈阳性。注意力测试常呈阳性。

(5) 通常于7岁前起病,其表现与同年龄儿童发育水平不相称,病程持续6个月以上。

问题五　针对该患儿如何进行治疗?

思路

1. 中医治疗

(1) 内治以滋阴潜阳,宁神益智,予杞菊地黄丸加减。处方:枸杞子、熟地黄、山茱萸、山药、茯苓、菊花、牡丹皮、泽泻各9g,龙齿、龟甲各15g。

(2) 耳穴压丸:取心、肝、肾、神门、交感、缘中、皮质下,王不留行压穴,每3日1次。

2. 西医治疗

(1) 社会心理干预:解释、疏导、安慰和鼓励等方法进行交流和教育,减少患儿破坏性行为,增强自信心。

(2) 药物治疗:必要时,予哌甲酯、盐酸哌甲酯控释片、盐酸托莫西汀等药物干预治疗。

知识点5

临证思维分析

本病的三大症状是多动、冲动、注意力缺陷。临床辨证时除考虑年龄特征外,还应注意辨脏腑、分虚实、判阴阳。

(1) 辨脏腑:病在心者,注意力不集中,情绪不稳定,多梦烦躁;病在肝者,易于冲动,好动难静,容易发怒,常不能自控;病在脾者,兴趣多变,做事有头无尾,记忆力差;病在肾者,脑失精明,学习成绩低下,记忆力欠佳,或有遗尿、腰酸乏力等。

(2) 辨虚实:本病一般初起多实证,以心肝火旺、痰火内扰为多,且以多动冲动为主;病久多虚证,以肝肾阴虚、心脾两虚为多,心脾两虚者以注意力缺陷为主。同时,由于本病病因复杂,病程较长,故常虚实夹杂或本虚标实。

(3) 判阴阳:阴静不足,表现为注意力不集中,自我控制差,情绪不稳,神思涣散;阳亢躁动,表现为多动不安,说话过多,冲动任性,急躁易怒。

知识点 6

儿童多动症辨证论治

临床分证	辨证要点	治法	代表方剂
心肝火旺	多动多语,冲动任性,急躁易怒,做事莽撞,好惹扰人,常与人打闹,注意力不集中,或面赤烦躁,大便结,小便色黄,舌质红或舌尖红,苔薄或苔黄,脉弦或弦数	清心平肝安神定志	安神定志灵加减(《儿童多动症临床治疗学》)
痰火内扰	狂躁不宁,冲动任性,多语难静,兴趣多变;胸中烦热,坐卧不安,难以入睡,口苦纳呆,便秘尿赤,舌质红,苔黄腻,脉滑数	清热泻火豁痰宁心	黄连温胆汤加减(《六因条辨》)
肝肾阴虚	多动难静,急躁易怒,冲动任性,神思涣散,难以静坐,学习成绩低下,五心烦热,盗汗,口干咽燥,或有遗尿,大便秘结,舌质红,苔少,脉弦细	滋阴潜阳宁神益智	杞菊地黄丸加减(《医级》)
心脾两虚	神思涣散,精力难以集中,神疲乏力,形体消瘦或虚胖,多动而不暴躁,做事有头无尾,言语冒失,睡眠不实,记忆力差,伴自汗盗汗,纳呆食少,面色无华,舌质淡,苔薄白,脉细弱	养心安神健脾益智	归脾汤合甘麦大枣汤加减(《正体类要》《金匮要略》)

知识点 7

中 医 外 治

(1)体针:取穴:四神聪、内关、合谷、足三里、三阴交、太冲。配穴:心肝火旺者加肝俞、心俞;痰火内扰者加丰隆;肝肾阴虚者加肾俞、肝俞;心脾两虚者加心俞、脾俞。

(2)耳针:取心、肝、肾、神门、交感、缘中、皮质下。浅刺不留针,每日或隔日1次。或用王不留行压穴,取穴同上,每3日1次。

(3)推拿疗法:补脾经,揉内关、神门,按揉百会、足三里,揉心俞、肾俞、命门,捏脊,擦督脉、膀胱经侧线。

知识点 8

西 医 治 疗

(1)一般治疗:家长和老师要了解多动的孩子不是故意的,要忽视其不伤大雅的一些小动作,给予他们一定的活动机会。允许患儿分段完成作业或某一计划,给其提供安静的环境,尽量避开分散其注意力的刺激来源。多发现多动症儿童的优点,创造机会让其发挥优点,以获得长辈和同学的表扬,保持他们的自信心和自尊心。

（2）药物治疗

1）中枢神经兴奋剂：哌醋甲酯（利他林）：0.2~0.5mg/（kg·d），从小剂量开始，最大量不超过 30mg。

盐酸哌甲酯控释片（专注达）：18mg/d，每日 1 次，每次可增加剂量 18mg，直至最高剂量为 54mg。

2）选择性去甲肾上腺素再摄取抑制剂：盐酸托莫西汀（择思达）：剂量 0.5~1.2mg/（kg·d）。可早餐前或后一次性给药，也可以早晚分两次给药。

病例补充

经过治疗，患儿上课时注意力稍集中，学习成绩有所提高，急躁易怒减轻。睡觉时出汗较多，胃纳好转，大便、小便正常。舌质淡红，舌苔薄白。

问题六　患儿如何进行后期的预防和调理？

思路　患儿目前诊断为儿童多动症的肝肾阴虚证，盗汗较多，可加煅龙骨 30g、煅牡蛎 30g 煮水服用。避免兴奋性和刺激性的活动与食物，培养儿童良好的生活习惯，减轻学习负担和精神压力。

知识点 9

儿童多动症的预防护理

（1）孕妇应保持心情愉快，营养均衡，避免早产、难产及新生儿窒息。

（2）注意防止小儿脑外伤、中毒及中枢神经系统感染。

（3）进行个性化教育，注重激励，配合心理疏导，对动作笨拙的儿童可进行感觉统合训练。

（4）关心体谅患儿，对其行为及学习进行耐心的帮助与训练，要循序渐进，不责骂不体罚，稍有进步，给予表扬和鼓励。

（5）训练患儿有规律地生活，不要过于迁就。加强管理，防止攻击性、破坏性及危险性行为发生。

（6）保证患儿合理营养，避免食用有兴奋性和刺激性的饮料和食物。

【临证要点】

1. 本病病位主要在心、肝、脾、肾，病机关键在于脏腑功能失常，阴阳平衡失调。

2. 治疗以泻实补虚、调和脏腑、平衡阴阳为基本治则。

3. 注意本病不同年龄的特征表现，一般婴幼儿期就有易激惹，脾气暴躁，过分哭闹，睡眠不安等症；学龄前期、学龄期多动症状日趋明显；青春期时，随着年龄的增长，多动症状逐渐减少减轻，但注意力缺陷、精力集中困难和/或性格异常更加明显。

【诊疗流程】

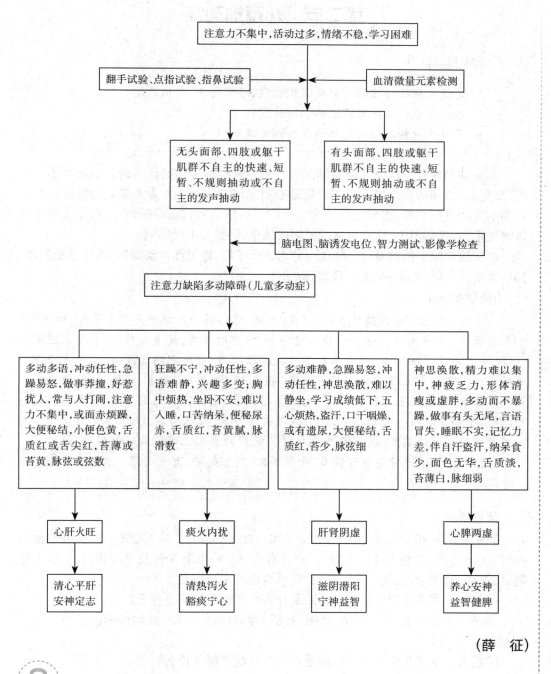

注意力不集中,活动过多,情绪不稳,学习困难

翻手试验、点指试验、指鼻试验 ← → 血清微量元素检测

无头面部、四肢或躯干肌群不自主的快速、短暂、不规则抽动或不自主的发声抽动

有头面部、四肢或躯干肌群不自主的快速、短暂、不规则抽动或不自主的发声抽动

脑电图、脑诱发电位、智力测试、影像学检查

注意力缺陷多动障碍(儿童多动症)

多动多语,冲动任性,急躁易怒,做事莽撞,好惹扰人,常与人打闹,注意力不集中,或面赤烦躁,大便秘结,小便色黄,舌质红或舌尖红,苔薄或苔黄,脉弦或弦数

狂躁不宁,冲动任性,多语难静,兴趣多变;胸中烦热,坐卧不安,难以入睡,口苦纳呆,便秘尿赤,舌质红,苔黄腻,脉滑数

多动难静,急躁易怒,冲动任性,神思涣散,难以静坐,学习成绩低下,五心烦热,盗汗,口干咽燥,或有遗尿,大便秘结,舌质红,苔少,脉弦细

神思涣散,精力难以集中,神疲乏力,形体消瘦或虚胖,多动而不暴躁,做事有头无尾,言语冒失,睡眠不实,记忆力差,伴自汗盗汗,纳呆食少,面色无华,舌质淡,苔薄白,脉细弱

心肝火旺

痰火内扰

肝肾阴虚

心脾两虚

清心平肝安神定志

清热泻火豁痰宁心

滋阴潜阳宁神益智

养心安神益智健脾

(薛　征)

【复习思考题】

儿童多动症的辨证思路是什么?

第二节　儿童抽动症

培训目标

1. 掌握儿童抽动症的定义及临床表现、诊断要点、辨证论治。
2. 熟悉儿童抽动症的病因病机和传变规律。
3. 了解儿童抽动症的发病特点和预防调护。

儿童抽动症是起病于儿童时期的一种慢性神经精神障碍性疾病。临床以不自主的、反复的、快速的一个或多个部位运动肌收缩或有不自主的发声抽动为特征。2~12岁为本病的发病高峰,男女比例约为 3~9∶1。一般病程持续时间较长,抽动在精神紧张时加重,入睡后消失,病症可自行缓解或加重,但智力不受影响。

本病属西医学抽动障碍。临床可分为 3 个亚型:短暂性抽动障碍、慢性抽动障碍、抽动秽语综合征(Tourette 综合征,简称 TS)。

【典型案例】

王某,男,12 岁,因频繁眨眼、挤眉、耸肩、肢体抖动及口中异声 1 年余,加重 1 个月就诊。1 年前患儿受凉后出现清嗓声、喉中时有痰,反复发作,于当地医院就诊,诊断为过敏性咽炎,予清热利咽及抗过敏治疗,症状无明显改善,家长未予继续干预。随后患儿陆续出现频繁眨眼、挤眉、嗷嘴、摇头、耸肩、肢体抖动、口中发声等症状,遂再至当地医院就诊,查脑电图、CT 等检查均未见异常,诊断为抽动障碍,予赖氨酸 -B$_{12}$ 合剂、泰必利口服治疗 2 月余,症状明显减轻。1 个月前患儿因受凉后症状再次加重,遂至我院就诊。就诊时患儿上述症状时有发作,性情急躁易怒,精神紧张,肢体动作较多,食欲不振,夜寐欠安,大便干燥。舌质红,苔黄,脉弦数。

体格检查

T 36.4℃,P 86 次 /min,R 21 次 /min,BP 120/80mmHg。神志清晰,形体偏瘦,面色潮红,手足心热,双侧扁桃体无肿大;心音有力,律齐;双肺未闻及干湿啰音;腹软无压痛、反跳痛,肝脾未及,肠鸣音正常;神经系统检查未见异常。

问题一　本患儿初步的中医诊断是什么? 其诊断依据是什么?

思路　本患儿见反复清嗓、眨眼、挤眉、耸肩、肢体抖动,故初步中医诊断为儿童抽动症。

问题二　本患儿初步西医诊断是什么? 诊断依据是什么?

思路　本患儿有:①反复清嗓、眨眼、挤眉、耸肩、肢体抖动;②脑电图未见异常。故初步诊断为抽动障碍。

问题三　根据本患儿的临床表现,属于哪个亚型?

思路　本患儿有:①病程超过 1 年;②既有运动抽动,又有发声抽动;③其无抽动间歇期不超过 3 个月。符合 Tourette 综合征。

问题四 根据本患儿情况,需要与哪些疾病鉴别?

思路 本患儿需要与风湿性舞蹈病、肌痉挛、习惯性抽搐、注意力缺陷多动障碍进行鉴别。

知识点 1

儿童抽动症的诊断

目前多采用《美国精神疾病诊断与统计手册》第 4 版修订本(DSM-IV-TR):

(1) 短暂性抽动障碍

1) 一种或多种运动性和 / 或发声性抽动。

2) 一天发作多次,常每天发作,病程至少 4 周,但不超过 1 年。

3) 既往无慢性抽动障碍或 TS 病史。

4) 18 岁以前发病。

5) 排除其他因素,如某些药物(如兴奋药)或内科疾病(如亨廷顿舞蹈病或病毒感染后脑炎)所致抽动。

(2) 慢性抽动障碍

1) 一种或多种运动性和 / 或发声性抽动,但在病程中不同时出现。

2) 一天发作多次,常每天发作,如有间歇期一般不超过 3 个月,病程超过 1 年。

3) 18 岁以前发病。

4) 排除其他因素所致抽动。

(3) 抽动秽语综合征(Tourette 综合征,简称 TS)

1) 病程中具有多种运动性抽动及一种或多种发声性抽动,同时或交替出现。

2) 一天发作多次,常每天发作,如有间歇期一般不超过 3 个月,病程超过 1 年。

3) 抽动的部位、次数、频率、强度和复杂性随时间而变化。

4) 18 岁以前发病。

5) 排除其他因素所致抽动。

知识点 2

儿童抽动症的鉴别诊断

(1) 风湿性舞蹈病:6 岁以后多见,女孩居多,是风湿热主要表现之一。常表现为四肢较大幅度的无目的而不规则的舞蹈样动作,生活经常不能自理,常伴肌力及肌张力减低,并可有风湿热其他症状。无发声抽动或秽语症状。抗链"O"值增高。抗风湿治疗有效。

(2) 肌阵挛:是癫痫发作的一个类型,表现全身肌肉或某部位肌肉突然、短暂、触电样收缩,可 1 次或多次发作,发作时常伴有意识障碍,脑电图异常。抗癫痫治疗可控制发作。

(3) 习惯性抽搐:4~6 岁多见。往往只有一组肌肉抽搐,如眨眼、皱眉、龇牙或咳嗽声。发病前常有某些诱因,此症一般较轻,预后较好。但此症与多发性抽搐症并无严格的界限,有些病儿能发展为多发性抽搐症。

(4)注意力缺陷多动障碍:以注意力不集中、自我控制差,动作过多、情绪不稳、冲动任性,伴有学习困难,但智力正常或基本正常为主要临床特征。

问题五 为进一步明确诊断以及治疗,本患儿需要进行哪些辅助检查?

思路 需完善智力测试。

 知识点 3

儿童抽动症的临床表现

本病主要表现为不自主的眼、面、头、颈、肩、腹及四肢肌群快速抽动,以固定方式重复出现,无节律性,入睡后消失。可伴随异常发音,如咯咯、吭吭、咳声、呻吟声或粗言秽语。抽动能受意志短暂遏制,可暂时不发作。本病呈慢性过程,有明显波动性,常因感冒、情绪失调等因素诱发或加重。

 知识点 4

辅 助 检 查

本病无特异性检查手段,脑电图正常或非特异性异常。智力测试基本正常。

问题六 针对该患儿如何进行治疗?

思路

1. 中医治疗

(1)四诊合参,本病辨为肝风亢动证,内治以平肝息风,泻火定抽,予天麻钩藤饮加减。处方:天麻、钩藤、黄芩、栀子、柴胡、白芍、远志、郁金各9g,石决明15g,蝉蜕6g。

(2)耳针:皮质下、神门、心、肝、脾、肺、肾、脑干,每次选3~4穴。用王不留行贴压,每周2次。每日可按压2~3次,每次5min。

2. 西医治疗

(1)心理行为治疗:合理安排患儿的作息时间,避免过度疲劳和紧张情绪,减少各种心理刺激,增加患儿的自信心及对治疗的信心。

(2)药物治疗:使用氟哌啶醇、匹莫齐特、硫必利或可乐定等药物。

 知识点 5

临证思维分析

本病重在辨脏腑、虚实。根据病程长短、临床表现加以辨别。病程短,抽动频繁有力,发声响亮,伴烦躁易怒,便干、舌红、脉实者多为实证;病程长,抽动无力,发声较低,伴倦怠乏力,便溏、舌淡、脉虚者,多为虚证。眨眼摇头、烦躁易怒者,病位在肝;夜寐不安,心烦不宁,秽语连连者,病位在心;抽动无力,纳少厌食,疲乏懒言者,病位在脾;摇头扭腰,肢体抖动,手足心热者,病位在肾;体弱易感,喉出怪声,而后抽动者,病位在肺。

知识点 6

儿童抽动症辨证论治

临床分证		辨证要点	治法	代表方剂
实证	肝亢风动	抽动频繁有力,发声高亢,急躁易怒,便干尿黄,舌质红,苔黄	平肝息风泻火定抽	天麻钩藤饮加减(《中医内科杂病证治新义》)
	痰热扰动	抽动秽语,烦躁不安,便秘尿黄,舌质红,苔黄腻	清热化痰息风止抽	黄连温胆汤加减(《六因条辨》)
虚证	脾虚肝旺	抽动无力,时发时止,时轻时重,面色萎黄,食欲不振,舌质淡,苔薄白	扶土抑木调和肝脾	缓肝理脾汤加减(《医宗金鉴》)
	阴虚风动	时作抽动,肢体抖动,形体偏瘦,五心烦热,舌质红苔少,脉细数。	滋水涵木柔肝息风	大定风珠加减(《温病条辨》)

知识点 7

中成药及中医外治

(1) 中成药

1) 当归龙荟丸:用于肝亢风动证。

2) 礞石滚痰丸:用于痰热扰动证。

3) 归脾丸:用于心脾两虚证。

4) 杞菊地黄丸:用于阴虚风动证。

(2) 针灸疗法

1) 体针:主穴取太冲、风池、百会。配穴印堂、迎香、四白、地仓、内关、丰隆、神门。

2) 耳针:皮质下、神门、心、肝、肾,每次选 2~3 穴。耳穴压豆,每周 2 次。每日可按压 2~3 次,每次 5min。

(3) 推拿疗法:揉百会,推脾土,揉五指节,运内八卦,分手阴阳,推上三关,揉涌泉、足三里。

知识点 8

西 医 治 疗

（1）一般治疗：应加强支持性心理治疗，解除患儿的各种心理困扰，使患儿正确认识该障碍，正确处理所遇到的问题，如同学的耻笑等，积极配合治疗。合理安排患儿生活，避免各种加重抽动的因素。

（2）药物治疗

1）氟哌啶醇：首选药物。既有效地控制抽动症状又不至于影响学习。小剂量开始，0.25~2mg/d，分 2~3 次口服。

2）硫必利：镇静作用较轻，较易为患儿接受，其特点是锥体外系反应少。每次 50~100mg，分 2~3 次口服，最大剂量为 600mg/d。

3）可乐定：对控制抽动发作有较好的作用，对合并多动症或因使用中枢兴奋剂治疗多动症而诱发抽动症状者首选此药。$3\mu g/(kg\cdot d)$，分 2~3 次服用。

病例补充

服药 7 剂后，患儿眨眼睛、清嗓症状减轻，继续服药 14 剂后症状明显好转，之后随证加减连服 3 个月症状基本消失。

问题七　患儿如何进行调理？

思路　对于本患儿的调理，需要从心理、生活、饮食等方面进行：①耐心讲解病情，给予安慰和鼓励，避免各种精神刺激；②合理安排患儿的作息时间，避免过度疲劳和紧张情绪；勿长时间看电视或电子游戏，防止产生不良习惯；③不进食兴奋性、刺激性的饮料和食物。

知识点 9

预 防 调 护

（1）注意围产期保健，孕妇应避免七情所伤，生活规律，营养均衡，避免造成胎儿发育异常的可能因素。

（2）培养儿童良好的生活和学习习惯，教育方法要适当，减少儿童精神压力。

（3）及时治疗眼部、鼻部疾病，勿长时间看电视或电子游戏，防止产生不良习惯。

（4）加强精神调护，耐心讲解病情，给予安慰和鼓励，避免精神刺激。

（5）饮食宜清淡，不进食兴奋性、刺激性的饮料和食物。

（6）增强体质，防止感受外邪而诱发或加重病情。

【临证要点】

1. 本病病位主要在肝，也常影响到心肺脾肾。其病机为本虚标实，病初多实，迁延日久多虚，以肝肾阴虚为本，风痰鼓动为标。常由风生痰，由痰生风，风痰胶结，肝郁风动而发病。

2. 本病治疗以息风止动为基本原则。实证以平肝息风,豁痰定抽为主;虚证以滋肾补脾,柔肝息风为要;虚实夹杂治当标本兼顾,攻补兼施。由于本病具有慢性、波动性的特点,故需要较长时间的药物治疗,可配合针灸等法综合处理。

3. 本病呈慢性过程,有明显波动性,常由感冒诱发或加重。病情轻者,病程在1年之内,属于短暂性抽动;病程超过1年,仅有一种抽动(或是运动抽动,或是发声抽动)属于慢性抽动;病程超过1年,既有运动抽动,又有发声抽动,属于多发性抽动,其无抽动间歇期不超过3个月。

【诊疗流程】

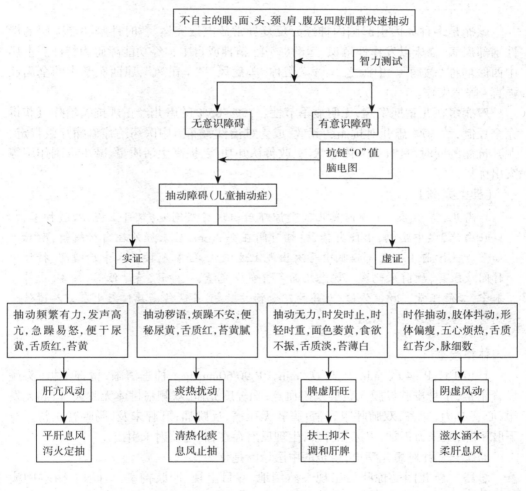

（薛　征）

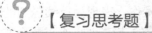【复习思考题】

儿童抽动症的辨证思路是什么?

第三节 癫 痫

培训目标

1. 掌握癫痫的定义及临床表现、诊断要点、辨证论治与癫痫持续状态的诊断。

2. 熟悉癫痫的病因病机和病变规律、西医治疗。

3. 了解癫痫常见发作类型的药物选择。

癫痫是多种原因引起脑内神经元反复异常放电致突然、暂时性脑功能障碍的慢性脑部疾病,临床以发作性意识、运动、感觉、精神或自主神经功能障碍为特征。本病中西医均称"癫痫"。中医之"痫病"俗称"羊痫风""羊吊风",属西医学中的全面性强直 - 阵挛发作。

癫痫多在儿童期发病,无明显季节性。75%~85% 的患儿经正规抗痫治疗可获得完全控制,约 30% 患儿对抗痫药无效,成为难治性癫痫。中医药治疗癫痫疗效肯定,尤其抗痫的同时,具有调节体质状态、改善认知功能、提高生活质量、减少毒副作用等突出优势。

【典型案例】

患儿,男,8 岁。1 周前患儿因受惊吓后出现突然倒地,双目上视,四肢拘挛,口吐白沫,喉中痰鸣,小便失禁,持续时间在 2~3min,后未经处理自行缓解,醒后如常。就诊前 1 天夜间睡眠中再次出现上述症状,经家属按压人中后缓解,持续时间较短暂,故前来就诊。现患儿面色青灰少光泽,精神弱,情绪低落,纳差,夜卧不宁,二便正常。既往体健,无药物及食物过敏史,否认传染病接触史及家族遗传病史。舌淡红苔白,脉沉弦。

体格检查

T 36.4℃,P 84 次 /min,R 22 次 /min,BP 90/60mmHg。神志清晰,精神不振,头颅发育正常,全身皮肤黏膜无黄染及出血点;咽轻度充血,双侧扁桃体无肿大,口周无发绀;心音有力,律齐;双肺呼吸音清;腹软无压痛、反跳痛,肝脾未及,肠鸣音正常。双下肢不肿,肌张力正常,甲床无青紫,生理反射存在,病理反射未引出。

问题一　针对患儿病史,初步的中医诊断是什么?

思路　患儿因受惊吓后出现突然倒地,双目上视,四肢拘挛,口吐白沫,喉中痰鸣,醒后如常。根据病史及发作特点,应考虑为癫痫之惊痫。

问题二　初步的西医学诊断是什么? 诊断依据是什么?

思路　初步诊断为癫痫,发作类型为全身强直 - 阵挛性发作。表现为持续强烈的肌肉收缩,使身体固定于特殊体位,并伴有面部、肢体或躯干的节律性抽动。癫痫的诊断包括:是否是癫痫、癫痫的发作类型、尽可能明确其病因。癫痫具有发作性、反复性及发作多呈自限性的临床特点。病史是临床诊断癫痫的基本要素。临床应详细询问发作时症状、发作持续时间、发作频率、有无先兆、诱因、发作后情况及发作规律等。

 知识点 1

癫痫的常见临床表现

(1) 运动性发作：表现为一侧口角、眼睑、肢体等部位的抽搐，或旋转性发作、姿势性发作或杰克逊发作等。

(2) 感觉性发作：表现为发作性躯体感觉或特殊感觉异常，如有蚁走感、肢体麻木感等。

(3) 自主神经性发作：发作时有腹痛、呕吐、苍白、潮红、汗出等自主神经症状。

(4) 精神症状性发作：表现为发作性幻觉、错觉、语言障碍等，多见于复杂局灶性发作过程中。

(5) 复杂局灶性发作：有不同程度的意识障碍，常伴有精神症状及反复刻板的自动症，如吞咽、咀嚼、摸索、自言自语等。

(6) 强直性发作：表现为持续强烈的肌肉收缩，使身体固定于某种特殊体位，如头眼偏斜、角弓反张等。

(7) 阵挛性发作：面部、肢体或躯干节律性抽动。

(8) 强直-阵挛性发作：典型的有强直期、阵挛期及惊厥后期。小儿发作常不典型，表现为突然意识丧失，全身肌肉强直，可有呼吸暂停、面色发绀、双目上视、角弓反张等症，约数秒至数十秒后出现全身节律性抽搐，持续 30s 或更长逐渐停止，可伴尿失禁。发作后常有头痛、嗜睡、乏力等表现。

(9) 肌阵挛发作：某部位或全身肌肉突然快速有力地收缩，引起相应部位突然快速的抽动。

(10) 失神发作：典型失神发作起病突然，无先兆，正在进行的活动停止，双目凝视，持续数秒恢复，可继续原来的活动，对发作不能回忆。每天数次至数十次。非典型失神发作起止均缓慢，肌张力改变明显，患儿多有广泛性脑损害。

(11) 失张力发作：发作时肌张力突然丧失引起姿势改变，如头下垂、跌倒等。

(12) 痉挛发作：表现为点头、弯腰、伸臂、踢腿等动作，持续 1~3s。

 知识点 2

癫痫持续状态

若一次癫痫发作持续 30min 以上，或反复发作达 30min 以上，意识不能恢复者，称为癫痫持续状态。

问题三 根据本患儿情况，需要与哪些疾病鉴别？

思路 患儿表现发作性神志丧失，临床需注意与屏气发作、晕厥、睡眠障碍、癔症性发作相鉴别。

知识点 3

鉴 别 诊 断

(1) 屏气发作：1~2 岁最多见。表现为受到痛苦、恐惧、愤怒或挫折等某种刺激后即高声哭叫过度换气，随即屏气、呼吸暂停、口唇发紫、四肢强直，严重时可伴短暂意识丧失及肢体阵挛。约 1min 左右全身肌肉放松，出现呼吸，神志恢复，亦有短暂发呆或立即入睡者。脑电图检查正常。

(2) 晕厥：由多种原因引起的急性广泛性脑供血不足致突然的短暂的意识丧失，跌倒于地，可有摔伤，严重时伴四肢抽动，数秒钟或数分钟后恢复。发作前常有精神刺激等诱因，发作时可先有出汗、苍白和视觉障碍等症状。多见于年长儿，久站后易发。脑电图无痫性放电。

(3) 睡眠障碍：如夜惊、梦魇、梦游等，及睡眠中发作性的异常运动，如新生儿良性睡眠肌阵挛（BNSM）、婴儿良性睡眠肌阵挛、睡眠周期性肢体运动（PLMS）、睡眠惊跳、睡眠节律性运动障碍（RMD）等。可根据发作时间、症状，并借助脑电图（尤其发作期脑电图）、多导睡眠图监测（PSG）、脑电多导睡眠录像监测（VPSG）进行鉴别。

(4) 癔症性发作：多见于年长儿，有明显的精神刺激。抽搐动作杂乱无规律，常在引人注意的时间、地点发作，持续数十分钟或数小时，常伴有哭泣和叫喊，不伴意识丧失、二便失禁及撞伤，瞳孔反射正常，发作后能记忆。神经系统及脑电图检查无异常。暗示疗法可终止癔症性发作。

问题四　需要进行哪些辅助检查，以进一步明确诊断？

思路　首先应考虑进行脑电图检查，尤其是视频脑电图、动态脑电图。脑电图是诊断癫痫和确定发作分类最有效的辅助检查。暴发性棘波、尖波、棘慢波、尖慢波及多棘慢波等痫性放电波的出现，对于癫痫的诊断具有重要价值。在此应提出的是，部分癫痫患儿发作间期脑电图检查正常。因此不可因一两次脑电图正常而除外癫痫。体检、神经影像学检查有利于分析病因、发现病灶，必要时可做代谢病筛查及血生化、脑脊液、基因检测、染色体检查等。

知识点 4

西医学癫痫的分类

根据病因将癫痫分为三类。

(1) 特发性（原发性）癫痫：除可能与遗传因素密切相关外，无其他病因可寻。

(2) 症状性（继发性）癫痫：由已知脑部病变或代谢异常引起。包括脑发育异常、脑血管病、中枢神经系统感染、颅内占位病变、脑外伤、缺氧性脑损伤、代谢异常、中毒、脑变性疾病等。

(3) 隐源性癫痫：疑为症状性癫痫，但尚未找到病因。

病例补充

辅助检查

脑电图提示过度换气后诱发暴发性高波幅慢波及尖波节律。

问题五　对于诊断，目前的考虑是什么？

思路　参考患儿的病史（包括详细的发作情况、母亲孕产史、患儿出生史、生长发育史、既往病史、家族史等），体格检查（尤其头面部、皮肤及神经系统检查），具有发作性症状，结合脑电图检查，符合癫痫性发作，根据症状描述，其发作类型为全身强直-阵挛性发作。

问题六　应对患儿如何进行治疗？

思路

1. 病因治疗　可采取颅脑影像学检查、遗传代谢病筛查、基因检测等手段，寻找可能的病因，为正确地治疗及判断预后提供依据。

2. 中医治疗　以镇惊安神为法，镇惊丸加减：人参 10g，甘草 6g，茯神 20g，僵蚕 10g，枳壳 10g，白附子 6g，制南星 6g，白茯苓 15g，朱砂 0.5g（冲），全蝎 3g。

3. 西医治疗　合理选择使用抗癫痫药物。

知识点 5

临证思维分析

本病辨证主要是分轻重，辨病因。临床可根据患儿发作的病因、诱因、症状、体质及脑电图情况等辨别。一般发作次数少、持续时间短、间隔时间长，抽搐轻微，意识障碍程度轻，脑电图轻度异常，颅脑影像学及其他检查无实质性病变者，多属轻症；若起病急骤，抽搐频剧，意识丧失，持续时间长，脑电图异常程度重，或颅脑影像学及其他检查有器质性疾病，规范应用抗癫痫药物发作难以控制者，则属重症。发病前有惊吓史，发作时伴惊叫、恐惧等精神症状者多属惊痫；由外感发热诱发，发作时抽搐明显，或伴发热等症者多属风痫；发作以神志异常为主，表现为一过性失神、摔倒，并伴痰涎壅盛等症者多属痰痫；有明显的颅脑外伤史，头部疼痛位置较为固定，或女性患儿每月行经前发作，兼见瘀血脉证者多为瘀血痫。若平素脾胃虚弱，癫痫发作日久见神倦肢疲、纳呆便溏等症者多属脾虚痰伏；若患儿生长发育迟缓，或癫痫频发，见智力迟钝、记忆力减退、腰膝酸软等症者，多属肾精亏虚。

知识点 6

癫痫辨证论治

临床分证		辨证要点	治法	代表方剂
实证	惊痫	发作时惊叫、急啼、神昏、抽搐；多有惊吓史	镇惊安神	镇惊丸 （《证治准绳》）

续表

临床分证		辨证要点	治法	代表方剂
实证	痰痫	发作时喉间痰鸣,瞪目直视,意识丧失,四肢抽搐;舌苔白腻	豁痰开窍	涤痰汤(《济生方》)
	风痫	颈项强直,四肢抽搐,牙关紧闭,意识丧失	息风止痉	定痫丸(《医学心悟》)
	瘀血痫	反复抽搐,经久不愈,头痛有定处,经前发作;舌质紫黯。多有脑外伤史	化瘀通窍	通窍活血汤(《医林改错》)
虚证	脾虚痰盛	反复发作,抽搐无力,纳呆神疲;舌淡红,苔白腻	健脾化痰	六君子汤(《世医得效方》)
	肾精亏虚	发作日久;瘛疭抖动,智力迟钝,记忆力差	益肾填精	河车八味丸(《幼幼集成》)

知识点 7

中成药与外治法

(1) 中成药:医痫丸,用于风痫;琥珀抱龙丸,用于惊痫;白金丸,用于痰痫;小儿抗痫胶囊,用于脾虚痰盛证;羊痫疯癫丸,用于痰热内闭证。

(2) 针灸疗法

1) 体针:发作期取人中、合谷、内关、涌泉针刺,用泻法;休止期取大椎、神门、心俞、合谷、丰隆针刺,平补平泻法,隔日 1 次。

2) 耳针:取胃、神门、皮质下、枕、心。每次选用 3~5 穴,留针 20~30min,间歇捻针;或埋针 3~7 天。

(3) 埋线疗法:常用穴:大椎、腰奇、鸠尾。翳明、神明可作为备用穴。每次选2~3 穴,埋入医用羊肠线,隔20天 1 次,常用穴和备用穴轮换使用。

知识点 8

抗癫痫药物治疗原则

(1) 用药要审时:一旦诊断明确,应尽早予抗癫痫药。对首次发作,症状不重,既往体健,各项检查无异常者,可暂不用药,但应密切观察。

(2) 选药应正确:主要根据发作类型选择抗癫痫药。

(3) 联合用药应谨慎:尽量采用单药治疗,避免药物相互作用导致毒性增加;若单药不能控制,需联合用药时,必须了解药物相互作用及机制,正确应用。

(4) 用药个体化:由于药物代谢及对药物的敏感性存在个体差异,因此用药应从小剂量开始,逐渐增加。

(5) 服药宜规律,疗程要足,一般控制发作后还要继续服药 2~4 年。

（6）停药要缓慢：减药过程一般3~6个月，甚至1~2年。减药过快或突然停药易致再次发作或发作加重；停药后复发者应重新开始抗癫痫药物治疗。

（7）定期复查：定期复查动态脑电图，监测血药浓度以评价药物治疗效果；定期检测血、尿常规及肝肾功能等以观察药物不良反应。

知识点 9

不同类型癫痫发作的药物选择

发作类型	选用药物
简单部分性发作	CBZ、VPA、PB、PHT、TPM、OXC、PRI
复杂部分性发作	CBZ、OXC、PB、PHT、PRI、TPM、LEV
强直 - 阵挛性发作	VPA、PB、CBZ、PHT、TPM、LTG、LEV、OXC
强直性发作	CBZ、PB、VPA、LTG、TPM、LEV、PHT
肌阵挛、失张力发作	VPA、CZP、TPM、LTG、ESM、LEV
失神发作	VPA、LTG、ESM、CZP
婴儿痉挛	ATCH、NZP、CZP、VPA、VGB、TPM、VitB_6
Lennox-Gastaut 综合征	VPA、CZP、LTG、TPM

注：以上药物使用简称。CBZ：卡马西平；VPA：丙戊酸；PB：苯巴比妥；PHT：苯妥英钠；TPM：托吡酯；OXC：奥卡西平；PRI 扑米酮；LEV：左乙拉西坦；LTG：拉莫三嗪；CZP：氯硝西泮；ESM：乙琥胺；ACTH：促肾上腺皮质释放激素；NZP：硝西泮；VGB：氨己烯酸；VitB_6：维生素 B_6。

【临证要点】

1. 癫痫的治疗，应分标本虚实，实证者治标为主，着重豁痰息风、开窍定痫。虚证者治本为重，健脾化痰或益肾填精。

2. 癫痫持续状态者须中西医结合抢救治疗。

3. 本病治疗时间较长，一般在临床症状消失后，仍应服药2~3年，如遇青春期可再延长1~2年，同时须结合脑电图等理化检查，恢复正常后方可逐渐停药，切忌漏服、自行停服或减服抗痫药物，以免癫痫反复或加重。

4. 对药物治疗无效且符合外科手术指征者可行手术治疗。

【诊疗流程】

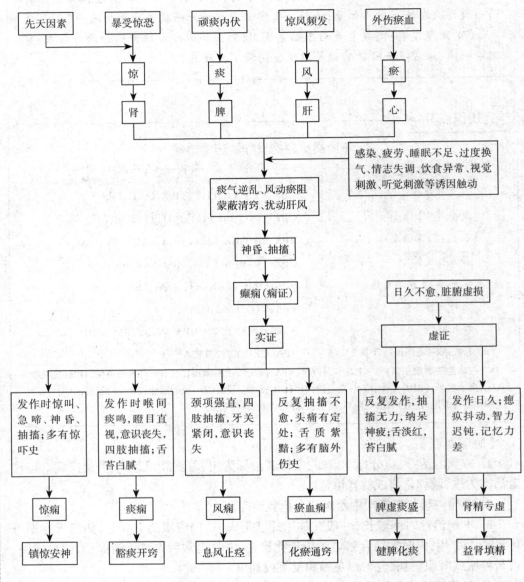

（李新民）

？ 【复习思考题】

请简述痫证的辨证要点。

第四节 病毒性心肌炎

PPT 课件

培训目标

1. 掌握病毒性心肌炎的定义及临床表现、诊断要点、辨证论治。
2. 熟悉病毒性心肌炎的病因病机和传变规律、西医治疗原则。
3. 了解病毒性心肌炎的发病特点、范围和调护。

病毒性心肌炎是由病毒侵犯心脏,引起局限性或弥漫性心肌炎性病变为主的疾病,可累及心包或心内膜。临床可见心悸、胸闷、乏力、气短、面色苍白、肢冷、多汗等症。本病的发病原因,外因责之于感受外邪(风温邪毒、湿热邪毒);内因责之于小儿素体正气亏虚。病毒性心肌炎的病变部位主要在心,常涉及肺、脾、肾等相关脏腑。病程中或邪实正虚,或以虚为主,或虚中夹实,病机演变多端,需随证辨识,临证时要警惕发生心阳暴脱的变证。本病以瘀血、痰浊为病理产物。

中医学中尚无特定病名与本病相对应,属"心悸""怔忡""胸痹"等范畴。

【典型案例】

患儿,女,5岁。7天前患儿无诱因出现发热,咽痛,家长予感冒药口服,入院前1天突然自觉乏力,胸闷,气短,遂收入院治疗。入院症见:咽痛,心悸,胸闷,乏力,气短,面色苍白,喜长叹气,纳呆,二便正常。既往体健,无药物及食物过敏史,否认传染病接触史及家族遗传病史。舌淡红,苔薄黄,脉浮数。

体格检查

T 36.8℃,P 106次/min,R 24次/min,BP 90/60mmHg。神志清楚,精神略萎靡,面色苍白;咽充血,双侧扁桃体Ⅱ°肿大;双肺呼吸音略粗糙,未闻及干、湿性啰音;心前区无隆起,心音有力,心律不齐,各瓣膜听诊区未闻及杂音及奔马律;腹软无压痛、反跳痛,肝脾未及,肠鸣音正常。

问题一 本患儿初步的中医诊断是什么? 其诊断依据是什么?

思路 本患儿见心悸、胸闷、乏力、气短,故初步中医诊断为心悸。

问题二 本患儿初步西医诊断是什么? 诊断依据是什么?

思路 本患儿有:①心悸、胸闷、乏力、气短的临床表现;②心率快,心律不齐;③发病前有前驱感染史。故初步诊断为病毒性心肌炎。

问题三 根据本患儿情况,需要与哪些疾病鉴别?

思路 本患儿需与风湿性心肌炎鉴别。

知识点 1

病毒性心肌炎与风湿性心肌炎的鉴别

鉴别点	病毒性心肌炎	风湿性心肌炎
病原体	发病同时或发病前 1~3 周有病毒感染史	发病前 1~3 周多有链球菌感染史
典型症状	心悸、胸闷、乏力、气短	心悸、关节痛、环形红斑
生化指标	肌酸激酶同工酶（CK-MB）升高或心肌肌钙蛋白（cTnl 或 cTnT）阳性	抗链球菌溶血素"O"抗体增高
心电图检查	以 R 波为主的 2 个或 2 个以上主要导联的 ST-T 改变持续 4 天以上	P-R 间期增长

问题四 为进一步明确诊断以及治疗，本患儿需要进行哪些辅助检查？

思路 需要完善 X 线、超声心动图检查协助诊断，完善心电图检查、心肌酶、心肌标志物、病毒学检查。

知识点 2

病毒性心肌炎的临床表现

（1）症状：症状表现轻重不一，取决于年龄及感染的急性或慢性过程。部分患儿起病隐匿，有乏力、活动受限、心悸、心前区不适、气短、胸闷、胸痛等症状，少数重症患儿可发生心力衰竭并发严重心律失常、心源性休克。部分患儿呈慢性进程，演变为扩张型心肌病。新生儿患病时病情进展快，常见高热、反应低下、呼吸困难和发绀，常有神经、肝和肺的并发症。

（2）体征：心肌受累明显者，心脏有轻度扩大，伴心动过速、心音低钝及奔马律，可导致心力衰竭及昏厥等。反复心力衰竭者，心脏明显扩大，肺部出现湿啰音及肝、脾肿大，呼吸急促和发绀，重症患儿可突然发生心源性休克，脉搏微弱、血压下降。

知识点 3

病毒性心肌炎分期

（1）急性期：新发病，临床症状及体征明显且多变，辅助检查阳性，一般病程在半年以内。

（2）迁延期：临床症状反复出现，客观检查指标迁延不愈，病程多在半年以上。

（3）慢性期：进行性心脏增大，反复心力衰竭或心律失常，病情时轻时重，病程在 1 年以上。

知识点 4

辅 助 检 查

（1）心电图检查

（2）心肌损害的血生化指标

1）磷酸肌酸激酶（CPK）

2）心肌肌钙蛋白（cTnI 或 cTnT）

（3）X 线胸片

（4）超声心动图检查

（5）病毒学诊断

（6）心肌活体组织检查

病例补充

辅助检查

X 线：心脏未见扩大，心电图：提示 I°房室传导阻滞，ST-T 段轻度下移。心肌酶谱：CK-MB 61U/L，LDH 270U/L，HBDH 265U/L。心脏彩超：左心功能正常。支原体抗体：阳性。血常规：L 47.94%。

问题五 目前患儿的西医诊断是什么？其诊断依据是什么？

思路 根据患儿症状、体征，结合辅助检查表现明确诊断为病毒性心肌炎。

问题六 针对该患儿如何进行治疗？

思路

1. 一般治疗 休息：急性期需卧床休息，减轻心脏负荷。

2. 中医治疗

（1）四诊合参，本病辨为风热犯心证。内治以疏风清热，解毒护心，予银翘散化裁。处方：金银花、连翘各 9g，芦根 10g，淡竹叶、荆芥、牛蒡子、淡豆豉、薄荷、桔梗、丹参、柏子仁、玄参、甘草各 6g。

（2）耳针取心、交感、神门、皮质下，隔日 1 次。

3. 西医治疗 营养心肌：给予磷酸肌酸钠、二丁酰环腺苷钙、复合辅酶、维生素 C 等。

 知识点 5

临证思维分析

本病辨证，首先辨虚实，其次辨轻重。

（1）辨虚实：凡病程短暂，见胸闷胸痛，气短多痰，或恶心呕吐，腹痛腹泻，舌红苔黄，属实证；病程长达数月，见心悸气短，神疲乏力，面白多汗，舌淡或偏红，舌光少苔，属虚证。一般急性期以实证为主，迁延期、慢性期以虚证为主或虚实夹杂。

（2）识轻重：神志清楚，神态自如，面色红润，脉实有力者，病情轻；若面色苍白,气急喘息,四肢厥冷,口唇青紫,烦躁不安,脉微欲绝或频繁结代者,病情危重。

知识点 6

病毒性心肌炎辨证论治

临床分证	辨证要点	治法	代表方剂
风热犯心	心悸气短,胸闷胸痛,恶寒发热,咽痛,舌质红,苔薄黄,脉浮数或结代	疏风清热宁心复脉	银翘散(《温病条辨》)
湿热侵心	心悸胸闷,恶心呕吐,腹痛腹泻,舌质红,苔黄腻,脉濡数或结代	清热化湿宁心安神	葛根黄芩黄连汤(《温病条辨》)
气阴亏虚	心悸不宁,少气懒言,神疲乏力,烦热口渴,舌质红少津,脉细数无力或结代	益气养阴宁心复脉	炙甘草汤合生脉散(《伤寒论》《医学启源》)
痰瘀阻络	心痛如针刺,或心悸胸闷憋气,面色晦黯,唇甲青紫,舌质紫黯,舌苔腻,脉滑或结或代	豁痰活血化瘀通络	瓜蒌薤白半夏汤合丹参饮(《金匮要略》《时方歌括》)
心阳虚衰	心悸怔忡,面白肢冷,甚则大汗淋漓、口唇及指(趾)发紫、呼吸浅促,脉缓无力或结或代	温振心阳宁心安神	桂枝甘草龙骨牡蛎汤(《伤寒论》)

知识点 7

中 医 外 治

针灸疗法:体针主穴取心俞、巨阙、间使、神门、血海,配穴取大陵、膏肓、丰隆、内关,得气后留针 30min,隔日 1 次;耳针取心、交感、神门、皮质下,隔日 1 次,或用王不留行籽压穴,每日 2~3 次。

知识点 8

西 医 治 疗

(1) 休息:急性期需卧床休息,减轻心脏负担。心脏扩大并发心力衰竭者,应卧床至少 3~6 个月。

(2) 抗病毒治疗:对仍处在病毒血症阶段的早期患儿,可选用抗病毒治疗,但疗效不确切。

(3) 营养心肌治疗:可选用 1,6 二磷酸果糖,同时选用大剂量维生素 C、辅酶

Q10。其他促进心肌代谢药物,如磷酸肌酸钠、三磷酸腺苷等也可选用。

（4）控制心力衰竭：可选用地高辛或毛花苷C（西地兰）。

病例补充

经过治疗,患儿目前心悸、胸闷、气短、乏力症状好转,二便及饮食可。舌质红少津,脉细数。

问题七 患儿如何进行调护？

思路 患儿目前为病毒性心肌炎后期气阴亏虚证,可予益气养阴,宁心安神之法进行调理,如生脉饮口服液。平日应注意增强体质,积极预防呼吸道或肠道病毒感染；注意休息,尽量保持安静；饮食宜清淡有营养,忌食肥甘厚味和辛辣之品。

【临证要点】

1. 本病病变部位主要在心,常涉及肺、脾、肾等相关脏腑。以外感风温、湿热邪毒为发病主因,以瘀血、痰浊为病理产物。

2. 治疗以宁心通脉为基本法则。

【诊疗流程】

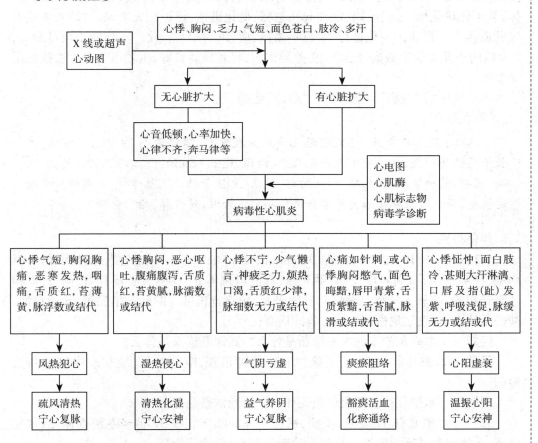

（王有鹏）

【复习思考题】

1. 病毒性心肌炎的临床表现是什么？
2. 病毒性心肌炎的辨证思路是什么？

第五节　病毒性脑炎

培训目标

1. 掌握病毒性脑炎的定义及临床表现、诊断要点、辨证论治。
2. 熟悉病毒性脑炎的病因病机和传变规律、西医治疗原则。
3. 了解病毒性脑炎的发病特点、范围和调护。

病毒性脑炎是由多种病毒感染引起的脑实质炎症的一种病证。临床以发热、头痛、呕吐、意识障碍或精神异常为特征。本病病因主要为感受温热毒邪，包括风热、暑热、燥热毒邪等，暑热之邪常兼夹湿邪为患。病机传变特点主要是温热毒邪侵袭人体，易于化热化燥，一旦发病，往往起病急骤，变化迅速，热极化火生风，病情大多按卫气营血传变。在病机变化过程中，总不离热、痰、风的相互转化。本病四季均可发生，2岁以内小儿发病率最高，病情轻重差异很大，轻者预后良好，重者可留有后遗症甚至导致死亡。

本病属中医"温病""急惊风""痉证"范畴。

【典型案例】

患儿，男，2岁9月。5天前患儿突然出现发热，体温最高39.6℃，伴咽痛，家长予退热药口服，入院前1天出现头痛，烦躁，遂收入院治疗。入院症见：发热，头痛，咽痛，精神烦躁，无抽搐，呕吐时作，纳呆，大便干结。既往体健，无药物及食物过敏史，否认传染病接触史及家族遗传病史。舌红，苔黄厚，指纹紫滞。

体格检查

T 38.4℃，P 110次/min，R 30次/min，BP 84/54mmHg。神志清楚，精神烦躁，鼻翼扇动，呼吸平稳，口周轻度发绀；咽充血，双侧扁桃体Ⅱ°肿大；心音有力，律齐；双肺呼吸音粗糙；腹软无压痛、反跳痛，肝脾未及，肠鸣音正常。四肢末梢温暖，活动自如。神经系统查体：凯尔尼格征（+）、布鲁津斯基征（+）。

问题一　本患儿初步的中医诊断是什么？其诊断依据是什么？

思路　本患儿症见发热，头痛，咽痛，精神烦躁，呕吐时作，故初步中医诊断为温病。

问题二　本患儿初步西医诊断是什么？诊断依据是什么？

思路　本患儿有：①发热，头痛，精神烦躁的临床表现；②神经系统查体：凯尔尼格征、布鲁津斯基征均阳性。故初步诊断为脑炎（性质待查）。

问题三　根据本患儿情况,需要与哪些疾病鉴别?

思路　本患儿西医诊断需要与瑞氏综合征(Reye 综合征)鉴别。

知识点 1

病毒性脑炎与 Reye 综合征的鉴别

鉴别点	病毒性脑炎	Reye 综合征
病程特点	轻者 1~2 周,重者数周或数月	起病后 3~5 天病情不再进展
临床表现	发热、头痛、意识障碍	发热、昏迷、惊厥
血糖	正常	部分患者血糖降低
脑脊液检查	分类计数逐渐转为淋巴细胞为主	无明显异常
肝功能	正常	异常,但无黄疸

问题四　为进一步明确诊断以及治疗,本患儿需要进行哪些辅助检查?

思路　需要完善脑脊液检查协助诊断,完善脑电图、影像学检查(颅脑 CT 和 MRI)、病毒学检查等。

知识点 2

病毒性脑炎的临床表现

(1) 前驱症状:多急性起病,可有发热、头痛、上呼吸道感染症状,继而出现精神萎靡、恶心、呕吐、腹痛、肌痛等症状。

(2) 神经系统症状体征

1) 颅内压增高:表现为头痛、呕吐、血压增高等,婴儿表现为烦躁不安,易激惹,前囟饱满等,若出现呼吸节律不规则或瞳孔不等大,则考虑颅内高压并发脑疝的可能性。

2) 意识障碍:轻者无意识障碍,重者可出现不同程度的意识障碍、精神症状和异常行为。如躁狂、幻觉、失语以及定向力、计算力与记忆力障碍等。

3) 惊厥:主要表现为全面性或局灶抽搐发作。

4) 病理反射和脑膜刺激征:均可阳性。

5) 局灶性症状体征:由于脑部病变累及的部位及程度不同,临床表现多样。如小脑受累明显可出现共济失调;脑干受累明显可出现交叉性偏瘫和中枢性呼吸衰竭;基底神经节受累明显则出现手足徐动、舞蹈动作和扭转痉挛。

(3) 其他系统症状:因感染病毒不同,临床伴有症状各有特点,如柯萨奇病毒性脑炎可伴有心肌炎和皮疹;单纯疱疹病毒脑炎可伴有口唇或角膜疱疹;腮腺炎病毒性脑炎常伴有腮腺肿大。

知识点 3

辅 助 检 查

　(1) 脑脊液检查

　(2) 病原学检查

　1) 病毒分离与鉴定

　2) 血清学检查

　3) 分子生物学技术

　(3) 脑电图检查

　(4) 影像检查

病例补充

辅助检查

　　脑脊液:无色透明,白细胞计数 $50×10^6$/L,淋巴细胞为主,蛋白、糖及氯化物正常。脑电图示:基本波率 3.3Hz,异常脑电地形图。血常规:WBC $4.58×10^9$/L、M 12.14%、L 62.14%。甲型 - 乙型流感病毒检测、结核抗体测定结果未见异常。

　　问题五 目前患儿的西医诊断是什么? 其诊断依据是什么?

　　思路 根据患儿症状、体征,结合脑脊液、血常规、脑电图结果明确诊断为病毒性脑炎。

　　问题六 针对该患儿如何进行治疗?

　　思路

　　1. 一般治疗

　　(1) 注意营养供给。

　　(2) 监测生命体征。

　　2. 中医治疗 四诊合参,本病辨为气营两燔证,治以清气凉营,泻火解毒,予清瘟败毒饮化裁。处方:生石膏、生地黄、玄参、漏芦各 10g,水牛角 20g,黄连、栀子各 5g,桔梗、黄芩、知母、赤芍、连翘、丹皮、鲜竹叶、大黄、甘草各 6g。酌加安宫丸 1/4 丸。

　　3. 西医治疗

　　(1) 抗病毒:静脉使用单磷酸阿糖腺苷。

　　(2) 予脑苷肌肽注射剂及水溶性维生素营养神经,甘露醇注射液对症治疗。

知识点 4

临证思维分析

　　本病辨证主要采用卫气营血的辨证方法,注意结合热、痰、风病机演变特点。

　　(1) **辨轻重**:高热持续不退,意识障碍出现早且持续时间长,抽搐重,次数频繁,甚则出现内闭外脱危象为重证;反之为轻证。

　　(2) **辨热、痰、风**:热有表热、里热、虚热之分;痰有痰热、痰火、痰浊之别;风在急性期为热极生风,疾病后期为风窜络脉或虚风内动。

知识点 5

病毒性脑炎辨证论治

临床分证		辨证要点	治法	代表方剂
急性期	邪犯卫气	发热恶寒,或但热不寒,头痛,项强,呕吐,烦躁,舌质红,苔薄白或黄,脉浮数或洪数	辛凉解表清热解毒	银翘散合白虎汤(《温病条辨》《伤寒论》)
	气营两燔	高热,头痛,神昏,抽搐,口渴,烦躁,舌质红绛,苔黄糙,脉数有力	清气凉营泻火解毒	清瘟败毒饮(《疫疹一得》)
	邪入营血	身热起伏,神志昏迷,四肢抽搐,舌质紫绛无苔,脉细弦数	凉血护阴息风开窍	犀角地黄汤合增液汤(《备急千金要方》《温病条辨》)
恢复期及后遗症期	阴虚邪恋	低热不退,两颧潮红,手足心热,咽干口渴,舌红少苔,脉细数	养阴清热	青蒿鳖甲汤(《温病条辨》)
	痰蒙清窍	神志不清,痴呆,吞咽困难,喉间痰鸣,舌淡苔厚腻,脉滑数	豁痰开窍	涤痰汤(《奇效良方》)
	内风扰动	肢体强直瘫痪或震颤拘挛,舌红绛,苔花剥,脉细弦数	息风止痉	大定风珠合止痉散(《温病条辨》(经验方))

 知识点 6

中 医 外 治

(1)针灸疗法:体针急性期选取百会、风池、大陵、后溪、涌泉、气海为主穴,恢复期取大椎、曲池、足三里、四神聪、风池;头针选择运动区、舞蹈震颤区、语言区、感觉区配合体针治疗。

(2)推拿疗法:急性期以清天河水,退六腑,清肺经等手法为主;恢复期根据症状辨证选穴。

 知识点 7

西 医 治 疗

(1)一般治疗

1)注意营养供给,维持水和电解质平衡。

2)重症患儿应注意呼吸道和心血管功能的监护与支持。

(2)对症治疗

1)退热:物理降温和药物降温。

2)降低颅内压:一般选用 20% 甘露醇,每次 0.5~1g/kg,6h 左右重复 1 次,必要时联合应用速尿、白蛋白、甘油等。

3)抗惊厥:可选用地西泮或苯巴比妥等。

（3）病因治疗：抗病毒特异治疗，应在病原诊断明确后尽早开始。阿昔洛韦是治疗疱疹病毒的首选药物，更昔洛韦和膦甲酸钠治疗巨细胞病毒有效，利巴韦林对控制 RNA 病毒感染有效，其他药物如阿糖腺苷、病毒唑、核酸酶等都对病毒引起的脑炎有一定的疗效。

（4）糖皮质激素的应用：对重症、急性期的病例，应考虑用肾上腺皮质激素制剂如地塞米松，可减轻炎症及脑水肿，降低血管通透性。但不宜长期使用，一般不超过 5 天。

（5）其他药物：脑神经细胞代谢剂如脑活素、胞二磷胆碱、脑神经生长素、神经节苷脂、脑多肽及维生素 B 等，静脉内免疫球蛋白均对病毒性脑炎有一定的治疗作用。

病例补充

经过治疗，患儿无发热、无头痛、无呕吐，咽干口渴，手足心灼热，纳可，大便干，2~3 日一行。舌质淡红，少苔。

问题七　患儿如何进行调理？如何预防病毒性脑炎？

思路　患儿目前为病毒性脑炎恢复期阴虚邪恋证，可予养阴生津之法进行调理，如六味地黄口服液。加强体育锻炼，增强体质，减少疾病。积极注射各种病毒减毒活疫苗，保护易感儿童。

【临证要点】

1. 本病急性期病变部位主要在肺、胃、心、肝，恢复期及后遗症期病变部位主要在脾、肝、肾。本病主要采用卫气营血的辨证方法，注意结合热、痰、风病机演变特点。

2. 本病急性期治疗以清热、豁痰、开窍、息风为基本法则，同时根据卫、气、营、血的传变规律进行辨证论治。恢复期及后遗症期宜扶正祛邪。

【诊疗流程】

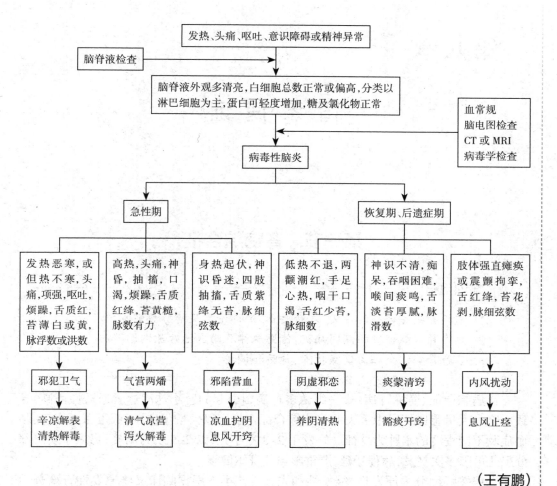

发热、头痛、呕吐、意识障碍或精神异常

脑脊液检查

脑脊液外观多清亮,白细胞总数正常或偏高,分类以淋巴细胞为主,蛋白可轻度增加,糖及氯化物正常

血常规
脑电图检查
CT 或 MRI
病毒学检查

病毒性脑炎

急性期

恢复期、后遗症期

发热恶寒,或但热不寒,头痛,项强,呕吐,烦躁,舌质红,苔薄白或黄,脉浮数或洪数	高热,头痛,神昏,抽搐,口渴,烦躁,舌质红绛,苔黄糙,脉数有力	身热起伏,神识昏迷,四肢抽搐,舌质紫绛无苔,脉细弦数	低热不退,两颧潮红,手足心热,咽干口渴,舌红少苔,脉细数	神识不清,痴呆,吞咽困难,喉间痰鸣,舌淡苔厚腻,脉滑数	肢体强直瘫痪或震颤拘挛,舌红绛,苔花剥,脉细弦数
邪犯卫气	气营两燔	邪陷营血	阴虚邪恋	痰蒙清窍	内风扰动
辛凉解表清热解毒	清气凉营泻火解毒	凉血护阴息风开窍	养阴清热	豁痰开窍	息风止痉

(王有鹏)

【复习思考题】

1. 简述病毒性脑炎的病因病机。
2. 病毒性脑炎的辨证思路是什么?

扫一扫
测一测

第八章

肾 系 病 证

第一节　肾病综合征

培训目标

1. 掌握肾病综合征的定义、诊断要点、辨证论治及治疗原则。
2. 熟悉肾病综合征的病因病机、传变规律及西医治疗原则。
3. 了解肾病综合征的发病特点、预防和调护。

　　肾病综合征(简称肾病)是一组由多种病因引起的肾小球滤过膜通透性增高,导致血浆内大量蛋白从尿中丢失的临床综合征。临床以大量蛋白尿、低蛋白血症、高脂血症及不同程度的水肿为特征。好发于 2~8 岁小儿,以 2~5 岁为高峰,男多于女。部分患儿可因多次复发,病程迁延,严重影响其身体健康。

　　本病按病因分为原发性、继发性和先天性 3 类。根据临床又将原发性肾病分为单纯型和肾炎型两类。90% 以上患儿属原发性,病因不明;继发者多见于过敏性紫癜、乙型肝炎病毒相关肾炎和系统性红斑狼疮等疾病;本节主要叙述原发性肾病综合征。本病属中医学"水肿"范畴,且多属阴水。

【典型案例】

　　患儿,男,10 岁,以眼睑、双下肢浮肿伴尿检异常 1 周入院。1 周前无明显诱因出现眼睑、双下肢浮肿,家长予口服药物治疗(具体不详),入院 1 天前查尿常规 PRO(+++),BLD(−),RBC 0~1 个 /HP;血浆白蛋白 23g/L;血胆固醇 11.50mmol/L,遂收入院治疗。入院症见:眼睑、双下肢浮肿,伴面白乏力,肢冷畏寒,倦怠乏力,纳少,小便短少,大便稀溏。患儿自发病以来饮食欠佳,无尿频、尿急、尿痛,无肉眼血尿。既往史:既往体健,无药物及食物过敏史,否认家族遗传病史,家族中无高血压、肾脏病史。舌质淡,苔白滑,脉沉细无力。

体格检查

T 36.6℃,P 95 次 /min,R 20 次 /min,BP 85/50mmHg,Wt 32kg 神志清,精神欠佳,

面色少华,双眼睑浮肿,咽不红,双侧扁桃体无肿大;心肺查体无异常;腹软无压痛、反跳痛,肝脾肋下未触及,肠鸣音正常。双下肢凹陷性水肿,腹部移动性浊音阴性,双肾区无叩击痛。

问题一 本患儿初步的中医诊断是什么?其诊断依据是什么?

思路 本患儿见眼睑、双下肢浮肿,呈凹陷性,面白乏力,故初步中医诊断为水肿病(阴水)。

问题二 本患儿初步西医诊断是什么?诊断依据是什么?

思路 本患儿有:①眼睑、双下肢浮肿为主要临床表现;②尿常规 PRO(+++),BLD(−),RBC 0~1 个/HP;血浆白蛋白 23g/L;血胆固醇 11.50mmol/L。故初步诊断为肾病综合征。

问题三 根据本患儿情况,需要与哪些疾病鉴别?

思路 本患儿中医诊断需要与阳水、阴水相鉴别;西医诊断需要与急性肾小球肾炎鉴别。

问题四 为进一步明确诊断以及治疗,本患儿需要进行哪些辅助检查?

思路 需要完善血液分析、超敏 C 反应蛋白、血沉、24h 尿蛋白定量、血生化、免疫学、病原学检测、抗核抗体谱检测。

知识点 1

阳水与阴水的鉴别

鉴别点	阳水(急性肾小球肾炎)	阴水(肾病综合征)
浮肿性质	非凹陷性	凹陷性
浮肿部位	多从眼睑开始	全身浮肿明显
实验室检查	抗链"O"(ASO)高,血清补体 C3 下降	低蛋白、高脂血症
浮肿程度	多较轻	多较重
伴随症状	血尿、高血压	单纯型肾综无血尿、高血压

知识点 2

肾病综合征的诊断

(1)诊断标准:①大量蛋白尿:1 周内 3 次尿蛋白定性在 +++ 以上,24h 尿蛋白定量≥50mg/kg;②低蛋白血症:血浆白蛋白 儿童 <30g/L,婴儿 <25g/L;③高脂血症:血浆胆固醇 儿童 >5.7mmol/L,婴儿 >5.2mmol/L;④不同程度的水肿。其中以大量蛋白尿和低蛋白血症为必备条件。

(2)临床分型

1)单纯性肾病:符合上述标准者诊断为单纯性肾病。

2)肾炎性肾病:除以上 4 大特征外,还具有以下 4 项中 1 项或多项:①2 周内分别 3 次以上离心尿标本红细胞≥10 个/HP;②反复或持续高血压(学龄儿童

≥130/90mmHg,学龄前儿童≥120/80mmHg),并排除因使用激素所致的高血压;③肾功能不全,并排除血容量不足等所致的肾功能不全;④持续低补体血症。

知识点 3

肾病综合征的病因病机

　　小儿禀赋不足、久病体虚、外邪入里,致肺脾肾三脏亏虚是本病的主要发病因素。肺脾肾三脏功能虚损,气化、运化功能失常,封藏失职,精微外泄,水液停聚是本病的主要病机。病初表现为气虚,病久耗伤脾肾之阳;若水肿反复,则阳损及阴,出现肝肾阴虚,甚则气阴两虚之证。水湿停滞,阻碍气机,则气滞血瘀。总之,本病肺脾肾不足为本,病程中常兼见外邪、水湿、湿浊、瘀血等邪气,呈本虚标实,虚实夹杂之象。

知识点 4

肾病综合征的西医病因

　　肾病综合征的病因和发病机制目前尚不清楚。近年来的研究已证实:①肾小球毛细血管壁结构或电化学的改变可导致蛋白尿;②非微小病变型肾内常见免疫球蛋白和 / 或补体成分沉积,局部免疫病理过程可损伤滤过膜的正常屏障作用而发生蛋白尿;③微小病变型肾小球无以上沉积,其滤过膜静电屏障损伤原因可能与细胞免疫失调有关;④ T 淋巴细胞功能异常与本病的发生有关;⑤某些类型的肾病可能与基因缺陷或突变有关。

知识点 5

肾病综合征的临床表现

　　(1) 多数起病较缓慢,常有面色苍白、精神萎靡、倦怠无力、食欲减退等症状。往往无明显诱因。

　　(2) 水肿是最常见的临床表现,开始于眼睑、颜面,逐渐遍及全身,呈凹陷性,与体位无关,重者可伴有胸水、腹水、阴部水肿。严重水肿患儿于大腿和上臂内侧及腹壁皮肤可见皮肤白纹或紫纹。

　　(3) 肾炎性肾病患儿可有血压增高和血尿。

知识点 6

肾病综合征的常见并发症

（1）感染：有呼吸道、肠道、皮肤、尿路、腹部等部位感染，其中上呼吸道感染占 50% 以上。

（2）电解质紊乱和低血容量：常见的电解质紊乱有低钾、低钠、低钙血症，表现为厌食、乏力、嗜睡、血压下降，甚至出现低血容量休克。低钙血症甚至可出现低钙性惊厥。

（3）高凝状态和血栓形成：肾病综合征易呈高凝状态而致血栓形成，以肾静脉血栓最多见。典型表现为突发腰痛，出现血尿或血尿加重，少尿甚至肾衰竭。还可有下肢深静脉血栓，双侧下肢不对称肿胀和活动障碍，皮肤突发紫斑并迅速扩大；阴囊水肿呈紫色；顽固性腹水；下肢疼痛伴足背动脉波动消失等；但大部分病例为亚临床型，无明显症状。

（4）肾小管功能障碍：由于大量蛋白尿的重吸收，导致肾小管功能损害。患儿可出现肾性糖尿或氨基酸尿，重者呈 Fanconi 综合征。

（5）急性肾衰竭：5% 微小病变型肾病可并发急性肾衰竭。

（6）肾上腺危象：临床表现为剧烈呕吐、腹痛、血压降低、脉搏增快、呼吸困难，甚至休克、死亡。主要是由于肾上腺皮质激素使用不当（如撤药过快，突然中断用药等），发生感染，或发生应激状态，机体分泌皮质醇不足所致。

（7）生长迟缓：由于长期大量应用激素治疗，肾病患儿常出现维生素 D 及钙代谢紊乱，可见生长障碍和青春期开始时间延迟。

知识点 7

辅 助 检 查

（1）外周血检查

1）血常规

2）C 反应蛋白（CRP）

（2）尿液分析

1）尿常规

2）24h 尿蛋白定量

（3）血生化检测

1）血浆白蛋白

2）肾功能

3）血清补体测定

（4）高凝状态检测

（5）病原学检测

（6）抗核抗体谱检测

病例补充

辅助检查

血常规：WBC 8.0×10^9/L、N 70.2%、L 26.4%、PLT 190.0×10^9/L；CRP 0.4mg/L；尿常规：PRO（++++），BLD（−），RBC 0~2 个/HP；24h 尿蛋白定量：1.8g；血浆白蛋白 21g/L，胆固醇 6.5mmol/L，肾功能、C3 正常；呼吸道病原学 IgM 抗体结果未见异常；抗核抗体谱结果无异常。

问题五　目前患儿的西医诊断是什么？其诊断依据是什么？

思路　根据患儿症状、体征，结合实验室表现明确诊断为肾病综合征（单纯型）。

问题六　本病需要和哪些疾病鉴别？

思路

1. 急性肾小球肾炎　多见于溶血性链球菌感染之后，病初表现为晨起双睑水肿，以后发展至下肢及全身，呈非凹陷性，可有血尿、蛋白尿、高血压，补体 C3 下降。

2. 过敏性紫癜性肾炎　患儿不仅有水肿、血尿、蛋白尿等表现，还有过敏性皮疹、关节肿痛、腹痛、便血等。

3. 乙型肝炎病毒相关性肾炎　患儿可有血尿、蛋白尿，血清乙肝病毒抗原阳性，肾组织学改变为膜性肾病。

4. 狼疮性肾炎　多见于 10~14 岁女性儿童，表现为水肿、蛋白尿、血尿及氮质血症，常伴有发热、皮疹、关节痛及贫血等。血清抗核抗体、抗双链 DNA 抗体及抗 Sm 抗体阳性。

📋 **知识点 8**

临证思维分析

　　本病辨证，首先要辨别本证与标证，本证以正虚为主，标证以邪实为患，在具体辨证时应结合本病各个阶段的特点，标本虚实主次不一，在水肿期，多本虚标实，水肿消退后，则以本虚为主。其次辨别阴阳消长，初期、水肿期及恢复期多以阳虚、气虚为主；难治病例，久病不愈或反复发作或长期用激素，可由阳虚转化为阴虚或气阴两虚。

📋 **知识点 9**

中医治疗原则

　　本病以扶正祛邪为治疗原则，以扶正培本为主，重在益气健脾补肾、调理阴阳，同时配合宣肺、利水、清热、化瘀、化湿、降浊等祛邪之法以治其标。如水肿严重或外邪如湿热等邪实突出时，应先祛邪以急则治其标；水肿、外邪等减缓或消失后，则扶正祛邪，标本兼治或继以补虚扶正。在中医辨证治疗同时，应配合必要的西药糖皮质激素、免疫抑制剂等综合治疗。

知识点 10

肾病综合征辨证论治

临床分证	辨证要点	治法	代表方剂
脾虚湿困	①肢体浮肿;②面色萎黄,胸闷腹胀,纳少便溏;③舌质淡,苔白滑	温运中阳行气利水	实脾饮(《济生方》)
脾肾阳虚	①高度水肿,腰腹以下为甚;②面色苍白,畏寒肢冷;③舌淡胖,苔白滑,脉细无力	温肾健脾化气行水	真武汤(《金匮要略》)合五皮饮(《中藏经》)
肝肾阴虚	①浮肿不重;②面色潮红,五心烦热,盗汗;③舌质红,苔少	滋阴补肾育阴潜阳	知柏地黄丸(《医宗金鉴》)
气阴两虚	①易感冒,面色无华,神疲乏力;②心烦,手足心热,盗汗;③舌质稍红,苔少,脉细弱	益气养阴化湿清热	六味地黄丸(《小儿药证直诀》)加黄芪
气滞血瘀	①面色晦黯或黧黑;②水肿难消;③舌质紫黯	活血化瘀	桃红四物汤(《医宗金鉴》)

 知识点 11

中 医 外 治

(1) 逐水散:甘遂、大戟、芫花各等量,共碾成细末。每次置 1~3g 于脐中,外加纱布和胶布固定。用于水肿。

(2) 腹水糊:商陆 100g,麝香 1g,葱白或鲜姜适量。将商陆研极细末,每次取药末 3~5g,葱白一茎,捣融成膏,再加凉开水适量,调如糊状,取麝香粉 0.1g,放入神阙穴内,再将调好的药糊敷在上面,盖以纱布,胶布固定。每天换药 1 次,3~5天见效,7 天为 1 疗程。用于治疗腹水。

(3) 消水膏:大活田螺 1 个,生大蒜 1 片,鲜车前草 1 根。将田螺去壳,用大蒜瓣和鲜车前草共捣烂成膏状,取适量敷入脐孔中,外加纱布覆盖,胶布固定。待小便增多,水肿消失时,即去掉药膏。

 知识点 12

西 医 治 疗

(1) 一般治疗

1) 休息:除高度水肿、并发感染外,一般不需绝对卧床。病情缓解后活动量逐渐增加,但应避免过劳。

2) 饮食:显著水肿和严重高血压时应短期限制水钠摄入,病情缓解后不必继续限盐。活动期病例供盐 1~2g/d,蛋白质每日 1.5~2g/kg,供给优质蛋白。

（2）对症治疗

1）利尿：轻度水肿，开始可用氢氯噻嗪 1mg/kg，每日 2~3 次，无效者可加至 2mg/kg，并加用螺内酯 1mg/kg，每日 3 次。水肿严重者可用右旋糖酐 -40（低分子右旋糖酐）10ml/kg+ 多巴胺 1~2μg/kg+ 酚妥拉明（多巴胺用量 50%），静脉滴注结束后给呋塞米 1~2mg/kg。右旋糖酐 -40 应做药敏试验。注意水、电解质紊乱，如低钾及低血容量休克等。重度水肿者可输血浆 1 次 5~10ml/kg 或人血白蛋白。

2）积极预防和控制感染：注意皮肤清洁，避免交叉感染，一旦发生感染及时治疗。

（3）肾病综合征初治病例的治疗：诊断明确后尽早使用泼尼松治疗。

1）诱导缓解阶段：足量泼尼松每日 2mg/kg（按身高的标准体重计算），全日最大剂量不超过 80mg，分 3 次口服，尿蛋白转阴后改为每晨顿服 1.5mg/kg，疗程 6 周。

2）巩固维持阶段：隔日晨顿服 1.5mg/kg（最大剂量每日 60mg），共 6 周，然后逐渐减量。一般总疗程 9~12 个月。

3）激素治疗的副作用：长期超生理剂量使用糖皮质激素的副作用有：①代谢紊乱，可出现库欣貌、高血糖、高血压、骨质疏松等；②消化性溃疡、精神欣快感、白内障、无菌性股骨头坏死、高凝状态、生长停滞等；③易发生感染或诱发结核灶活动；④急性肾上腺皮质功能不全，戒断综合征。

（4）肾病综合征复发病例的治疗：肾病综合征在治疗后或减量过程中，尿蛋白由阴性转为（+++）或（++++），或 24h 尿蛋白定量≥50mg/kg，连续 3 天不缓解称为肾病综合征的复发。针对复发病例，原则上再次恢复到初始疗效剂量或上一个疗效剂量，或改隔日疗法为每日疗法，或将激素减量的速度放慢，延长疗程。同时注意积极寻找复发诱因，控制感染。

（5）免疫抑制剂的应用：主要用于肾病综合征频繁复发（肾病病程中半年内复发≥2 次，或 1 年内复发≥3 次）、糖皮质激素依赖（对激素敏感，但连续两次减量或停药 2 周内复发者）、耐药（以泼尼松足量治疗 >4 周尿蛋白仍阳性者）或出现严重副作用者。在小剂量激素隔日使用的同时可选用以下免疫抑制。

1）环磷酰胺：口服剂量为每日 2~3mg/kg，分 3 次口服，疗程 8 周。静脉冲击量为每日 8~12mg/kg，连续 2 天，用药期间多饮水，每 2 周重复 1 次，共 6 次。一年内累积总量≤200mg/kg。不良反应有白细胞减少、秃发、肝功能损害、骨髓抑制、出血性膀胱炎和远期性腺损伤等。应尽量避免青春前期和青春期用药。

2）其他免疫抑制剂：环孢霉素 A、霉酚酸酯、雷公藤多苷等。雷公藤多苷片，每日 1mg/kg 口服，每日最大剂量不超过 60mg，分 2~3 次口服，疗程 3 个月。适用于肾病各个证型。

（6）其他治疗

1）抗凝治疗：肝素钠每日 1mg/kg，每日 1 次静滴，2~4 周为一疗程。也可用潘生丁等治疗。

2）血管紧张素 II 转换酶抑制剂：对改善肾小球局部血流动力学、减少尿蛋白、延缓肾小球硬化有良好作用。常用卡托普利。

　　3）免疫调节剂：可选用左旋咪唑、匹多莫德口服液等。

　　4）防止骨质疏松，服激素同时加用钙和维生素 D 制剂。

病例补充

　　经过治疗，患儿眼睑及双下肢浮肿消退，手足心热，乏力盗汗，小便量可，大便正常。舌质淡红，苔少，脉细弱。尿蛋白转阴，白蛋白、血脂恢复正常。

　　问题七　患儿如何进行调理？如何预防？

　　思路　患儿目前为肾病综合征后期气阴两虚证，可予益气养阴之法进行调理，如六味地黄丸加减；避免前往人流密集处，适时增减衣物，避免暴饮暴食及进食滋腻补品。

 知识点 13

预 防 调 护

　　（1）注意预防呼吸道感染。

　　（2）保护皮肤及外阴、尿道口清洁，皮肤皱褶处每日用温水清洗，保持局部皮肤干燥，预防皮肤及尿道感染。

　　（3）若有皮肤疮疖痒疹、慢性扁桃体炎等病灶应及时处理。

　　（4）水肿明显者，应卧床休息，每日应准确记录患儿的出入水量，及时观测血压、脉搏、呼吸、体重、腹围，了解水肿的增减程度。

【临证要点】

　　1. 本病病变部位在肺脾肾，重点在脾肾。肺脾肾三脏亏虚是本病的致病因素，病机关键本虚标实。

　　2. 治疗以扶正祛邪为基本法则，以扶正培本为主，重在益气健脾补肾、调理阴阳，同时配合宣肺、利水、清热、化瘀、化湿、降浊等祛邪之法以治其标。

　　3. 单纯中药治疗效果欠佳者，应配合必要的西药等综合治疗。对肾病之重症，出现水凌心肺、邪犯心肝或湿浊毒邪内闭之证，应配合西药抢救治疗。

【诊疗流程】

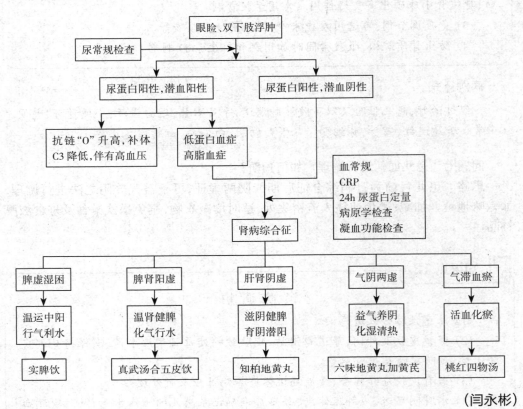

眼睑、双下肢浮肿

尿常规检查

尿蛋白阳性，潜血阳性　　尿蛋白阳性，潜血阴性

抗链"O"升高，补体　　低蛋白血症
C3 降低，伴有高血压　　高脂血症

血常规
CRP
24h 尿蛋白定量
病原学检查
凝血功能检查

肾病综合征

脾虚湿困	脾肾阳虚	肝肾阴虚	气阴两虚	气滞血瘀
温运中阳 行气利水	温肾健脾 化气行水	滋阴健脾 育阴潜阳	益气养阴 化湿清热	活血化瘀
实脾饮	真武汤合五皮饮	知柏地黄丸	六味地黄丸加黄芪	桃红四物汤

（闫永彬）

【复习思考题】

1. 什么是肾病综合征？
2. 单纯型肾病综合征的临床表现是什么？
3. 肾炎型肾病综合征的临床表现是什么？
4. 肾病综合征的中医治则是什么？
5. 肾病综合征的辨证思维是什么？

第二节　急性肾小球肾炎

培训目标

1. 掌握急性肾小球肾炎的定义及临床表现、诊断要点、辨证论治与并发症的诊断。
2. 熟悉急性肾小球肾炎的病因病机和传变规律、西医治疗原则。
3. 了解急性肾小球肾炎的发病特点、范围和预防调护。

急性肾小球肾炎简称"急性肾炎",为儿科常见的免疫反应性肾小球疾病。临床上表现为急性起病,以血尿、蛋白尿、浮肿、高血压、少尿及肾功能损伤为主要特征。本病是小儿时期最常见的一种肾脏疾病,大多发生于感染后,尤其是发生于溶血性链球菌感染后,故又称为急性链球菌感染后肾小球肾炎。好发年龄为5~14岁,男女发病比例约为2∶1。中医古代文献中,无肾炎病名记载,但据其临床表现,多属"水肿""尿血"范畴。

本病临床表现轻重悬殊,轻者除实验室检查异常外,临床无明显症状,重者则并发高血压脑病、心力衰竭及急性肾衰竭。近年来,由于早期采取中西医结合的治疗措施,严重并发症明显减少,预后大多良好。

【典型案例】

患儿男,11岁,主因"浮肿伴血尿3天"入院。患儿3天前发现双眼睑浮肿,小便次数减少,尿色如洗肉水样,当地医院检查及诊断不详,给予青霉素(具体不详)抗感染治疗,症状无改善,水肿渐波及双下肢,患儿家长为求进一步诊疗由门诊收入院。入院症见:双眼睑浮肿,小便量少,尿色红呈洗肉水样,头痛,纳差,夜眠欠安,大便干。患儿自发病以来饮食欠佳,无尿频、尿急、尿痛,无关节痛、皮疹、脱发和口腔溃疡,大便正常。既往史:患儿2周前曾患化脓性扁桃体炎;既往体健,无高血压和肾脏病史,无药物过敏史。家族中无高血压患者。舌红,苔黄厚腻,脉滑数。

体格检查

T 36.5℃,P 80次/min,R 18次/min,BP 145/95mmHg。一般情况可,无皮疹,浅表淋巴结无肿大,双眼睑水肿,巩膜无黄染,咽充血(+),扁桃体不大,心肺(-),腹平软,肝脾肋下未触及,移动性浊音(-),双肾区无叩击痛,双下肢轻度非凹陷性水肿。

实验室检查

血常规:WBC 9.2×10^9/L,N 76%,L 24%,Hb 112g/L,PLT 220×10^9/L;尿常规:尿蛋白(+),WBC 0~1个/HP,RBC 20~30个/HP,偶见颗粒管型;24h尿蛋白定量1.5g。

问题一 本患儿初步的中医诊断是什么?其诊断依据是什么?

思路 本患儿见眼睑及双下肢浮肿,尿少,血尿,故初步中医诊断为水肿病(阳水)。

问题二 本患儿初步西医诊断是什么?诊断依据是什么?

思路 本患儿有:①临床表现:眼睑及双下肢浮肿、尿少及血尿;②血压高,双下肢非凹陷性水肿,腹部移动性浊音阴性;③辅助检查:尿常规:尿蛋白(+),WBC 0~1个/HP,RBC 20~30个/HP;24h尿蛋白定量1.5g;④2周前有化脓性扁桃体炎病史。故初步诊断为急性肾小球肾炎。

问题三 根据本患儿的临床表现,如何判断急性肾小球肾炎病情的轻重?

思路 本患儿一般情况尚可,无高血压脑病、严重循环充血及肾衰竭等并发症表现,故不属于重症。

问题四 根据本患儿情况,需要与哪些疾病鉴别?

思路 本患儿需要肾病综合征、IgA肾病、急进性肾炎、泌尿系感染等鉴别。

知识点 1

鉴 别 诊 断

（1）肾病综合征：急性肾小球肾炎与肾病综合征均以浮肿及尿改变为主要特征。但肾病综合征以大量蛋白尿为主，伴低蛋白血症及高胆固醇血症，其浮肿多为指凹性。急性肾炎则以血尿为主，不伴低蛋白血症及高胆固醇血症，其浮肿多为非凹陷性（紧张性）。

（2）IgA 肾病：多于急性上呼吸道感染后 1~2 天内即发生血尿，或伴蛋白尿，但多不伴水肿及高血压。其病情常反复发作。部分病例鉴别困难时，需行肾活检。

（3）急进性肾炎：起病与典型的急性肾炎很相似，但表现为进行性少尿、无尿及迅速发展的肾衰竭。

（4）泌尿系感染：少数患儿可有肉眼血尿，但多无浮肿及血压增高，有明显发热及全身感染症状，尿检有大量的白细胞及尿细菌培养阳性为确诊的条件。

问题五　为进一步明确诊断以及治疗，本患儿需要进行哪些辅助检查？
思路
1. 血常规、尿常规、大便常规。
2. 补体、ASO。
3. 肝肾功能、电解质、血糖、凝血功能、抗核抗体（ANA）、CRP、血沉（ESR）。
4. 24h 尿蛋白定量、尿红细胞位相。
5. 腹部超声、胸片、心电图。

知识点 2

急性肾小球肾炎的临床表现

急性肾炎临床表现轻重悬殊，轻者全无临床症状仅发现镜下血尿，重者可呈急进性过程，短期内出现肾功能不全。

（1）前驱感染：在本病发病前 1~4 周多有呼吸道或皮肤感染、猩红热等链球菌感染或其他急性感染史。

（2）典型表现：急性期常有全身不适、乏力、食欲不振、发热、头痛、头晕、咳嗽、气急、恶心、呕吐、腹痛及鼻出血等症状。

1）水肿及少尿：水肿常为起病的初发表现，多在眼睑、颜面部及下肢，呈非凹陷性。少数可有胸水、腹水，水肿时伴尿量减少，严重者可致无尿。

2）血尿：镜下血尿几乎每例都有，50%~70% 的病例有肉眼血尿，一般在 1~2 周后转为镜下血尿。

3）蛋白尿：程度不等，有 20% 可达肾病综合征水平。蛋白尿患者病理上常呈严重系膜增生。

4）高血压：血压升高是肾炎早期征象，一般以轻、中度为主。学龄儿童血压超过 130/90mmHg，学龄前儿童血压超过 120/80mmHg 为高血压。

非典型病例可无水肿、高血压及肉眼血尿，仅发现镜下血尿。

知识点 3

急性肾小球肾炎严重度的评估

少数患儿在疾病早期(2 周之内)可出现下列严重症状:

(1) 高血压脑病:血压急剧增高,常见剧烈头痛及呕吐,继之出现视力障碍,嗜睡,烦躁,或阵发性惊厥,渐入昏迷,少数可见暂时偏瘫失语,严重时发生脑疝。如血压升高超过 140/90mmHg(18.7/12.0kPa),并伴视力障碍、惊厥、昏迷三项之一即可诊断。

(2) 严重循环充血:常发生在起病 1 周内,由于水、钠潴留,血浆容量增加而出现循环充血。当肾炎患儿出现呼吸急促和肺部出现啰音时,应警惕循环充血的可能性。严重者可见呼吸困难,胸闷,频频咳嗽不能平卧,颈静脉怒张,肝大压痛,心脏扩大,心率快、奔马律等。

(3) 急性肾功能不全:常发生于疾病初期,出现少尿或尿闭等症状可引起暂时性氮质血症、电解质紊乱和代谢性酸中毒。一般持续 3~5 日,不超过 10 日。

知识点 4

辅 助 检 查

(1) 外周血检查:血常规、血沉、C 反应蛋白。

(2) 尿常规检查。

(3) 抗链球菌溶血素"O"(ASO)。

(4) 肝肾功能、电解质、血糖、凝血功能、ANA。

(5) 体液免疫:免疫球蛋白、补体 C3、C4 等。

(6) 肾脏病理:必要时做肾脏病理检查以明确诊断及与相关疾病鉴别。

病例补充

辅助检查

肝肾功:TP 68g/L,ALB 35.5g/L,BUN 6.5mmol/L,Cr 110μmol/L,TG 5.2mmol/L,CHO 5.1mmol/L;体液免疫:IgG、IgA、IgM 均正常,C3 0.5g/L,C4 0.68g/L;血沉:85mm/h;ANA、ds-DNA 阴性;抗溶血素"O"效价大于 1∶500;乙肝两对半(−)。

问题六　目前患儿的西医诊断是什么? 其诊断依据是什么?

思路　根据患儿急性起病,少尿,肉眼血尿,血压高,眼睑浮肿,双下肢非凹陷性水肿。结合尿常规提示肉眼血尿伴蛋白尿,补体 C3 下降,血沉增快。符合急性肾小球肾炎诊断。

问题七　针对该患儿如何进行治疗?

思路

1. 一般治疗

(1) 休息:急性期需卧床 2~3 周,直到肉眼血尿消失,水肿减退,血压正常,即可下床做轻微活动。血沉正常可上学,但应避免重体力活动。尿沉渣细胞绝对计数正常后方可恢复体力活动。

(2) 饮食:食盐以 60mg/(kg·d) 为宜。水分以不显性失水加尿量计算。

2. 中医治疗　内治以清热利湿,凉血止血,予五味消毒饮合小蓟饮子加减。处方:金银花 9g,野菊花 15g,蒲公英 15g,紫花地丁 15g,栀子 9g,猪苓 9g,淡竹叶 6g,小蓟 15g,蒲黄 6g,当归 9g。

3. 西医治疗

(1) 抗感染:青霉素 10~14 天。

(2) 利尿:氢氯噻嗪 1~2 mg/(kg·d),分 2~3 次口服。无效时需用呋噻米,口服剂量 2~5 mg/(kg·d),注射剂量 1~2 mg/(kg·次),每日 1~2 次。

(3) 降血压:①硝苯地平:系钙通道阻滞剂,开始剂量为 0.25 mg/(kg·d),最大剂量 1mg/(kg·d),分 3 次口服;②卡托普利:系血管紧张素转换酶抑制剂,初始剂量为 0.3~0.5mg/(kg·d),最大剂量 5~6mg/(kg·d),分 3 次口服,与硝苯地平交替使用降压效果更佳。

知识点 5

临证思维分析

急性肾炎的证候轻重悬殊较大。轻型一般以风寒证、风热证、热毒证、湿热证及寒湿证等常证的证候表现为主,其水肿、尿量减少及血压增高多为一过性,中医治疗多能痊愈。重证则为全身严重浮肿,持续尿少、尿闭,并可在短期内出现邪陷心肝、水凌心肺、水毒内闭等危急证候。此为变证,需及时抢救。此外,在辨证中应密切注意尿量变化。因尿量越少,持续时间越长,浮肿越明显,出现变证的可能也越大。

知识点 6

急性肾小球肾炎辨证论治

临床分证			辨证要点	治法	代表方剂
急性期	常证	风水相搏	起病急,眼睑浮肿,皮肤光亮,按之不凹陷,血尿,舌淡苔薄白,脉浮	疏风宣肺利水消肿	麻黄连翘赤小豆汤(《金匮要略》)合五苓散(《伤寒论》)
		湿热内侵	浮肿,小便短赤,多有血尿;皮肤疮毒;烦热口渴、头身困重、舌红苔黄腻,脉滑数	清热利湿凉血止血	五味消毒饮(《医宗金鉴》)合小蓟饮子(《玉机微义》)
	变证	邪陷心肝	面目肢体浮肿,头痛,眩晕,视物模糊,烦躁、呕吐,甚至抽搐,昏迷,舌红苔黄糙,脉弦	平肝泻火清心利水	龙胆泻肝汤(《兰室秘藏》)合羚角钩藤汤(《通俗伤寒论》)

续表

临床分证		辨证要点	治法	代表方剂
急性期	变证 水凌心肺	以全身严重浮肿,频咳气急,胸闷心悸,不能平卧,唇甲青紫,舌质黯红,苔白腻,脉细无力	泻肺逐水温阳扶正	己椒苈黄丸(《金匮要略》)合参附汤(《重订严氏济生方》)
	水毒内闭	持续少尿或尿闭,头痛,恶心,呕吐,嗜睡或昏迷,舌淡胖,苔腻,脉滑数	通腑降浊解毒利尿	温胆汤(《集验方》)合附子泻心汤(《伤寒论》)
恢复期	阴虚邪恋	手足心热,腰酸盗汗,舌红苔少,镜下血尿持续不消,或有反复咽红,舌红苔少,脉细数	滋阴补肾兼清余热	知柏地黄丸(《医宗金鉴》)合二至丸(《医方集解》)
	气虚邪恋	身倦乏力,面色萎黄,纳少便溏,自汗出,易于感冒,舌淡红苔白,脉缓弱	健脾益气佐以化湿	参苓白术散(《太平惠民和剂局方》)

知识点 7

中 医 外 治

(1)灌肠疗法:大黄、黄柏、槐花、败酱草、车前草、益母草、黄芪、龙骨、牡蛎等保留灌肠,用于水毒内闭证。

(2)灸法:于脊柱两旁腧穴处或涌泉穴以艾条灸疗,适用于急性肾衰竭。

(3)低频脉冲穴位刺激疗法:选用特定穴位,如肾俞、膀胱俞、涌泉、足三里等,临床随证取穴,以超低频脉冲刺激,用于各个证型。

知识点 8

西 医 治 疗

目前尚无直接针对肾小球免疫病理的特异性治疗。主要为通过对症治疗纠正其病理生理过程,如预防和治疗水钠潴留、控制循环血容量,从而减轻临床症状。同时要积极防治急性期并发症、保护肾功能,以利其自然恢复。

(1)常规治疗

1)抗感染:对仍有感染灶者应给予青霉素 G,每日 5 万 U/kg,分 2 次肌注,连用 10~14 日。

2)对症治疗:①水肿显著者可用呋塞米,口服剂量每日 2~5mg/kg;注射剂量每日 1~2mg/kg,分 1~2 次,肌内或静脉注射;②尿量显著减少伴氮质血症者,可肌注或静脉注射呋塞米,每次 1mg/kg,必要时每 4~8h 重复使用;③高血压者可选用硝苯地平,开始剂量为每日 0.25mg/kg,最大剂量为每日 1mg/kg,分 3 次口服。

（2）并发症治疗

1）高血压脑病：快速降压：选用硝普钠5~10mg，加入5％葡萄糖注射液100ml中（50~100μg/ml），以每分钟0.02ml/kg速度静脉点滴，无效时可增加滴速，但最快不超过每分钟0.16ml/kg。继以血压情况调整其速度。也可用利血平肌注降压，每次0.07mg/kg，最大量不超过1.5mg/次。还可选用卡托普利，初始剂量为每日0.3~0.5mg/kg，最大剂量每日5~6mg/kg，分3次口服。

快速利尿：呋塞米每次1~2mg/kg，加入5％葡萄糖注射液20m1中稀释后缓慢静脉推注。保持呼吸道通畅，及时给氧。

2）严重循环充血：严格限制钠和水摄入、快速利尿、降压，以减轻心脏前、后负荷。仍不能控制症状时，需采用腹膜透析，以迅速缓解循环过度负荷。

3）急性肾衰竭：严格控制水分入量，按照"量出为入"原则，即每日液体入量＝前一日尿量＋不显性失水＋异常损失量。宜选用低蛋白、低盐、低钾和低磷饮食。少尿或尿闭者应快速利尿。同时应积极纠正水、电解质紊乱及酸中毒，必要时应进行血液透析。

病例补充

经过治疗，患儿水肿消退，尿蛋白转阴，肉眼血尿消失，血压正常，但觉身倦乏力，纳少便溏，动则汗出，舌淡红苔白，脉缓弱。查尿常规：RBC 5~8个/HP。

问题八　患儿预后如何？有何注意事项？

思路　本患儿病程中未出现严重并发症，一般预后较好。经治疗患儿水肿消退，血压正常，肉眼血尿消失，可下床轻微活动或到户外散步，但应尽量避免剧烈运动，尿常规恢复正常3个月后可恢复体力活动。注意饮食调理。

知识点9

急性肾小球肾炎的预后和预防

急性肾小球肾炎急性期预后好。95％急性链球菌感染后肾小球肾炎（APSGN）病例能完全恢复，小于5％的病例可有持续尿异常，死亡病例在1％以下，主要死因是急性肾衰竭。

防治感染是预防急性肾炎的根本。减少呼吸道及皮肤感染，对急性扁桃体炎、猩红热及脓疱患儿应尽早、彻底地用青霉素或其他敏感抗生素治疗。A组溶血性链球菌感染后1~3周内应定期检查尿常规，及时发现和治疗本病。

【临证要点】

1. 急性肾小球肾炎的主要病因为外感风邪、湿热、疮毒，导致肺脾肾三脏功能失调，其中以肺脾功能失调为主。重症水邪泛滥可致邪陷心肝、水凌心肺、水毒内闭之变证。

2. 急性肾小球肾炎的治疗原则,应紧扣急性期以邪实为患,恢复期以正虚邪恋为主的病机。急性期以祛邪为主,宜宣肺利水,清热凉血,解毒利湿;恢复期则以扶正兼祛邪为要,并应根据正虚与余邪孰多孰少,确定补虚及祛邪的比重。

3. 急性肾小球肾炎急性期应清除残存感染灶,积极对症处理,预防急性期并发症。

【诊疗流程】

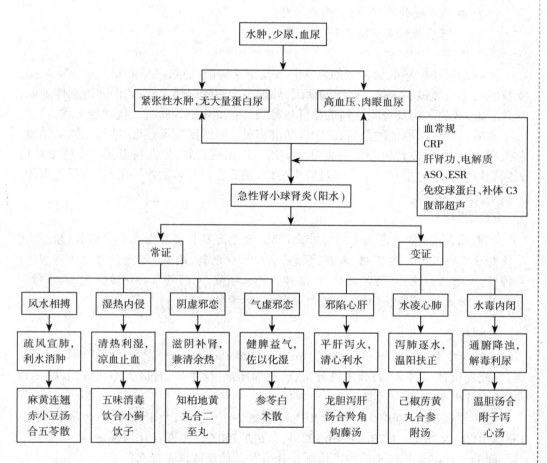

（闫永彬）

【复习思考题】

1. 试述急性肾小球肾炎的临床表现。
2. 简述急性肾小球肾炎的诊断依据。

PPT 课件

08章03节PPT

第三节 尿 频

1. 掌握尿频的临床表现、诊断、鉴别诊断及辨证论治。
2. 熟悉尿频的病因病机、西医治疗。
3. 了解尿频的发病特点和预防调护。

尿频是以小便频数为特征的疾病。多发于学龄前儿童,尤以婴幼儿发病率最高,女孩发病率为男孩 3~4 倍。尿频的病因,外因多为感受湿热之邪,内因多由素体虚弱,脾肾亏虚,或病久伤及肾阴。病位在肾与膀胱。主要病机为膀胱气化功能失常。

本病属于中医淋证的范畴,其中以热淋多见。西医泌尿系感染、结石、肿瘤、结核,白天尿频综合征,急性肾小球肾炎早期等均可以出现尿频,但儿科以泌尿系感染和白天尿频综合征最为常见。本病经过恰当治疗,预后良好。若治疗不彻底,可反复发作,影响小儿身心健康。

【典型案例】

患儿,女,3 岁。患儿 1 周前外出游玩,近 2 天家长发现患儿小便频数,尿急,故前往医院就诊。刻下症:尿频,尿急、小便短少色黄,纳减,大便干,2 日 1 行,精神可,无明显尿痛,无恶寒发热,无浮肿。既往体健,无药物及食物过敏史,否认传染病接触史及家族遗传病史。舌红苔黄腻,脉滑数。

体格检查

T 37.9℃,P 110 次 /min,R 30 次 /min,BP 86/60mmHg。神志清,面色红润;咽无充血,双侧扁桃体无肿大;心肺未见异常;腹软无压痛、反跳痛,肾区无叩击痛,肝脾未触及,肠鸣音正常,双下肢不肿。

尿常规检查:白细胞 10~15 个 /HP,红细胞 2~3 个 /HP,余未见异常;血常规:WBC 13.0×10^9/L、N 78.5%、L 20.4%、Hb 122.0g/L、PLT 250.0×10^9/L;CRP 16mg/L。

问题一 本患儿初步的中医诊断是什么? 其诊断依据是什么?

思路 本患儿刻下症状为尿频,尿急、小便短少色黄,故初步中医诊断为尿频。

问题二 本患儿初步西医诊断是什么? 诊断依据是什么?

思路 本患儿有:①尿频、尿急的膀胱刺激症状;②尿常规检查白细胞 >5 个 /HP。西医初步诊断为泌尿系感染。

知识点 1

泌尿系感染的临床表现

(1) 症状:起病急,年长儿小便频数,伴尿急、尿痛,或常伴发热、寒战、腹痛、腰痛等;婴幼儿临床症状不典型,常以发热、拒食、吐泻为主,尿频尿痛可不明显,可见排尿时哭闹,应警惕泌尿系感染的可能。

(2)体征:年长儿可有肾区叩击痛。

(3)临床分类

1)急性尿路感染:病程6个月以内。

2)慢性尿路感染:病程在6个月以上。

问题三 根据本患儿情况,需要与哪些疾病鉴别?

思路 本患儿中医诊断需要与遗尿病鉴别;西医诊断需要与白天尿频综合征鉴别。

知识点2

泌尿系感染与白天尿频综合征的鉴别

鉴别点	泌尿系感染	白天尿频综合征
年龄	多发于学龄前	多发于婴幼儿
典型症状	起病急,尿频、尿急、尿痛	反复发作,醒时尿频,入眠消失
发热	可有	无
尿常规检查	白细胞增多,可见脓细胞	无异常
尿培养	尿细菌培养阳性	无异常

问题四 为进一步明确诊断以及治疗,本患儿需要进行哪些辅助检查?

思路 需要完善尿培养、泌尿系B超协助诊断。

知识点3

尿频西医学病因

(1)泌尿系感染,如急性尿道炎、急性膀胱炎、肾盂肾炎等。

(2)神经性尿频:一方面是大脑皮质发育不健全,对脊髓初级排尿中枢抑制功能较差,另一方面是小儿精神紧张、焦虑,使抑制排尿的功能发生障碍。

(3)膀胱容量减少,如膀胱占位性病变、膀胱结石等。

(4)其他:包茎、包皮过长、蛲虫刺激阴部等。

知识点4

中医病因病机

(1)病因:外因主要责之于湿热,内因多责之于脾肾亏虚。

(2)病机:湿热蕴结下焦,或素体脾肾气虚,膀胱气化失司,或久病损及肾阴,阴虚内热,虚火致膀胱失约所致。

(3)病位:主要在肾与膀胱。

问题五 针对该患儿如何进行治疗?

思路

1. 中医治疗

(1) 患儿尿频,尿急,小便短少色黄,低热,纳减,大便干,2 日 1 行,舌红苔黄腻,脉滑数,中医辨证为湿热下注证,内治以清热利湿,通利膀胱为法,予八正散化裁。处方:瞿麦 10g,萹蓄 6g,滑石 15g,通草 6g,栀子 8g,大黄 3g(后下),柴胡 6g,车前草 10g,鸡内金 10g,甘草 3g。

(2) 金银花、蒲公英、黄柏、赤芍、金钱草各 30g,水煎坐浴,每日 1~2 次,每次 15min。

2. 西医治疗

(1) 患儿尿常规、血常规及超敏 CRP 提示泌尿系细菌感染,予口服阿莫西林/克拉维酸钾抗感染。

(2) 若尿频尿急明显可用阿托品、山莨菪碱或口服碳酸氢钠碱化尿液以减轻膀胱刺激症状。

知识点 5

临证思维分析

本病重在辨别虚实。实证起病急,病程短,以尿频短赤,尿急尿痛,伴发热,呕吐为主症者,属湿热下注;虚证病势缓,病程长,以小便频数,尿清无痛,精神倦怠,腰酸乏力为主症者,属脾肾气虚;以尿频伴低热盗汗,五心烦热等为主症者,属阴虚内热。

知识点 6

尿频辨证论治

临床分证	辨证要点	治法	代表方剂
湿热下注	①尿频尿痛,伴发热,烦躁口渴,呕吐口苦;②舌红苔黄腻	清热利湿通利膀胱	八正散(《太平惠民和剂局方》)
脾肾气虚	①病久不愈,尿频,神萎,纳差,怕冷,手足不温,便稀;②舌淡有齿痕,苔白腻	温补脾肾升提固摄	缩泉丸(《魏氏家藏方》)
阴虚内热	①尿频日久,低热,盗汗,五心烦热,咽干;②舌红少苔	滋阴补肾清热降火	知柏地黄丸(《医宗金鉴》)

知识点 7

中 医 外 治

(1) 针灸疗法:体穴选肾俞、三阴交,耳穴肾上腺,每日针刺 1 次。或取中极、关元、三阴交、膀胱俞等穴,强刺激。

（2）按摩疗法：揉丹田 200 次，摩腹 5min，揉龟尾 100 次，较大儿童可用擦法，横擦肾俞、八髎，以热为度。适用于脾肾气虚者。

（3）药浴疗法：金银花、蒲公英、黄柏、赤芍、金钱草各 30g，水煎坐浴，每日 1~2 次，每次 15min。用于膀胱湿热，症见尿频、尿急、尿痛者。

夏枯草、龙胆草、苦参、黄柏、土茯苓、蛇床子各 20g，水煎坐浴，每日 1 剂，坐浴 2 次，用于肝胆郁热，症见尿频、尿急者。

知识点 8

西 医 治 疗

（1）泌尿系感染

1）抗菌药物治疗：在进行尿细菌培养后，经验用药初治可选阿莫西林／克拉维酸钾、头孢曲松钠、头孢噻肟钠等治疗。根据尿液检查，随访尿细菌培养以指导和调整用药。强调用足疗程以防复发。

2）对症治疗：高热、头痛、腰痛可用解热镇痛剂；尿频尿痛尿急明显可用阿托品、山莨菪碱或口服碳酸氢钠碱化尿液以减轻尿路刺激症状。

（2）白天尿频综合征：对于短时间尿频患儿，一般不需要药物治疗，主要干预措施包括：心理辅导，寻找小儿精神紧张、焦虑的原因，针对性进行心理辅导；膀胱训练；饮食调节。对于尿频持续时间较长者，可以适当药物干预。

病例补充

经过治疗，患儿尿频减轻，尿急、发热症状消失，大便质软，日 1 次。舌质红，舌苔薄白。清洁中段尿培养阴性，泌尿系 B 超未见异常，血常规、尿常规复查正常。

问题六　患儿抗生素已经服用 5 天，还需要继续服用吗？

思路　急性泌尿系感染，如感染得到逐渐控制，症状消失，一般抗生素疗程为 10 天；对于不伴发热，症状轻者，疗程可以为 5 天。本病例建议抗生素继续巩固治疗 5 天。

知识点 9

预 防 调 护

（1）注意卫生，便后清洗会阴及臀部，勤换尿布，不穿开裆裤。

（2）急性期宜卧床休息，多饮水，饮食宜清淡，忌辛辣食品。

（3）培养小儿定时排便习惯，防止便秘或憋尿。

（4）及时治疗泌尿系结构异常如男孩包茎，有蛲虫应及时驱虫，有全身感染应积极治疗。

【临证要点】

1. 本病临床多见泌尿系感染、白天尿频综合征。

2. 病变部位主要在肾与膀胱。外因湿热为患,内因多责之于脾肾亏虚。急性者病机多为湿热蕴结下焦;反复发作或慢性者则病机为脾肾气虚,膀胱气化失司,或阴虚内热,虚火致膀胱失约。

3. 治疗实证者,以清热利湿为主要治法;虚证宜温补脾肾或滋阴清热。尿频日久或反复发作者,多为本虚标实,治宜标本兼顾,攻补兼施。

4. 泌尿系感染治疗时,应先留取标本进行尿细菌培养,然后根据经验选择抗菌药物,初治可选阿莫西林/克拉维酸钾,或头孢曲松钠、头孢噻肟钠等治疗,然后再根据尿细菌培养和药敏试验结果调整用药。强调用足疗程以防复发。

【诊疗流程】

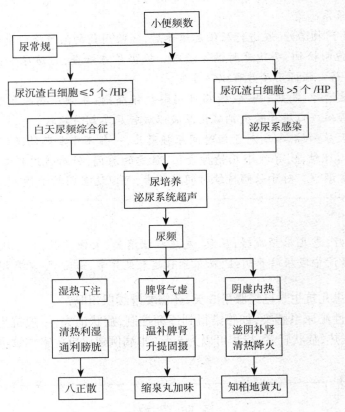

（吴力群）

【复习思考题】

1. 引起尿频的西医病因有哪些?

2. 尿频的病因病机是什么?

3. 尿频的辨证思路是什么?

4. 请简述尿频的中医外治方法。

第四节 遗 尿

PPT 课件

08章04节PPT

培训目标

1. 掌握遗尿的诊断、鉴别诊断及辨证论治。
2. 熟悉遗尿的病因病机、中医外治方法。
3. 了解遗尿的发病特点和预防调护。

遗尿是指 5 周岁以上小儿经常睡中小便自遗,醒后方觉的一种病证。5~6 岁发病率最高,男孩发病率高于女孩,多有明显家族遗传倾向。本病的病因为先天禀赋不足,后天久病失调,肾气不足,脾肺气虚,肝经郁热。发病机制主要为膀胱失于约束,并且与肺、脾、肾功能失调、三焦气化失司关系密切。本病大多病程较长,或反复发作,重症病例白天睡眠中也会发生遗尿。

西医"遗尿症"可参考本病辨证治疗。遗尿症病因复杂,临床上分为原发性遗尿症和继发性遗尿症;单症状性遗尿症和非单症状性遗尿症。原发性遗尿症约有 15% 的患儿可自行缓解或者自愈,但 1%~3% 的患儿症状可持续至成人,严重影响患儿的生长发育与身心健康。

【典型案例】

患儿,男,6 岁半。患儿自幼夜间遗尿,每晚尿床 1~2 次,尿量较多,白天小便正常。平素易疲乏,食欲差,挑食偏食,夜间睡眠深沉,不易唤醒,大便调。既往史:既往体健,无特殊病史。

体格检查

Wt 20kg,L 118cm,BP 110/65mmHg,面黄少华,形体偏瘦,心肺腹未见异常。舌淡红,苔白中厚,脉沉细。

辅助检查

尿常规(−);肾脏、输尿管、膀胱 B 超未见异常。

问题一 本病例患儿初步的中医诊断是什么? 其诊断依据是什么?

思路 患儿 6 岁半,自幼夜间遗尿,每晚均有尿床,夜间不易唤醒,故中医诊断为遗尿。

问题二 本病例患儿初步西医诊断是什么? 诊断依据是什么?

思路 本患儿有:①年龄大于 5 岁;②自幼夜间尿床;③尿常规(−),肾脏、输尿管、膀胱 B 超未见异常。故初步西医诊断为原发性遗尿症。

知识点 1

遗尿症的西医诊断

(1) 发病年龄:≥5 岁儿童

(2) 临床症状:平均每周至少 2 次夜间不自主排尿,并持续 3 个月以上。

问题三　根据本病例患儿情况,需要与哪些疾病鉴别?

思路　本患儿中医诊断需要与尿频相鉴别;西医诊断需要与白天尿频综合征鉴别。

知识点2

遗尿与尿频的鉴别

鉴别点	遗尿	尿频
主要病机	肾气不足,膀胱虚寒	湿热蕴结膀胱,素体脾肾不足
典型症状	睡中小便自遗	白天尿意频繁,夜间入睡消失
尿常规	无异常	尿路感染白细胞增多
腰骶部磁共振检查	部分可有隐性脊柱裂	无异常

问题四　为进一步明确诊断以及治疗,本患儿需要进行哪些辅助检查?

思路　需要B超检查膀胱残余尿量,了解膀胱功能;完善血常规、肝肾功能、血糖检查,除外慢性肾衰、肾小管疾病、糖尿病等继发性遗尿症。若有腰骶部疼痛、肛门周围感觉障碍、大便失禁等症状时,需要进行腰骶椎X线拍片,以排除隐性脊柱裂及脊髓栓系综合征等。

知识点3

辅 助 检 查

（1）实验室检查

1）尿常规、尿培养、尿糖

2）血常规、血糖

3）肝肾功能

（2）泌尿系统超声检查:肾脏、输尿管、膀胱B超,排除泌尿系统先天畸形,检测膀胱容量、膀胱壁厚度及残余尿量,了解膀胱状态及功能。

（3）腰骶部影像学检查:X线摄片,有条件者建议进行腰骶部磁共振检测,避免X线可能对儿童生殖系统的影响。

（4）排尿日记

夜间总尿量

ER-8-4

病例补充

辅助检查

泌尿系统B超检查膀胱壁及膀胱残余尿量均无异常;血常规、尿培养、肝肾功能、血糖检查未见异常;腰骶椎磁共振未见异常。排尿日记显示日间最大排尿量为150ml,夜间总尿量为350ml,提示夜尿过多。

问题五　针对该患儿如何进行治疗?

思路

1. 中医治疗

(1) 内治:患儿自幼夜间遗尿,每晚尿床 1~2 次,尿量较多,白天小便正常。平素易疲乏,食欲差,挑食偏食,夜间睡眠深沉,不易唤醒,大便调,面黄少华,形体偏瘦,舌淡红,苔白中厚,脉沉细。中医辨证为脾肾气虚。治法为益肾温阳,健脾益气。方用缩泉丸化裁。处方:山药 10g,乌药 6g,益智仁 8g,桑螵蛸 10g,补骨脂 6g,菟丝子 10g,金樱子 10g,石菖蒲 6g,麻黄 3g,党参 10g,白术 10g,熟地黄 10g。

(2) 中药丁香 1g、肉桂 2g、益智仁 3g、覆盆子 3g,研末,黄酒调敷于脐部,外用脱敏胶布覆盖,每晚 1 次,连用 5~7 天。

2. 西医治疗　醋酸去氨加压素片 0.2mg qn,连用 2 个月。

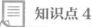 **知识点 4**

临证思维分析

　　本病重在辨脏腑虚实寒热,遗尿日久,量多次频,伴形寒肢冷,神疲乏力,体虚汗多者为虚寒;遗尿初起,尿黄短涩,量少灼热,形体壮实,急躁梦多,睡眠不宁者为实热。

知识点 5

遗尿辨证论治

临床分证	辨证要点	治法	代表方剂
肾气不足	①经常遗尿,神疲面白,肢冷乏力,腰腿疲软,智力稍低;②舌淡苔白	温补肾阳固涩止遗	菟丝子散(《医宗必读》)
肺脾气虚	①夜晚遗尿,白天尿频,面色少华,四肢乏力,纳差便溏,汗多易感冒;②舌淡苔白	补肺健脾固摄止遗	补中益气汤(《内外伤辨惑论》)合缩泉丸(《魏氏家藏方》)
肝经湿热	①睡中遗尿,尿黄味臊,急躁,夜梦多,唇红口苦;②舌红苔黄腻	清热利湿泻肝止遗	龙胆泻肝汤(《太平惠民和剂局方》)
心肾不交	①梦中遗尿,多动少静,寐不安宁,记忆力差,心烦急躁;②舌红少津	清心滋肾安神固脬	交泰丸(《韩氏医通》)合导赤散(《小儿药证直诀》)

 知识点 6

中医外治

(1) 针灸疗法

1) 体针:取肾俞、膀胱俞、关元、气海、三阴交、阴陵泉、印堂、足三里。每次

2~3 穴。

2）耳针：取肾、肺、脾、膀胱、内分泌、皮质下、神门。

3）手针：针刺夜尿点（掌面小指第二指关节横纹中点处），每次留针 15min。隔日 1 次，7 次为 1 疗程。

4）灸法：取关元、三阴交、命门、膀胱俞、肾俞穴，每穴灸 5min。

（2）推拿疗法：揉丹田、补肾经、脾经，揉百会各 100~200 次，摩腹 5min，揉龟尾、推三关各 50 次。

（3）贴敷疗法：五倍子、补骨脂、炙何首乌各 3g，研末，调醋敷脐部，每晚 1 次，5 次为 1 疗程。

覆盆子、金樱子、五味子、菟丝子、仙茅、补骨脂、山茱萸、桑螵蛸各 60g，丁香、肉桂各 30g，研末装瓶备用。每次 3g，黄酒调匀，外敷脐部，每晚 1 次，晨起取下。

 知识点 7

西 医 治 疗

（1）基础治疗

1）健康教育：家长不可以责罚遗尿孩子，同时需要指导孩子积极的生活方式。

2）调整饮食及作息时间：晚餐宜早，宜清淡，睡前 2h 禁止饮水及进食含水分较多食物。

3）养成良好的排尿、排便习惯：对于好的生活习惯，家长应予以奖励机制。

4）唤醒治疗：人工唤醒、闹钟、尿湿报警器唤醒。

5）膀胱功能训练：憋尿排尿训练。

6）记录排尿日记：评估儿童膀胱容量和是否存在夜间多尿。

（2）药物治疗

1）去氨加压素：为人工合成的抗利尿激素，以减少膀胱尿量。起始剂量为 0.2mg/d，睡前服用，适用于 6 岁以上儿童。

2）奥昔布宁：为非选择性 M 胆碱能受体拮抗剂，可解除膀胱平滑肌痉挛，放松逼尿肌，起到增加膀胱容量，增加每次排尿量和增加两次排尿间隔时间的作用。

3）盐酸丙咪嗪：为三环类抗抑郁药，小剂量使用可降低逼尿肌活动，增加功能性膀胱容量。用于顽固性难治性遗尿。

病例补充

经过一段时间治疗，患儿尿床次数明显减少，1 周尿床 1~2 次，偶有夜间能自己醒来排尿，食欲明显改善，舌质淡红，舌苔薄白。

问题六 患儿已经 4 天未出现尿床,还需要继续治疗吗?

思路 遗尿症的中西医治疗均需要坚持较长时间的巩固治疗,以防止病情反复。去氨加压素疗程一般为 3 个月。

知识点 8

预 防 调 护

(1) 养成良好生活习惯,应避免过度疲劳及精神紧张。

(2) 夜间按时唤醒排尿,养成自控排尿习惯。

(3) 尿床后要及时更换,保持干燥和外阴清洁。

(4) 避免打骂体罚嘲笑,消除患儿紧张心理,帮助其树立信心,积极治疗。

(5) 积极治疗引起遗尿的原发疾病。

【临证要点】

1. 本病西医诊断为年龄≥5 岁儿童,平均每周至少 2 次夜间不自主排尿,并持续 3 个月以上。

2. 病变部位主要在膀胱,与肾、肺、脾三脏相关。病因为先天禀赋不足,后天发育迟滞;肝经湿热下注;心肾不交;肺脾气虚;不良习惯及其他病因。其中以肾气不固、膀胱虚寒为多见。病机为三焦气化失司,膀胱失约。

3. 中医辨证重在辨脏腑虚实寒热,遗尿日久,量多次频,伴形寒肢冷,神疲乏力,体虚汗多者为虚寒;遗尿初起,尿黄短涩,量少灼热,形体壮实,急躁梦多,睡眠不宁者为实热。

4. 治疗虚证以扶正培本为主,温肾固摄,补肺健脾;实证肝经湿热,宜清热利湿;虚实夹杂证心肾不交,宜清心滋肾。

5. 遗尿的中医外治法具有特色,如针灸、推拿、中药敷脐疗法等,可内外合治。

【诊疗流程】

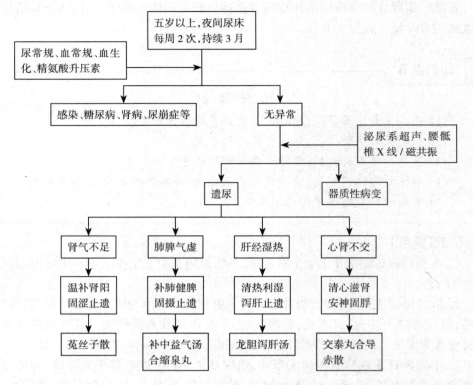

（吴力群）

【复习思考题】

1. 遗尿的诊断要点是什么？
2. 遗尿的病因病机是什么？
3. 遗尿的辨证思路是什么？
4. 请简述遗尿的中医外治方法。

第五节　五迟、五软

培训目标

1. 掌握五迟、五软的定义及临床表现、诊断要点、辨证论治。
2. 熟悉五迟、五软的病因病机、西医治疗原则。
3. 了解五迟、五软的发病特点、范围和调护。

　　五迟指立迟、行迟、发迟、齿迟、语迟，五软指头项软、口软、手软、足软、肌肉软，两者均属于小儿生长发育迟缓，甚至障碍的病证。临床五迟以生长发育迟缓为特征，五软以肌肉萎软无力为主证,诸证既可单独出现,也可同时存在。本病病因包括先天因素及后天因素,先天因素主要责之于父母精血虚损,禀赋不足或孕期调护不当,损伤胎元之气;后天因素主要包括分娩时难产、产伤、生后护理及喂养不当或感受温热病邪。病位主要在脾肾,可累及心肝。病机包括正虚和邪实两个方面,正虚即五脏不足,气血虚弱,精髓亏虚;邪实为痰瘀阻滞心经脑络,心脑神明失主。本病多见于婴幼儿,若症状较轻,治疗及时,预后较好;若证候复杂,病程较长,往往成为痼疾,预后不良。

本病包括西医学之小儿生长发育迟缓、脑性瘫痪、智能低下等多种疾病。

【典型案例】

患儿,女,至今2岁8个月,独走不稳伴姿势异常。患儿肢体拘挛僵直活动不利,穿矫正鞋仅能独走30余步。病来精神尚可,烦躁易怒,食少纳呆,大便干,小便正常,睡眠可。其母孕30周+5,因羊水早破剖腹产,G3P1,出生时体重1 564g。其母孕期保胎史。患儿生后4~5个月可以俯卧位抬头、向两侧翻身,8个月可以坐,1岁能腹爬,经康复训练,2岁能四点爬。既往有早产儿、败血症、脑软化病史。否认药物、食物过敏史,否认传染病接触史及家族遗传病史。舌红瘦,苔少,指纹淡紫不显于风关。

体格检查

T 36.4℃,P 108次/min,R 24次/min,BP未测。神志清楚,扶入病房,肌张力1级,肌力4+级,各关节活动范围偏小,内收肌角约150°,腘窝角约150°,踝阵挛阳性,能四点爬,四肢分离稍差,能独站,穿矫正鞋独走步幅小,步速慢,稳定性差,偶可从蹲位到站位转换,至今不能穿珠,仅会搭5~6块积木。语言发育落后,语言理解能力差。

问题一　本患儿初步的中医诊断是什么?其诊断依据是什么?

思路　本患儿生后4~5个月能抬头、翻身,8个月能坐,1岁能腹爬,见肢体拘挛僵直活动不利,至今穿矫正鞋仅能独走30余步,行迟,故初步中医诊断为五迟、五软。

问题二　本患儿初步西医诊断是什么?诊断依据是什么?

思路　本患儿有:①高危因素存在:早产低出生体重、母亲孕期保胎史、败血症;②症状:粗大运动发育落后,至今2岁8个月穿矫正鞋仅能独走30余步。精细运动落后,至今不能穿珠。语言发育落后,指令理解稍差;③体征:踝阵挛阳性。故初步诊断为脑性瘫痪(痉挛型)。

问题三　根据本患儿情况,需要与哪些疾病鉴别?

思路　本病应与解颅(脑积水)、佝偻病相鉴别。

📑 知识点1

鉴别诊断

(1) 解颅(脑积水):亦可有五迟、五软症状,但多伴有智力低下,以颅骨骨缝解开、头颅增大、叩之呈破壶音、目珠下垂如落日状为特征。

(2) 佝偻病:常见于3岁以下婴幼儿,多有维生素D摄入不足史,虽可见五迟、五软症状,但程度轻,伴多汗、易惊等表现,并有明显骨骼改变,但无智力低下,预后好。

问题四 为进一步明确诊断以及治疗,本患儿需要进行哪些辅助检查?

思路 需要完善脑电图、头颅影像学、血液生化、细菌学、酶学、免疫学检查、脑脊液、染色体等检查。

 知识点 2

五迟、五软的临床表现

(1) 小儿 2~3 岁还不能站立、行走为立迟、行迟;初生无发或少发,随年龄增长,仍稀疏难长为发迟;12 个月时尚未出牙以及此后牙齿萌出过慢为齿迟;1~2 岁还不会说话为语迟。

(2) 小儿半岁前后头项软弱下垂为头项软;咀嚼无力,时流清涎为口软;手臂不能握举为手软;2 岁后还不能站立、行走为足软;皮宽肌肉松软无力为肌肉软。

(3) 五迟、五软不一定悉具,但见一二症者可分别做出诊断。

 知识点 3

脑性瘫痪分型

(1) 痉挛型:锥体系受损为主,肌张力增高、肌力差,腱反射亢进、病理反射阳性。

(2) 不随意运动型:锥体外系受损为主,不随意运动增多。

(3) 强直型:锥体外系受损为主,呈齿轮、铅管样持续性肌张力增高。

(4) 共济失调型:小脑受损为主,表现为有意向性震颤,眼球震颤,张口流涎,平衡功能障碍等。

(5) 肌张力低下型:此型比较少见,往往是其他类型的过渡形式。

(6) 混合型:同一患儿表现有两种或两种以上类型的症状。

 知识点 4

生长发育迟缓

(1) 生长发育迟缓:是指生长发育过程中出现速度放慢或顺序异常等现象。

(2) 病因

1) 正常的生长变异:占 80%~90%,如家族性矮身材、体质性发育延迟及低出生体重性矮小,这些与先天遗传因素或宫内的发育不良有关,其生长速度基本正常,不需要特殊治疗。

2) 病理性原因:如染色体异常(唐氏综合征、特纳综合征)、代谢性疾病、骨骼疾病(骨软骨发育不全)、慢性疾病、慢性营养不良性疾病、内分泌疾病(生长激素缺乏症、甲状腺功能低下症)等引起的生长迟缓。

(3) 临床表现往往是多方面的,多有体格发育、运动发育及智力发育落后但也可以某一方面为突出表现。

知识点 5

智 能 低 下

（1）智能低下：是发生发育时期内，一般智力功能明显低于同龄水平，同时伴适应性行为缺陷的一组疾病。

（2）分类：遗传性智能低下（先天愚型、猫叫综合征、13-三体性综合征等）、感染性智能低下（巨细胞病毒感染、风疹、弓形体病、流行性乙型脑炎等）、中毒性智能低下（胎儿酒精综合征、高胆红素血症、中毒脑病及其他中毒）、外伤及其他。

知识点 6

辅 助 检 查

（1）实验室检查

1）血液生化：血尿素氮、肌酐、电解质、血糖等。

2）病原学：风疹病毒、乙脑病毒等。

3）酶学：转氨酶、碱性磷酸酶，乳酸脱氢酶等。

4）免疫学检查：免疫球蛋白，心肌肌钙蛋白 T，肌红蛋白，类风湿因子等。

5）脑电图及动态脑电图。

6）脑脊液检查。

7）染色体。

8）采用粗大运动功能评估：粗大运动功能评估（GMFM-88）量表评估运动功能。

（2）影像学检查：头颅影像学检查。

（3）智力筛查：盖塞尔、丹佛发育筛选法、画人测验、Peabody 图象词汇测验（PPVV）、韦克斯勒智力测验、斯坦福-比奈智力测验等。

病例补充

辅助检查

头 MRI 平扫报告：胼胝体体部后 1/3 略显菲薄，双侧脑室后角对称性扩张，余脑室无扩张，脑表面间隙无增宽，脑实质形态及信号未见异常，余未见异常表现。诊断：双侧脑室后角扩张。脑电图：正常范围脑电地形图。血常规：WBC 9.28×10^9/L、N 34.3%、L 56.6%、PLT 346×10^9/L；心肌酶谱：LDH 247U/L、CK 263U/L、CK-MB 33U/L、HBDH 210U/L；肾功：Bun 3.8mmol/L、Cr 22μmol/L；肝功正常。

问题五 目前患儿的西医诊断是什么？其诊断依据是什么？

思路 根据患儿症状、体征，结合检查结果，西医诊断为脑性瘫痪（痉挛型）。

问题六 针对该患儿如何进行治疗？

思路

1. 中医治疗

（1）四诊合参，本病辨为肝强脾弱证。内治以柔肝健脾、益气养血，予缓肝理脾汤化裁。处方:桂枝、人参、茯苓、白术、山药、白扁豆各 6g,陈皮、甘草各 3g。

(2) 推拿疗法:以疏肝健脾,强健腰脊,舒筋活络。

(3) 中药熏洗:治以疏肝健脾,温经活络,方取川芎、黄芪、白芍、秦艽、威灵仙、木瓜、伸筋草、透骨草、鸡血藤等。

(4) 针刺疗法

1) 体针:治以通经活络,改善异常姿势。取穴:双侧肝俞、脾俞、肾俞、环跳、髀关、阳陵泉、血海、悬钟、太溪、解溪。

2) 头针:取言语区、百会、智三针、颞三针及四神聪进行头针治疗。

2. 西医治疗

(1) 体能训练:运动疗法、悬吊训练以促进主动运动发育。

(2) 技能训练:关节松动训练及等速肌力训练以改善关节活动范围,降低肌张力。

(3) 语言训练:发声训练、吞咽咀嚼训练以促进语言能力发育。

(4) 物理疗法:低频脉冲电治疗以疏肝健脾,通经活络。

 知识点 7

临证思维分析

(1) 辨证思路

1) 辨轻重:五迟、五软仅见一二症,智力基本正常者,病情较轻;病程长,五迟、五软并见,且程度重同时伴智力低下明显者,病情较重。

2) 辨脏腑:五迟、五软以脾肾病变为主,心肝次之。若表现为立迟、行迟、齿迟、头项软、手足软,则为脾肾不足及肝;发迟、语迟、肌肉软、口软、智力低下,则为脾肾不足及心。

(2) 治疗原则:以柔肝健脾、益气养血为治则,需早期发现、及时治疗、长期调补。可配合针灸推拿、功能训练、教育等综合治疗措施。

 知识点 8

五迟、五软辨证论治

临床分证	辨证要点	治法	代表方剂
肝肾不足	坐、立、行、牙齿发育晚,肌肉萎缩或肢体瘫痪,步态不稳,舌质淡,苔薄,脉沉细,指纹淡紫	滋养肝肾填精补髓	六味地黄丸(《小儿药证直诀》)
心脾两虚	智力低下,面黄形瘦,语言迟钝,肌肉松弛,纳少,舌质淡,苔少,脉细弱,指纹淡	养心健脾开窍益智	调元散(《景岳全书》)合菖蒲丸(《医宗金鉴》)
痰瘀阻滞	失聪失语,意识不清,反应迟缓,动作不自主,舌胖质黯,见瘀点斑,苔腻,脉沉涩,指纹滞	涤痰开窍活血通络	通窍活血汤(《医林改错》)合二陈汤(《太平惠民和剂局方》)
肝强脾弱	肢体强直痉挛,强硬失用,烦躁易怒,食少纳呆,舌质胖大或瘦薄,舌苔少或白腻,脉沉弱或细,指纹淡	柔肝健脾益气养血	缓肝理脾汤(《医宗金鉴》)

知识点 9

中 医 外 治

(1) 推拿:取头面部、颈、腰及四肢相应经络中的腧穴,采用点、按、推、揉等手法,循经往返数次。

捏脊疗法:在背部督脉、华佗夹脊穴及膀胱经各腧穴采取推、捏、点、叩等手法,增加背部肌群稳定性与协调性,促进运动发育。

(2) 针灸

1) 体针:取肢体穴位。

2) 头针:取运动区、足运感区。

3) 耳针:取肝、肾、脑干等,用短毫针,间歇捻针。

4) 灸法:选肢体及背腧穴,采用温和灸。

(3) 中药外治法:将川芎、鸡血藤、伸筋草等药加水煮沸,用药液浸洗患肢。

 知识点 10

西 医 治 疗

(1) 治疗原则

1) 早发现和早治疗。

2) 促进正常运动发育,抑制异常运动和姿势。

3) 采取综合治疗手段。

4) 家庭训练相结合,长期坚持治疗。

(2) 治疗措施

1) 功能训练:①体能训练:针对运动障碍和异常姿势进行物理学手段治疗;②技能训练:训练上肢和手的精细运动;③语言训练:包括听力、发音、语言和咀嚼吞咽功能的训练。

2) 药物治疗:目前尚未发现治疗脑瘫的特效药物。

3) 矫形器应用:辅助器械帮助矫正异常姿势、抑制异常反射。

4) 手术治疗:主要应用于痉挛型脑性瘫痪,达到矫正畸形,恢复或改善肌力与肌张力平衡的目的。

5) 其他:如高压氧、水疗、电疗等,辅助治疗。

病例补充

经过治疗,患儿目前腰背肌及腹肌力量较前提高,穿矫正鞋能独走40余步,屈髋屈膝,步幅小,步速慢,稳定性较前稍有提高,可单手扶着上下楼梯,可完成从蹲位到站位的转换,但流畅度稍差,语言理解能力较差,可数数,可理解上下位置关系,社交能力较前有进步,注意力仍不集中。

问题七 患儿出院后应如何调护?

思路 患儿目前为五迟、五软的肝强脾弱证,可予柔肝健脾之法进行调理,如缓肝理脾汤。家长需加强家庭康复或社区康复训练,合理喂养,注意预防呼吸道感染,患儿病情重,康复效果缓慢不理想,不能完全康复,家长应有心理准备。

【临证要点】

1. 本病病变部位主要在脾肾,常累及心肝,多源于先天禀赋不足,病机包括正虚和邪实两个方面。正虚即五脏不足,气血虚弱,精髓亏虚;邪实为痰瘀阻滞心经脑络,心脑神明失主。

2. 治疗以"补"为其基本治疗大法,着重补肾填髓,养肝强筋,健脾养心,补益气血;若因难产、外伤、中毒,或温热病后等因素致痰瘀阻滞者,以涤痰开窍,活血通络为主。亦有部分患儿属虚实夹杂者,须补益与涤痰活血配伍用药。

3. 注意脑性瘫痪康复的评估。进行综合康复训练及中医外治疗法,观察患儿的语言及运动能力是否改善。

【诊疗流程】

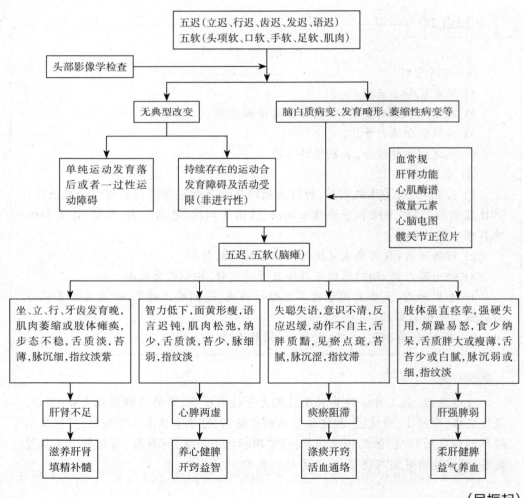

(吴振起)

扫一扫
测一测

【复习思考题】

1. 简述五迟、五软的辨证思路。
2. 简述五迟、五软的中医病因病机。
3. 简述五迟、五软的治疗原则。
4. 简述五迟、五软的证型及治法方药。

第六节 性 早 熟

PPT 课件

培训目标

1. 掌握性早熟的定义及临床表现、诊断要点、辨证论治。
2. 熟悉性早熟的病因病机和中西医治疗。
3. 了解性早熟的发病特点和预防调护。

性早熟是指女孩在 8 岁前、男孩在 9 岁前呈现第二性征发育的一种内分泌疾病。本病的发生多因社会和环境的因素,生活方式的改变,疾病的影响,过食某些营养滋补品,或者误服某些药物,或情志因素等,使阴阳平衡失调,阴虚火旺,相火妄动,或肝郁化火,导致"天癸"早至。本病病位主要在肾、肝二脏。发病率约为 1/5 000~1/10 000,女孩约为男孩的 5~10 倍。性早熟的主要影响为:由于性发育过早,引起女孩早初潮和男孩过早的性腺成熟,可能带来相应的心理问题或社会行为异常;由于青春期生长高峰提前,骨骼成熟较快,骨骺提前愈合,影响患儿的成年终身高。

性早熟按发病机制可分为中枢性性早熟(GnRH 依赖性、真性、完全性性早熟)、外周性性早熟(非 GnRH 依赖性、假性性早熟)和不完全性性早熟(部分性性早熟)。中枢性性早熟(central precocious puberty,CPP)是又分为特发性 CPP 和继发性 CPP(继发于中枢神经系统异常、继发于外周性性早熟)。中枢性性早熟是由于下丘脑提前分泌和释放了促性腺释放激素,激活性腺轴功能,导致性腺发育和分泌性激素,使内、外生殖器发育和第二性征出现。假性性早熟是由于内源性或外源性性激素的作用,导致第二性征提前出现,患儿并不具备生殖能力。

【典型案例】

患儿,女,7 岁。

主诉:发现双侧乳房发育 1 月余。

现病史:患儿 1 月余前诉"胸口疼",家长发现患儿双侧乳房发育。患儿近 1 年来身高增长 8cm。饮食可,睡眠可,大小便正常。舌红苔少,脉细数。

家族史:母亲初潮 13 岁。母亲身高:160cm;父亲身高 172cm。

体格检查

身高:128.3cm(P50~75),体重 33kg;头面四肢未见畸形;皮肤未见色素沉着;乳房

笔记

B_2 期,阴毛 P_2 期。

问题一　性早熟的诊断步骤是什么?

思路　性早熟的诊断包括 3 个步骤,第一要确定是否为性早熟;第二是判断性早熟所属类型为中枢性、外周性或不完全性;第三是寻找病因。

问题二　本患儿初步的中医诊断是什么? 其诊断依据是什么?

思路　患儿 8 岁以前出现乳房发育,故初步中医诊断为性早熟。

知识点 1

正常青春发育

青春期是指从第二性征开始发育到完全成熟这一阶段。青春期开始的年龄取决于下丘脑 - 垂体 - 性腺轴(HPGA)启动的时间,通常女孩在 10~12 岁时开始,男孩则在 12~14 岁时开始。女孩青春期发育顺序为:乳房发育,阴毛、生殖器的改变,月经来潮,腋毛。整个过程约 1.5~6 年。在乳房开始发育 1 年后,身高会增长加快。男孩发育则首先表现为睾丸容积增大(睾丸容积超过 3ml 时即标志青春期开始,达到 6ml 以上时即可有遗精现象),继之阴茎增长增粗,出现阴毛、腋毛及声音低沉、胡须等成年男性体征,整个过程需 5 年以上。在第二性征出现时,身高增长加速。

知识点 2

性发育过程的分期(Tanner)

分期	乳房(B)	睾丸、阴茎(G)	阴毛(P)	其他
1	幼儿型	幼儿型,睾丸直径 <2.5cm(1~3ml)*	无	
2	出现硬结,乳头及乳晕稍增大	双睾丸和阴囊增大;睾丸直径 >2.5cm(4~8ml);阴囊皮肤变红、薄、起皱纹;阴茎稍增大	少许稀疏直毛,色浅;女孩限阴唇处;男孩限阴茎根部	生长增速
3	乳房和乳晕更增大,侧面呈半圆状	阴囊、双睾丸增大,睾丸长径约 3.5cm(10~15ml)阴茎开始增长	毛色变深、变粗,见于耻骨联合上	生长速率渐达高峰;女孩出现腋毛;男孩渐见胡须、痤疮、声音变调
4	乳晕、乳头增大,侧面观突起于乳房半圆上	阴囊皮肤色泽变深;阴茎增长、增粗,龟头发育;睾丸长径约 4cm(15~20ml)	如同成人,但分布面积较小	生长速率开始下降;女孩见初潮
5	成年型	成人型,睾丸长径 >4cm(>20ml)	成人型	

注:*,括号内数字系用 Prader 睾丸计测定的睾丸容积。

知识点 3

青春期的启动

人体生殖系统的发育和功能受下丘脑 - 垂体 - 性腺轴（HPG）控制。下丘脑以脉冲形式分泌促性腺激素释放激素（GnRH）刺激垂体分泌性腺激素（Gn），即黄体生成素（LH）和卵泡刺激素（FSH），促进卵巢和睾丸发育，并分泌雌二醇和睾酮。在整个儿童期，血清 LH 和 FSH 均较低下，女孩尤为明显。待至 10 岁左右进入青春期后，GnRH、LH 和 FSH 的分泌逐渐增加，特别是 LH 分泌量的上升高于 FSH，使性腺和性器官得以进一步发育，青春期于是开始。

问题三 为进一步明确诊断以及治疗，本患儿需要进行哪些辅助检查？

思路

1. 化验 性激素激发试验，甲功检测，促肾上腺皮质激素（ACTH），皮质醇，17α-羟孕酮，血常规。

2. 检查 骨龄，子宫附件 B 超，头颅 MRI，肾上腺 B 超。

 知识点 4

辅助检查

（1）GnRH 激发实验：特发性性早熟患儿血浆 FSH、LH 基础值可能正常，需借助 GnRH 激发实验（亦称黄体生成素释放激素（LHRH）激发实验）诊断。一般采用静脉注射 GnRH，按 2.5μg/kg（最大剂量 100μg），于注射前（基础值）和注射后 30min、60min、90min 及 120min 分别采血测定血清 LH 和 FSH。当 LH 峰值大于 12U/L（女），或 25U/L（男）（放免方法）；LH 峰值大于 5U/L（免疫化学发光法）或 LH/FSH 峰值大于 0.6~1.0，可以认为其性腺轴功能已启动。

（2）骨龄测定：据左手和腕骨 X 线评定骨龄，骨龄超过生活年龄 1 年以上可视为骨龄超前。

（3）超声检查：盆腔 B 超检查女孩子宫、卵巢、卵泡的发育情况；男孩注意睾丸、肾上腺皮质等部位。若 B 超显示卵巢内可见 4 个以上直径≥4mm 的卵泡，则提示青春期发育；若卵巢不大而子宫长度 >3.5cm 并见内膜增厚，则多为外源性雌激素作用。

（4）CT 或 MRI 检查：对怀疑颅内肿瘤或肾上腺皮质病变所致者，应进行头颅 MRI 或腹部 CT 检查。

（5）其他检查：根据患儿的临床表现可进一步选择其他检查，性腺肿瘤患儿的睾酮和雌二醇浓度增高；先天性肾上腺皮质增生症患儿的血 17α- 羟孕酮（17α-OHP）、促肾上腺皮质激素（ACTH）和脱氢表雄酮（DHEA）、雄烯二酮（An）明显增高；血 T3、T4、TSH 测定有助于判断有无原发性甲状腺功能减低症。

病例补充

辅助检查：

1. 化验 性激素激发试验：(免疫化学发光法) LH 峰值 8mIU/ml，LH/FSH>0.6；甲功检测：TSH 1.73μIU/ml(0.27~4.2)；T4 1.72ng/dL(0.93~1.7)；T3 4.74pg/ml(2.0~4.4)；ACTH，皮质醇和 17α-羟孕酮：均未见异常。血常规：WBC 8.89×10⁹/L，N 48.5%，L 40.8%。

2. 检查 骨龄：9 岁；子宫附件 B 超；子宫：3cm×1.5cm×2.5cm；左卵巢：2.3cm×1cm；右卵巢：2.4cm×1.2cm；可见 5 个 >0.4cm 的卵泡；头颅 MRI：未见异常。肾上腺 B 超：未见异常。

问题四 本患儿初步西医诊断是什么？诊断依据是什么？

思路 特发性中枢性性早熟。诊断依据：①女孩 8 岁以前出现第二性征(乳房)的发育；②线性生长加速：患儿年平均身高增长大于正常儿童(正常儿童在儿童期-青春期前，身高年增长速率为 5~7cm/年)；③骨龄大于实际年龄；④性腺增大：盆腔 B 超显示患儿子宫、卵巢容积增大，且卵巢内可见多个直径 >4mm 的卵泡；⑤性激素激发试验免疫化学发光法(ICMA)，LH 峰值≥5.0U/L，LH 峰值/FSH 峰值 >0.6。

知识点 5

中枢性性早熟的诊断标准

(1) 第二性征提前出现：女孩 8 岁前，男孩 9 岁前出现第二性征发育。以女孩出现乳房结节，男孩睾丸容积增大为首发表现。

(2) 线性生长加速：年生长速率高于正常儿童。

(3) 骨龄超前：骨龄超过实际年龄 1 岁或 1 岁以上。

(4) 性腺增大：盆腔 B 超显示女孩子宫、卵巢容积增大，且卵巢内可见多个直径 >4 mm 的卵泡；男孩睾丸容积 >4 ml。

(5) HPGA 功能启动，血清促性腺激素及性激素达青春期水平。

问题五 该患儿还需要与哪些疾病鉴别？

思路

1. 单纯性乳房早发育 是女孩部分性性早熟的表现。起病常小于 2 岁，女孩仅有乳房发育表现，不伴有生长加速和骨骼发育提前，不伴有阴道出血。血清雌二醇和 FSH 基础值常轻度增高。单纯乳房早发育需定期随访，部分患儿会转化为真性性早熟。

2. 外周性性早熟 多由于接触含雌激素的药物、食物或化妆品所致。女孩常有不规则阴道出血，且与乳房发育不相称，乳头、乳晕着色加深。对男孩提前出现第二性征而睾丸容积仍与其年龄相称者，应考虑先天性肾上腺皮质增生症、肾上腺肿瘤。单侧睾丸增大者需除外性腺肿瘤。

3. McCune-Albright 综合征 多见于女性，患儿除性早熟征象外，常伴有皮肤咖啡色素斑和骨纤维发育不良。少数患儿可能同时伴有甲状腺功能亢进或库欣综合征。

其性发育过程与特发性性早熟不同,常先有阴道流血,而后才有乳房发育等其他性征出现。

4. 原发性甲状腺功能减退伴性早熟　仅见于少数未经治疗的原发性甲状腺功能减退患儿。甲状腺功能减退时,下丘脑分泌 TRH 增加,由于分泌 TSH 的细胞与分泌催乳素(PRL)、LH、FSH 的细胞具有同源性,TRH 不仅促进垂体分泌 TSH 增多,同时也促进 PRL 和 LH、FSH 分泌。临床除甲状腺功能减退的症状外,可同时出现性早熟表现,如女孩出现乳房增大、泌乳和阴道流血等。由于 TRH 不影响肾上腺皮质功能,故患儿不出现或极少出现阴毛或腋毛发育。给予甲状腺素替代治疗,使甲状腺功能减退症状缓解或控制后,性早熟症状也随之消失。

知识点 6

性早熟鉴别诊断

(1)中枢性性早熟与外周性性早熟的鉴别:中枢性性早熟是由下丘脑 - 垂体 - 性腺轴提前发动,具备与年龄不相符的生殖能力。外周性性早熟是由于内源性或外源性性激素的作用,导致第二性征提前出现,但患儿不具备生殖能力。通过性激素激发试验可以鉴别中枢性和外周性性早熟。

(2)中枢性性早熟中特发性性早熟与继发性性早熟的鉴别:临床中明确为中枢性性早熟诊断后,还进行头颅 MRI 检查、肾上腺功能、甲状腺功能等相关检查对其原因进行鉴别。

知识点 7

继发性中枢性性早熟鉴别诊断

分类	疾病
中枢神经系统异常	① 肿瘤或占位性病变:下丘脑错构瘤、囊肿、肉芽肿 ② 中枢神经系统感染 ③ 获得性损伤:外伤、术后、放疗或化疗 ④ 先天发育异常:脑积水,视中隔发育不全等
其他疾病	① 先天性肾上腺皮质增生症 ② McCune-Albright 综合征 ③ 家族性男性限性性早熟 ④ 先天性甲状腺功能减低症

知识点 8

性早熟中医的病因病机和辨证分型

儿童本为"稚阴稚阳"之体,因社会、环境、情志等因素,疾病的影响,过食滋补之品,或误服某些药物,使阴阳平衡失调,阴虚火旺,相火妄动,或肝郁化火,导致"天癸"早至。其病变部位主要在肾、肝二脏。中医辨证分为两型:阴虚火旺和肝郁化火。

知识点 9

性早熟辨证论治

临床分证	辨证要点	治法	代表方剂
阴虚火旺	第二性征提前出现,颧红潮热,五心烦热,舌红苔少,脉细数	滋阴降火	知柏地黄丸(《医宗金鉴》)
肝郁化火	第二性征提前出现,乳房胀痛,心烦易怒,舌红苔黄,脉弦细数	疏肝泻火	丹栀逍遥散(《内科摘要》)

问题六　针对该患儿如何进行治疗?
思路

1. 中医治疗　患儿第二性征提前出现(乳房发育),舌红苔少,脉细数,中医辨证为阴虚火旺,内治以滋阴降火为法,予知柏地黄汤化裁。处方:知母、黄柏、山药、地黄、山茱萸、泽泻、牡丹皮、茯苓各 10g,甘草 6g。

2. 西医治疗　促性腺激素释放激素类似物(GnRHa)每 4 周肌内注射 1 次。定期随访。

知识点 10

临证思维分析

性早熟的共有症状为第二性征提前出现,临床主要辨别其虚实。虚者为肾阴不足,阴阳失衡,相火亢旺,症见第二性征提前出现,伴潮热盗汗,五心烦热,舌红少苔,脉细数。实者为肝郁化火,症见第二性征提前出现,伴心烦易怒,胸闷叹息,舌红苔黄,脉弦细数。

知识点 11

西　医　治　疗

(1)病因治疗:甲状腺功能减退者补充甲状腺素;先天性肾上腺皮质增生症者可采用肾上腺皮质激素治疗;肿瘤患者应予手术切除或行化疗、放疗。

(2)药物治疗:目前国内外对中枢性性早熟的治疗主要采取促性腺激素释放激素类似物(GnRHa)。其作用是通过受体下降调节抑制下丘脑-垂体-性腺轴,使 LH、FSH 和性腺激素分泌减少从而抑制或减慢性发育进程,延迟骨骼成熟,最终改善成人期身高。

目前应用的缓释剂主要有曲普瑞林和亮丙瑞林。国内推荐剂量：每次 80~100μg/kg，每 4 周肌内注射 1 次。推荐用至患者骨龄达 11.5(女)~12.5 岁(男)。近年对开始 GnRHa 治疗较晚或其预测成年期身高显著低于其遗传靶身高者，或在应用 GnRHa 后生长速率明显减慢者，可同时应用重组人生长激素以改善终身高，效果尚需大样本临床验证。

GnRHa 常见副作用主要为注射部位局部反应，如红斑、硬化、水疱、无菌性水肿以及首次应用可能出现阴道分泌物增多或阴道出血等。

问题七　患儿需要多长时间进行随访，随访内容包括哪些?

思路　治疗过程中，应每 3 个月监测性发育情况、生长速率、身高标准差积分（HtSDS）、激素水平等；每半年监测 1 次骨龄。

知识点 12

治疗有效的指标及停药指征

治疗有效的指标：生长速率正常或下降；乳腺组织回缩或未继续增大；男孩睾丸容积减小或未继续增大；骨龄进展延缓；HPGA 处于受抑制状。

停药指征：取决于治疗目的。以改善成年身高为目的者治疗一般宜持续 2 年以上；骨龄 12~13 岁（女孩 12 岁，男孩 13 岁）。

骨龄并非合适的单一停药指标，骨龄 12 岁可出现在不同年龄的 CPP 患儿中，以骨龄评价治疗后身高的获益也并不可靠。GnRHa 的治疗方案宜个体化，停药应考虑到身高的满意度、依从性、生活质量以及性发育与同龄人同期发育的需求。

知识点 13

预 防 调 护

（1）儿童期禁止服用含有性激素类的营养滋补品，如蜂王浆、鸡胚、蚕蛹、花粉等制剂，以预防性早熟的发生。

（2）注意饮食结构合理，避免营养过剩，少吃油炸食品，不吃或少食含类激素样物质的禽畜类食物。

（3）避免使用含激素的护肤品。

（4）注意对性早熟儿童进行青春期教育和心理辅导，防止出现精神心理疾病。

【临证要点】

1. 本病病变部位主要在肾、肝。各种原因导致阴阳平衡失调，阴虚火旺，相火妄动，或肝郁化火，导致"天癸"早至。

2. 治疗以滋阴降火,疏肝泻火为基本法则。

3. 在治疗过程中应注意中枢性性早熟与周围性性早熟的鉴别。

【诊疗流程】

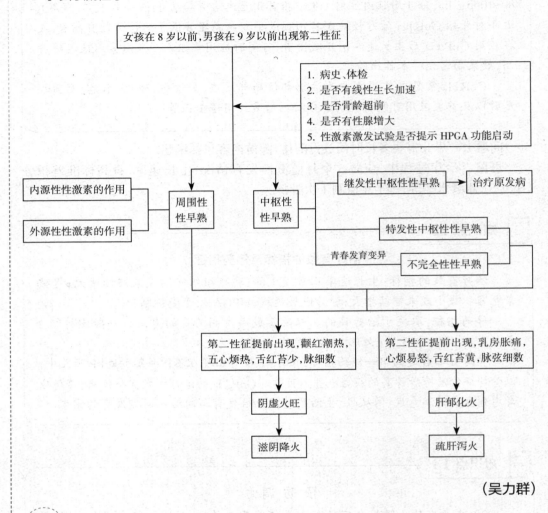

（吴力群）

? 【复习思考题】

1. 中枢性性早熟的诊断要点是什么?

2. 性早熟的中医病因病机是什么?

3. 中枢性性早熟与外周性性早熟如何鉴别?

4. 性早熟的中医辨证思路是什么?

第九章

传 染 病

PPT 课件
09章01节PPT

第一节 麻 疹

 培训目标

1. 掌握麻疹的发病特点及临床表现、诊断要点、辨证论治。
2. 熟悉麻疹的病因病机和传变规律、西医治疗原则。
3. 了解麻疹的发病特点、范围和调护。

麻疹是感受麻毒时邪引起的急性出疹性时行疾病,以发热、咳嗽、流涕、目赤胞肿、眼泪汪汪、口腔黏膜出现麻疹黏膜斑、周身布发红色斑丘疹为主要临床特征。本病因疹点状若麻粒,故称"麻疹",俗称"麻子""痧子""疹子"等。在古代为儿科四大证之一。麻疹的病变部位在肺脾,麻毒时邪蕴郁肺脾,外泄肌肤为主要病机。

西医学认为麻疹的病原是麻疹病毒,麻疹患者为唯一传染源,自发病前2天至出疹后5天均有传染性。传播途径主要是通过空气飞沫直接传播。本病传染性很强,人群普遍易感,发病主要是儿童,在流行病学研究方面,提出麻疹发病有向大年龄推移的趋势,发病从过去6个月至5岁小儿多见,向现在大多是8个月以内婴儿和7岁以上学龄儿童及成人转变。亦有新生儿罹患麻疹者。本病一年四季都可发病,以冬春季节多见,常易引起流行。近年来,我国普遍使用麻疹减毒活疫苗预防接种,发病率明显下降,流行强度减弱,多在未接受疫苗的学龄前儿童及成人流动人口形成局部流行。麻疹若能及时治疗,合理调护,则预后良好;但麻疹重症可产生逆险证候,甚至危及生命。本病患病后一般可获得终生免疫。

【典型案例】

患儿,男,8岁,2008年1月20日就诊。患儿2天前受凉后发热,喷嚏,流涕,咳嗽,目赤胞肿,泪水汪汪。今日热势渐升,咳嗽加重,痰稠色黄,头面部出现疹点,身热无汗,口渴,胸闷、稍感气促,咽喉疼痛,小便黄,大便稍干。否认预防接种史。

体格检查

体温 39℃,神志清,精神反应欠佳,耳后及头面部可见色如玫瑰、针尖大小皮疹,口腔黏膜未见麻疹黏膜斑。眼结膜充血,畏光羞明。咽腔充血,扁桃体Ⅱ°肿大,心率 75 次 /min,律齐,各瓣膜听诊区未闻及病理性杂音,双肺呼吸音清,未闻及干湿性啰音。舌质红,苔薄黄腻,脉浮滑数。

问题一　本患儿初步的中医诊断是什么？其诊断依据是什么？

思路　本患儿发热,鼻塞、流涕、咳嗽 3 天,热势升高,伴有皮疹,咳嗽加重,初步考虑诊断为麻疹。

问题二　本患儿初步西医诊断是什么？诊断依据是什么？

思路　发热,鼻塞、流涕、咳嗽 3 天,热势升高,伴有皮疹,咳嗽加重,早期症状如发热、咳嗽、目赤胞肿,泪水汪汪等典型出疹前期表现；发热同出疹的关系,本例患儿发热 3 天开始出疹,出疹时热势明显上升；且否认预防接种史。患儿初步西医诊断为麻疹。

问题三　根据本患儿的临床表现,如何判断麻疹病情的顺逆？

思路　抓住麻疹的特点、根据发病季节、流行特点、发病特点,皮疹出疹顺序、特点,脏腑症状等辨别麻疹顺证还是逆证。若病情按顺证三期顺利演变,则为顺证；若见麻毒闭肺、麻毒攻喉、毒陷心肝等见证,则为逆证。

如在麻疹过程中出现高热不退,咳嗽气促,鼻煽,喉间痰鸣,唇周发绀,舌质红赤,苔黄腻,脉数有力等为邪毒闭肺；咽喉肿痛,咳如犬吠,吸气困难,舌质红赤,舌苔黄腻,脉滑数等为邪毒攻喉；高热,神昏谵语,四肢抽搐,舌质红绛,苔黄起刺,脉数有力等为邪陷心肝；面色青灰,四肢厥冷,脉微欲绝等为心阳虚衰,上述证候都是麻疹逆证的证候。

问题四　根据本患儿情况,需要与哪些疾病鉴别？

思路　本患儿是麻疹,应与风疹、幼儿急疹、猩红热鉴别。

知识点 1

四种出疹性时行疾病鉴别

病名	麻疹	风疹	幼儿急疹	猩红热
初期症状	发热,咳嗽,流涕,泪水汪汪,麻疹黏膜斑	轻度发热、咳嗽、流涕,耳后、颈后、枕部臀核肿大并触痛	突然高热,一般情况良好	发热较高,咽喉肿痛或伴腐烂
发热与出疹的关系	发热 3~4 天出疹,出疹时发热更高	发热 0.5~1 天出疹,出疹时热势不高	发热 3~4 天出疹,出疹时热退	发热数小时~1 天出疹,出疹时高热
皮疹特点	红色斑丘疹,自耳后、发际开始,渐及前额、面、颈,继而躯干、四肢,最后手掌、足底见疹,3~4 天出齐,疹间皮肤正常,3~4 天退疹	淡红色斑丘疹,较麻疹细小,先见于面部,迅速蔓延,1 天内布满全身,躯干、背部较多,面部、四肢较少,手掌、足底很少或无疹,疹间皮肤正常,2~3 天退疹	玫瑰红色斑丘疹,较麻疹细小,1 天内布满全身,躯干、腰、臀部较多,头面、四肢远端较少,疹间皮肤正常,1~2 天退疹	皮肤弥漫潮红,布有密集针尖大小猩红色丘疹,先见于耳后、颈部及上胸,继而遍及全身,2~3 天出齐,面部潮红无皮疹,皮肤皱褶处呈线状疹,3~5 天退疹

续表

病名	麻疹	风疹	幼儿急疹	猩红热
特殊体征	麻疹黏膜斑	颈后、枕部髂核肿大并触痛	无	口周苍白圈,草莓舌,线状疹
恢复期	退疹后有糠麸状脱屑及色素沉着	退疹后可有少量脱屑,无色素沉着	退疹后无脱屑及色素沉着	退疹后有脱皮,无色素沉着

问题五 为进一步明确诊断以及治疗,本患儿需要进行哪些辅助检查?

思路 需要完善血常规、血清抗体检测、细胞学检查和病毒抗原检测。

 知识点 2

典型麻疹的临床表现

(1)初热期:持续 2~4 天。表现为发热、眼结膜充血、畏光、流泪、流涕、喷嚏、咳嗽等症状,两侧颊黏膜可见 0.5~1mm 直径大小的白色斑点,周围有红晕,为数不一,此为麻疹黏膜斑。同时伴食欲不振,腹泻,呕吐等症。

(2)出疹期:持续 3~5 天。一般于发热 3~4 天后出疹,初见于耳后、发际,依次向面、颈、躯干蔓延,2~3 天内遍布全身,最后达手足心、鼻准部。皮疹初为淡红色斑丘疹,直径 2~5mm 不等,随着皮疹增多,颜色加深,融合成不规则片状,但疹间皮肤正常。

(3)恢复期:出疹后 3~4 天。高热开始下降,全身情况好转,皮疹按出疹顺序逐渐隐退,出现糠麸样脱屑并见淡褐色的色素沉着,在 2~3 周完全消失。

 知识点 3

其他类型麻疹及并发症

(1)轻症麻疹:多见于在潜伏期内接受过丙种球蛋白或成人血注射者,或 <8 个月的体内尚有母亲抗体的婴儿。表现为低热,轻度上呼吸道卡他症状,麻疹黏膜斑不明显,皮肤红色斑丘疹稀疏、色淡,疹退后无色素沉着或脱屑,病程 1 周左右,无并发症。

(2)重症麻疹:发热高达 40℃以上,中毒症状重,伴惊厥、昏迷。皮疹融合呈紫蓝色者,常有黏膜出血,如鼻衄、呕血、咯血、血尿、血小板减少等,称为黑麻疹,可能是弥散性血管内凝血(DIC)的一种形式;若皮疹少,色黯淡,常为循环不良表现。此型患儿死亡率高。

(3)无疹型麻疹:注射过麻疹减毒活疫苗者可无典型黏膜斑和皮疹,甚至整个病程中无皮疹出现。此型诊断不易,只有依赖前驱症状和血清中麻疹抗体滴度增高才能确诊。

(4) 成人麻疹：由于麻疹疫苗的应用，儿童麻疹发病率降低，成人麻疹发病率逐渐增加。成人麻疹与儿童麻疹不同处为：肝损害发生率高；胃肠道症状多见，如恶心、呕吐、腹泻及腹痛；骨骼肌痛，包括关节和背部痛；麻疹黏膜斑存在时间长，可达 7 天，眼部疼痛多见，但畏光少见。

并发症：严重病例可并发肺炎、喉炎、脑炎、肝损害、DIC 等。

知识点 4

辅 助 检 查

(1) 血常规检查：前驱期白细胞总数正常或降低。

(2) 血清抗体检测：血清麻疹 IgM 抗体在急性期发病后 3 天即可检出，5~20 天阳性率最高。恢复期(病后 2~4 周)IgM 抗体滴定度如大于 4 倍增长，有诊断价值，可作回顾性诊断。

(3) 细胞学和病毒抗原检查：取鼻咽部吸取物、鼻咽拭子、尿液沉渣、脱落细胞涂片，经特殊处理后可见多核巨细胞、嗜酸性包涵体和麻疹病毒抗原。

病例补充

辅助检查：血常规：白细胞 $5.2 \times 10^9/L$，中性粒细胞 0.36，淋巴细胞 0.63，血小板 $292 \times 10^9/L$。血常规不高，淋巴偏高提示病毒感染。

问题六　目前患儿的西医诊断是什么？其诊断依据是什么？

思路　该患儿体温 39℃，神志清，精神反应欠佳，耳后及头面部可见色如玫瑰、针尖大小皮疹，口腔黏膜未见麻疹黏膜斑。眼结膜充血，畏光羞明。咽腔充血，扁桃体Ⅱ°肿大，心肺听诊无异常。根据患儿症状、体征，结合血常规西医诊断是麻疹。

问题七　针对该患儿如何进行治疗？

思路

1. 一般治疗

(1) 高热可给予布洛芬或对乙酰氨基酚口服。

(2) 咳嗽痰稠或咳而无力者，采用雾化吸入，加用祛痰药。

(3) 惊厥或情绪易激惹者，加用镇静剂防止抽搐发生。

2. 中医治疗　本例患儿为麻疹顺证，辨证属邪入肺脾，治以清凉解毒，透疹达邪。予清解透表汤加减。处方：银花 10g、连翘 10g、柴胡 10g、炒牛蒡子 10g、炒黄芩 10g、葛根 10g、薄荷 5g(后下)、蝉衣 5g、前胡 10g、竹沥 10g、半夏 6g、杏仁 6g、浙贝母 10g、化橘红 5g、芦根 10g、生甘草 5g。2 剂每日 1 剂，水煎服，分 2~3 次口服。嘱避风寒，忌荤腻。

2 日后复诊：患儿药后疹点渐及胸背、四肢手掌足底，现麻疹已透齐，身热渐退，体温 37.9℃，咳嗽稍减，气促已平，舌红苔薄黄，脉浮数。治以清热宣肺生津。上方去柴胡、葛根、薄荷、蝉蜕，加天花粉 12g，石斛 10g，青蒿 10g，三剂。

药后体温恢复正常，皮疹消退，皮屑细微如糠麸样脱落，遗留棕褐色色素沉着。1

月余后色素退净。

知识点 5

临证思维分析

　　辨顺逆：麻疹的辨证，首要辨别顺证、逆证，然后顺证再辨表里，逆证辨别脏腑，便可掌握疾病的轻重和预后。若病情按顺证三期顺利演变，则为顺证；若见麻毒闭肺、麻毒攻喉、毒陷心肝等见证，则为逆证。

　　初热期临床表现类似感冒，以肺卫表证为主要证候。因麻为阳毒，易从火化，临床常表现风热外感证候，即使外感风寒证候者，也为时短暂。初热期除见肺卫表证外，尚有目赤多泪，畏光羞明等，可与普通感冒相鉴别。若鉴别困难时，应注意麻疹黏膜斑的观察。典型麻疹约 90% 以上患儿在病程 2~3 天时出现麻疹黏膜斑，是麻疹早期的特征性体征。若发热 3~4 天出疹，先见于耳后颈部，后延及躯干四肢，最后见于手足心及鼻尖，疹色红润，分布均匀，并伴发热如潮、咳嗽有痰、烦躁微汗等全身症状，皮疹透发 3~4 天后即依次隐没消退，疹收后热退身凉，咳嗽减轻，精神转佳，胃纳增加者，是为顺证；若疹出不畅或麻疹出没先后无次序，暴出暴收，疹色紫黯，稠密不均，并见壮热持续，烦躁不安，或嗜睡神昏，咳剧喘急等症者，则为逆证。逆证鉴别，除见逆证皮疹征象外，症见热、咳、痰、喘者，为邪毒闭肺证；症见咽喉肿痛溃烂、呛咳声嘶、吞咽不利者，为邪毒攻喉证；症见高热神昏、烦躁谵语、惊厥抽搐者，为邪陷心肝证。目前由于预防免疫工作的完善，麻疹的发病年龄偏移，轻型麻疹、不典型麻疹增多，要根据前述诊断特点，加以识别，尤其是小于 8 个月婴儿麻疹要注意与幼儿急疹甄别。

知识点 6

麻疹辨证论治

临床分证		辨证要点	治法	代表方剂
顺证	邪犯肺卫	①发热；②目赤胞肿，畏光羞明，泪水汪汪；③麻疹黏膜斑	辛凉发表宣肺透疹	宣毒发表汤（《痘疹仁端录》）
	邪炽肺脾	①高热不退，烦躁口渴；②发热起伏如潮，疹子出齐；③舌质红，苔黄	清热解毒佐以透疹	清解透表汤（经验方）
	肺胃阴伤	①发热渐退，疹子收屑；②皮肤糠状脱屑；③舌质红，苔少，脉细数	滋养肺胃清解余邪	沙参麦冬汤（《温病条辨》）
逆证	麻毒闭肺	①高热不退；②咳嗽气促，喉中痰鸣鼻翼扇动；③疹出不畅，或疹稠密紫黯	清热解毒开肺化痰	麻杏石甘汤（《伤寒论》）
	麻毒攻喉	①咽喉肿痛，咳如犬吠；②声音嘶哑，吸气困难；③疹点稠密紫黯	清热解毒利咽消肿	牛蒡甘桔汤（《外科正宗》）
	邪陷心肝	①高热、神昏、抽搐；②疹点稠密紫黯；③舌质红绛，舌苔黄糙	清热凉营息风开窍	清营汤（《温病条辨》）合羚角钩藤汤（《重订通俗伤寒论》）

知识点 7

中 医 外 治

麻黄、浮萍、芫荽、西河柳各 15g,布包水煎,加黄酒 250g,煮沸,使室内空气温暖湿润,待药液稍温,擦洗额面、颈部、胸背、四肢、手背等,以助透疹。亦可取其中 2~3 味,同上法用之。

知识点 8

西 医 治 疗

麻毒攻喉见高热不退,适当选用退热剂;极度烦躁者,及时给氧并选用镇静剂;合并细菌感染者,可选用抗生素;喉部水肿,Ⅱ度以上呼吸困难者,加用肾上腺皮质激素;出现喉梗阻者,及早行气管切开术或气管插管。

病例补充

经过治疗,药后体温恢复正常,皮疹消退,皮屑细微如糠麸样脱落,遗留棕褐色色素沉着。

问题八　麻疹恢复期如何调理?

思路　药后体温恢复正常,皮疹消退,皮屑细微如糠麸样脱落,遗留棕褐色色素沉着。1月左右后色素可以退净。注意居室空气流通,温度、湿度适宜,避免直接吹风受寒和过强阳光刺激,床铺被褥舒适柔软,环境安静。注意补足水分,饮食应清淡、易消化,根据食欲逐渐增加营养丰富的食物。

知识点 9

麻 疹 疫 苗

麻疹疫苗常用麻疹减毒活疫苗、麻疹 - 风疹(MR)联合疫苗、麻疹 - 腮腺炎 - 风疹(MMR)联合疫苗、麻疹 - 腮腺炎 - 风疹 - 水痘(MMRV)联合疫苗。麻疹减毒活疫苗系用麻疹病毒减毒株接种鸡胚细胞经培养收获病毒液后冻干而成,8个月以上的麻疹易感者可以使用。患严重疾病,急性或慢性感染,发热或对鸡蛋过敏史者不得接种。一般而言,麻疹疫苗需接种两次,在 8 月龄首次接种,18月龄复种时血清抗体转阳率约为 95%,血清转阳后,对大多数人提供终身保护作用。

【临证要点】

1. 抓住麻疹的特点、根据发病季节、流行特点、发病特点,皮疹出疹顺序、特点,脏腑症状等辨别麻疹顺证还是逆证。

2. 根据麻疹临床特点,辨别有无逆证;

3. 注意与其他急性出疹性时行疾病如风疹、幼儿急疹、丹痧等鉴别。

4. 掌握麻疹的治疗原则。治疗麻疹,素有"麻不厌透""麻喜清凉"之论。麻为阳毒,以透为顺,以清为要,因此,麻疹以清热透疹为基本法则。

5. 麻疹逆证时可引起肺炎、喉炎、惊厥等,护理时应注意控制体温,保持气道通畅,预防高热惊厥。

【诊疗流程】

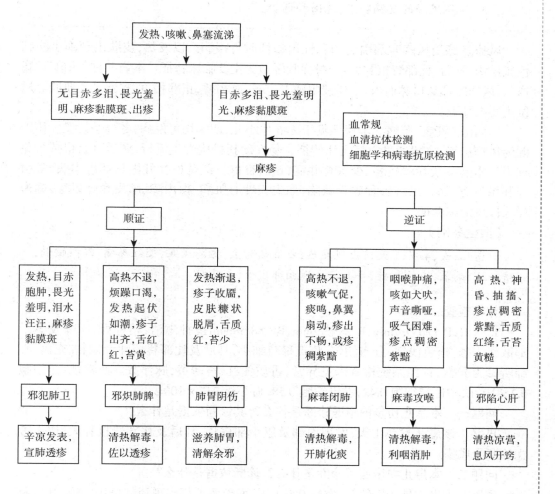

（王俊宏）

【复习思考题】

1. 如何判断麻疹病情的顺逆?

2. 麻疹需要与哪些常见出疹性疾病鉴别?

第二节　风　疹

PPT 课件

> ### 培训目标
>
> 1. 掌握风疹的定义及临床表现、诊断要点、辨证论治。
> 2. 熟悉风疹的病因病机和传变规律。
> 3. 了解风疹的发病特点、范围和调护。

　　风疹是感受风疹时邪引起的急性出疹性时行疾病。以发热,皮肤出现细小淡红色斑丘疹,耳后、枕部臀核肿大,全身症状轻微为主要临床特征。本病又称"风痧""瘾疹"。风疹时邪从口鼻而入,主要侵犯肺卫,与气血相搏,正邪相争,祛邪外透肌肤。病位主要在肺卫。

　　属西医"风疹"范畴。本病多见于 1~5 岁小儿,四季均可发病,冬春季好发。传染源为风疹患者,主要通过空气飞沫传播。易在幼托机构发生流行,病后可获得持久免疫力。本病一般症状较轻,少有合并症,预后良好。但孕妇在妊娠早期患本病,常引起胚胎发育异常,出现各种先天缺陷,如先天性心脏病、白内障、脑发育障碍等,称为先天性风疹综合征。

　　【典型案例】

　　　　患儿,女,4 岁,1 天前出现发热,以低热为主,微恶风寒,咽红疼痛,轻微咳嗽,精神可,纳呆,未予治疗,半天前发现面部皮疹,稍瘙痒。

　　体格检查

　　T 38℃,P 110 次 /min,R 28 次 /min,BP 88/58mmHg 神志清,精神可,面部及躯干部散在皮疹,疹色浅红,分布均匀,疹点稀疏细小,耳后及枕部臀核肿大,咽腔充血,心肺听诊无异常,神经系统检查未见异常,舌质偏红,苔薄黄,脉浮数。血常规:白细胞 6.2×10^9/L,中性粒细胞 0.42,淋巴细胞 0.58,血小板 217×10^9/L。

　　问题一　本患儿初步的中医诊断是什么? 其诊断依据是什么?

　　思路　该患儿发热 1 天,发现面部及躯干部皮疹、耳后及枕部臀核肿大,初步考虑诊断为风疹。

　　问题二　本患儿初步西医诊断是什么? 诊断依据是什么?

　　思路　该患儿是 4 岁幼儿,发热 0.5~1 天,面部躯干部出现淡红色斑丘疹,耳后及枕部淋巴结肿大。抓住发热的热程、热势,皮疹出现时间及伴随症状等要点,初步西医诊断是风疹。

　　问题三　根据本患儿的临床表现,如何判断风疹病情的轻重?

　　思路　风疹通常分为邪犯肺卫、邪入气营,偶因邪毒炽盛,出现内陷心肝的严重变证。发热不高、流涕、轻咳、精神好,皮疹淡红细小,分布稀疏均匀,2~3 天消退,属邪郁肺卫轻证;高热烦躁,皮疹鲜赤密集,属邪入气营重证。

问题四　根据本患儿情况,需要与哪些疾病鉴别?

思路　需要跟麻疹、幼儿急疹、猩红热相鉴别。见麻疹章节四种出疹性时行疾病鉴别表。

问题五　为进一步明确诊断以及治疗,本患儿需要进行哪些辅助检查?

思路　需要完善血常规、必要时可做病毒分离和血清学检查。

知识点 1

风疹的临床表现

(1) 获得性风疹

1) 潜伏期:10~21 天。

2) 前驱期:1~2 天。有低至中度发热,流涕、微咳、咽痛,或有轻度呕吐、腹泻。耳后、枕部淋巴结肿大,轻度压痛。

3) 出疹期:发热 1~2 天出疹,皮疹呈多形性,多为散在淡红色斑丘疹,也可见皮肤发红或针尖状猩红热样皮疹。首见于面部,24h 内布发全身,通常为面部皮疹消退而下肢皮疹方现。一般出疹 3 天,疹退后无脱屑及色素沉着。少有并发症,偶可并发肺炎、心肌炎、脑炎和血小板减少性紫癜等。

(2) 先天性风疹综合征

宫内感染风疹病毒者,生后患儿可发生:①一过性新生儿期表现,如肝脾肿大、紫癜、血小板减少、淋巴结肿大、脑膜脑炎等;②永久性器官畸形和组织损伤,如生长发育迟缓、先天性心脏病、白内障、小眼睛、视网膜病、耳聋等;③慢性或自身免疫引起的晚发疾病,如糖尿病、性早熟、间质性肺炎、慢性进行性全脑炎、甲状腺炎等。这些迟发症状出现时间不一,可在出生后 2 个月至 20 年内发生。

知识点 2

辅 助 检 查

(1) 血常规:白细胞总数正常或偏低,淋巴细胞相对增多,可见异型淋巴细胞。

(2) 病毒分离:患儿咽部分泌物及血清中可分离出病毒。孕妇感染风疹病毒后,可采取羊水、胎盘绒毛或胎儿活检组织进行病毒分离和鉴定。

(3) 血清学检查:风疹特异性 IgM 抗体阳性,或取急性期和恢复期双份血清,检测特异性抗体,4 倍以上升高者诊断为近期感染。新生儿血清特异性 IgM 抗体阳性可诊断先天性风疹。

病例补充

该患儿血常规:白细胞 6.2×10^9/L,中性粒细胞 0.42,淋巴细胞 0.58,血小板 217×10^9/L。提示是病毒感染。

问题六　目前患儿的西医诊断是什么？其诊断依据是什么？

思路　该患儿是 4 岁幼儿，发热 0.5~1 天，面部躯干部出现淡红色斑丘疹，耳后及枕部淋巴结肿大。根据发热与出疹的关系、皮疹特点及相关临床特点及辅助检查西医诊断更加明确是风疹。

问题七　针对该患儿如何进行治疗？

思路

1. 一般治疗　西医治疗主要为对症支持治疗。

高热可给予布洛芬或对乙酰氨基酚口服。惊厥或情绪易激惹者，加用镇静剂防止抽搐发生。

2. 中医治疗　本病中医治疗以疏风清热为基本治则。邪郁肺卫轻证，以疏风解表清热为主，邪入气营重证以清气凉营解毒为主。

本案属邪犯肺卫证，其治疗要点是疏风解表清热。予银翘散加减。处方：银花10g、连翘 10g、桔梗 6g、牛蒡子 10g、荆芥 6g、薄荷 6g（后下）、生地 6g、玄参 10g、夏枯草10g，僵蚕 6g，蝉蜕 6g，甘草 4g。每日 1 剂，水煎服，分 2~3 次口服。

知识点 3

临证思维分析

本病以卫气营血辨证为纲，主要辨别病证的轻重。

根据临床表现辨别邪犯肺卫、邪入气营：如发热 0.5~1 天，出现淡红色斑丘疹，分布均匀，耳后及枕部臖核肿大，为邪犯肺卫证；若壮热口渴，烦躁哭闹，疹色鲜红或紫黯，疹点稠密，甚至可见皮疹融合成片或成片皮肤猩红，为邪入气营证。应注意同其他儿科常见发热性出疹性疾病相鉴别，如麻疹、幼儿急疹、药物疹等。风疹高热时容易扰动肝经而引起昏迷、抽搐，护理时应注意合理降温，预防高热惊厥。

知识点 4

风疹的辨证论治

临床分证	辨证要点	治法	代表方剂
邪郁肺卫	①低热，微咳流涕，疹点淡红细小稀疏，耳后枕部臖核肿痛；②舌红苔薄微黄	疏风清热透邪	银翘散（《温病条辨》）
邪入气营	①高热，烦渴，疹点鲜赤密集，耳后枕部臖核肿痛明显；②舌红苔黄糙	清气凉营解毒	透疹凉解汤（验方）

知识点 5

风疹的西医治疗

本病目前尚无特效药物,主要为对症支持治疗。早期可试用利巴韦林、干扰素等。先天性风疹综合征患儿可长期携带病毒,影响其生长发育,应早期检测视力、听力是否损害,及早给予干预,提高生活质量。

 病例补充

3 天后复诊,体温正常,皮疹消退,无色素沉着及脱屑,精神好,食欲好,耳后及枕部臖核无肿大、疼痛,舌质淡红,苔白薄,脉浮。

问题八 患儿家长问是否能去幼儿园?调护还需要注意哪些问题?

思路 一般患儿隔离至出疹后 5 天。疾病初愈仍需要注意休息,多饮温开水,饮食宜清淡,忌辛辣油腻食品。流行期间,易感儿及孕妇尽量少去公共场所,避免传染。接种风疹疫苗,对儿童及育龄妇女及所有没有风疹免疫史的人进行接种,具有预防风疹的效果。

知识点 6

风 疹 疫 苗

风疹疫苗为减毒活疫苗,可以单价配方或与其他疫苗联合配方使用。我国常用的风疹疫苗覆盖 RA27/3 和 BRD-2 两种病毒株,且常与麻疹、流行性腮腺炎疫苗联合。18~24 月龄幼儿按计划接种,一般接种 1 次,于三角肌处皮下注射0.5ml。接种 1 剂风疹疫苗的应答率高(≥95%),并且疫苗接种可提供长期保护作用,故不支持常规要求第 2 剂风疹疫苗接种。

【临证要点】

1. 抓住风疹的特点、根据发病季节、流行特点、发病特点,皮疹出疹顺序、特点,脏腑症状等辨别风疹轻证还是重证。

2. 注意与其他急性出疹性时行疾病如麻疹、幼儿急疹、猩红热等鉴别。

3. 掌握风疹的治疗原则。邪郁肺卫轻证,以疏风解表清热为主,邪入气营重证以清气凉营解毒为主。

4. 风疹重证时高热时容易扰动肝经而引起昏迷、抽搐,护理时应注意合理降温,预防高热惊厥。

【诊疗流程】

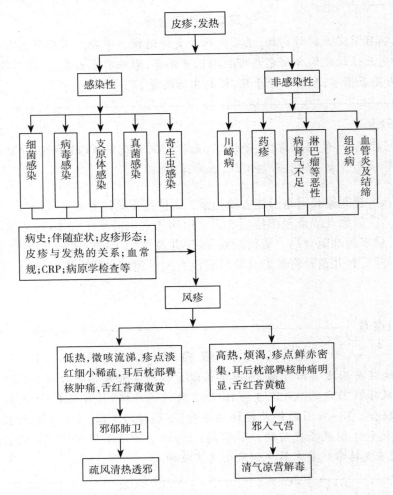

（王俊宏）

扫一扫
测一测

❓【复习思考题】

1. 风疹是如何辨证论治的？
2. 如何判断风疹病情的轻重？

第三节　猩　红　热

🖥 培训目标

1. 掌握猩红热的定义及临床表现、诊断要点、辨证论治。
2. 熟悉猩红热的发病特点、鉴别诊断及西医治疗。
3. 了解猩红热的预防和调护。

猩红热是由感受猩红热时邪引起的急性出疹性时行疾病。临床以发热,咽喉肿痛或伴腐烂,全身布发弥漫性猩红色皮疹为主要特征。本病是因猩红热时邪侵犯肺胃,热毒炽盛,内外充斥,外透肌肤所致,由于邪毒化热化火,以致形成邪犯卫气、邪燔气营、肺胃阴伤不同病机变化,其病机演变中心为气营两燔。本病中医学又称为"丹痧""喉痧""烂喉痧""烂喉丹痧";因有传染性,又称"疫喉痧""疫痧""疫疹"。全年均可发生,以冬春季节为主,温带发病较多。人群普遍易感,以3~15岁儿童发病居多,尤以3~8岁最多见,多数患儿预后良好,少数患儿病后可发生心悸、痹证、水肿变证。

西医学认为猩红热是感染 A 族乙型溶血性链球菌引起的急性出疹性传染病,临床特征为发热,咽峡炎,全身鲜红色皮疹和恢复期成片状脱皮,少数患儿在发病2~3周可发生急性风湿热或肾小球肾炎。

【典型案例】

患儿,女,5岁。因"发热、咽痛2天"入院。2天前患儿无明显诱因出现发热,最高体温40℃,无寒战、抽搐等,伴咽痛,吞咽时尤为明显,无咳嗽,无呕吐、腹泻等,家长予口服"布洛芬、咽扁颗粒"口服后症状无缓解,仍发热、伴见全身鸡皮样皮疹,遂收入院治疗。入院症见:发热,咽痛,面红,颈部、腋下可见线状小皮疹,躯干部皮肤呈猩红色,其间可见鸡皮样皮疹,压之退色,无咳嗽,无头痛,无呕吐、腹泻等,纳差,眠欠佳,大便干结,小便黄。自起病以来患儿精神欠佳,反应可,无眼结膜充血,无浮肿。既往体健,按计划接种疫苗,无药物及食物过敏史,否认传染病接触史及家族遗传病史。舌红绛起刺,苔少,状如草莓,脉数。

体格检查

T 38.4℃,P 118 次/min,R 32 次/min,BP 80/50mmHg,神志尚清,精神稍差,面色红,口周苍白圈。颈部全身皮肤普遍充血,躯干部有弥漫性细小点状疹,触之粗糙,压之退色,去压后复现,疹间无正常皮肤。双颌下及颈部可触及2~3个大小不等淋巴结,有压痛,无波动感。咽充血(++),双侧扁桃体Ⅱ°肿大,可见大量脓性分泌物;贫血性皮肤划痕(+)。心肺未见明显异常,腹软无压痛、反跳痛,肝脾未及,肠鸣音正常。生理反射存在,病理反射未引出。双下肢无凹陷性水肿,四肢肢端暖。

问题一 本患儿初步的中医诊断是什么?其诊断依据是什么?

思路 本患儿见发热,咽部喉核红肿疼痛,全身皮肤猩红一片,可见鸡皮样细小丘疹,压之退色,环口周围苍白圈。故初步中医诊断为丹痧。

问题二 本患儿初步西医诊断是什么?诊断依据是什么?

思路 本患儿有:①发热,咽痛,全身皮肤猩红一片,可见鸡皮样细小丘疹,压之退色的临床表现;②口周苍白圈,双侧颌下淋巴结肿大,有明显压痛,无波动感;咽充血(++),双侧扁桃体Ⅱ°肿大,可见大量脓性分泌物;贫血性皮肤划痕(+),帕氏线(+)。故初步诊断为猩红热。

问题三 根据本患儿情况,需要与哪些疾病鉴别?

思路 本患儿需要与麻疹、风疹等病毒性发疹性疾病相鉴别。

知识点 1

鉴 别 诊 断

(1) 麻疹、风疹等病毒性发疹性疾病:皮疹为斑丘疹,疹间皮肤正常。咽充血不如猩红热明显,无扁桃体渗出,无杨梅舌,麻疹起病3~4天后才出疹,前驱期颊黏膜可见麻疹黏膜斑,风疹常有枕后淋巴结肿大。

(2) 金黄色葡萄球菌感染:也可发生猩红热样皮疹,杨梅舌等,需依靠细菌学检查鉴别。

(3) 川崎病:可有皮疹、杨梅舌、1周末有指(趾)端脱皮,但与猩红热不同,好发于3岁以下儿童,高热5天以上,抗生素治疗无效,患儿有眼结膜、口腔黏膜充血,口唇干裂等。

(4) 药疹:也可由猩红热样皮疹,有用药史,感染中毒症状轻,无咽、扁桃体炎及杨梅舌等表现,停药后症状减轻,抗生素治疗无效。

问题四 为进一步明确诊断以及治疗,本患儿需要进行哪些辅助检查?

思路 需要完善血液分析、超敏C反应蛋白、呼吸道病原学检测、咽拭子、血清抗"O"抗体检测、肝功、肾功、电解质、尿常规等。

知识点 2

普通型猩红热的临床表现

典型病例的临床表现由急性咽(扁桃体)炎和出疹两部分组成,可分为三期:

(1) 前驱期:骤起发热,体温高低不一,轻者38~39℃间,重者高达39~40℃以上。同时伴有咽痛、呕吐和头痛、全身不适等症状。有的病人因肠系膜淋巴结发炎而有腹痛,剧者易误为阑尾炎。此时,咽部和扁桃体充血水肿明显,往往上覆有脓性斑片状渗出物。软腭处有细小密集的红疹或出血点。舌被白苔,舌尖和边缘红肿,突出的舌乳头也呈白色,称为白草莓舌。起病4~5天时,白苔脱落,舌面光滑鲜红,舌乳头红肿突起,称红草莓舌。

(2) 出疹期:多在起病12h内出疹,有时可延至2天。猩红热皮疹具有下列特点:

1) 出疹顺序和形态:皮疹最早见于颈部、腋下和腹股沟处,于24h内很快由上而下遍及全身。皮疹特点为红色细小丘疹,呈鸡皮样,抚摸时似砂纸感,皮疹密集,点疹间呈一片红晕,偶仍可见正常皮肤。用手指按压皮疹可退色,暂呈苍白,十余秒后又恢复原状,称"贫血性皮肤划痕"。

2) 颜面特征:面部潮红,不见皮疹,口唇周围苍白,形成环口苍白圈。

3) 腋窝等处特征:皮肤折叠处如腋窝、肘窝、腹股沟等处,皮疹更密,可夹有出血点,形成明显的横纹线,称为帕氏线。

4) 粟状汗疹:为皮疹旺盛时,于腹部、手足上所见到的小疱疹。

出疹期间继续发热,待皮疹遍及全身后体温逐渐下降。

（3）恢复期：皮疹沿出疹顺序消退，体温正常，一般情况好转。皮疹消退后1周，开始脱皮，先从脸部糠屑样脱皮，渐及躯干，最后四肢，可见大片状脱皮。脱皮程度和时间，随皮疹轻重而异，脱皮期可长达6周。

 知识点 3

其他型猩红热的临床表现

（1）**轻型**：发热、咽炎和皮疹等临床表现均较轻微又不典型，易被漏诊。往往在发现脱皮或并发肾炎等时，回顾病史才诊断。

（2）**重型（中毒型）**：骤起发热，咽扁桃体炎症严重，有时并发周围脓肿，皮疹明显，常伴出血。全身中毒症状重，可出现嗜睡、烦躁、谵妄、惊厥和昏迷等神经系统症状。或因中毒性心肌炎而出现休克，病死率高。

（3）**外科型**：病菌自皮肤创伤处侵入，可有局部急性化脓性病变，皮疹从创口开始，再波及全身。无咽炎和草莓舌。

知识点 4

并 发 症

（1）**早期化脓性损害**：多见于年幼体弱者。病菌向周围组织扩散，可引起中耳炎、颈淋巴结炎和肺炎等。如病菌进入血液，可引起败血症、脑膜炎和骨关节炎等。

（2）**晚期变态反应病变**：多见于较大儿童，在猩红热痊愈后数周内发生，如急性肾炎和风湿热。

知识点 5

辅 助 检 查

（1）**病原学检查**：从咽拭子可培养出A组乙型溶血性链球菌。

（2）**血清学检查**：在感染的头3周内，80%以上的未治疗病人测血清抗链球菌溶血素"O"滴度升高。

（3）**血象**：白细胞总数在 $10\sim20\times10^9$/L 之间或更高，中性粒细胞可达75%~90%。

病例补充
辅助检查

血常规：WBC 16.0×10^9/L、N 85.2%、L 17.4%、Hb 136.0g/L、PLT 280.0×10^9/L；CRP 60mg/L；咽拭子培养出A组乙型溶血性链球菌；血清抗链球菌溶血素"O"滴度正常；呼吸道病原学检测、肝肾功、电解质均未见明显异常；尿常规未见明显异常。

问题五　目前患儿的西医诊断是什么？其诊断依据是什么？

思路　根据患儿症状、体征，结合实验室检查结果明确诊断为猩红热。

问题六　针对该患儿如何进行治疗？

思路

1. 一般治疗

(1) 隔离治疗，予卧床休息，饮食宜以清淡易消化流质或半流质为主，多喝水。

(2) 高热可给予布洛芬或对乙酰氨基酚口服。

2. 中医治疗

(1) 四诊合参，本病辨为毒炽气营证。内治以清气凉营，泻火解毒，予凉营清气汤加减。处方：水牛角末(先煎)15g，赤芍、牡丹皮各10g，黄连、黄芩6g，生石膏20g，连翘、栀子各6g，地黄、玄参、石斛、芦根各10g，瓜蒌仁10g。

(2) 中医外治可选用冰硼散吹喉缓解咽喉肿痛。

3. 西医治疗

(1) 抗感染：静脉滴注青霉素。如青霉素过敏，可选用红霉素。

(2) 扁桃体脓性分泌物较多者可予碘甘油局部涂患处，并予补液支持治疗。

知识点 6

临证思维分析

　　猩红热属温病范畴，以卫气营血为主要辨证方法。其病期与证候有一定的联系，前驱期属邪侵肺卫证，以发热、恶寒、咽喉肿痛、痧疹隐现为主证；出疹期属毒炽气营证，以壮热口渴，咽喉糜烂白腐，皮疹猩红如丹或紫黯如斑，舌光红为主证；恢复期属疹后阴伤证，以口渴唇燥，皮肤脱屑，舌红少津为主证。

知识点 7

猩红热的辨证论治

临床分证	辨证要点	治法	代表方剂
邪侵肺卫	发热，咽喉红肿疼痛，皮肤潮红，痧疹隐现，舌质红，苔薄黄，脉浮数	辛凉宣透清热利咽	解肌透痧汤《喉痧症治概要》
毒炽气营	壮热烦躁口渴，咽喉肿痛糜烂，痧疹密布色如红丹，舌红起刺，状如草莓舌，脉数	清气凉营泻火解毒	凉营清气汤《喉痧症治概要》
疹后阴伤	口干唇燥，皮肤干燥脱屑，舌红少津，剥脱苔，脉细数	养阴生津清热润喉	沙参麦冬汤《温病条辨》

知识点 8

中 医 外 治

可选用冰硼散、锡类散、珠黄散等吹喉,1 日 2~3 次,治疗咽喉肿烂。

 知识点 9

西 医 治 疗

首选青霉素抗菌治疗,早期应用可减少并发症。每日 8 万 U/kg,分 2 次肌注;严重者可增至 10~20 万 U/kg,静脉滴注,疗程 7~10d。对青霉素过敏者,可用红霉素等。

病例补充

经过治疗,患儿发热已退,皮疹逐渐消退,手指及躯干部可见脱皮,饮食可,二便正常,舌质红,苔薄白。咽拭子培养结果显示:阴性。

问题七 患儿疾病是否已经恢复,是否可以解除隔离,出院后是否还需要注意什么问题? 如何预防本病再次发生?

思路 患儿目前已经进入到本病的恢复期,出现脱皮,可予沙参麦冬汤进行调理。该患儿咽拭子培养为阴性可解除隔离,出院后 1 个月内注意复查心脏彩超和尿液检查,防止并发症的发生。本病无疫苗接种预防,以后应注意避免和此类病人接触。

 知识点 10

预 防 调 护

(1) 早期足疗程治疗 A 组乙型溶血性链球菌感染,可有效预防风湿热及急性肾小球肾炎的发生。

(2) 在流行季节,易感儿童尽量少去公共场所。

(3) 及时隔离治疗病人至少 7 天。对有接触的易感者,应检疫观察 7 天。

(4) 患者充分休息,供给足够的水分,饮食宜易消化而富有营养。注意口腔、皮肤清洁。

(5) 病后 1 个月内注意心脏和尿液检查,防止变证发生。

(6) 患者分泌物或污染物随时消毒。

【临证要点】

1. 本病由感受猩红热时邪所致。猩红热时邪侵犯肺胃,热毒炽盛,内外充斥,外透肌肤为主要病因病机。邪毒化热化火,犯卫、入气、窜营、伤阴,从而形成邪犯卫气、邪燔气营、肺胃阴伤不同病机变化,气营两燔为病机演变中心。少数后期可损伤他脏,发生变证。

2. 治疗以清热解毒,清利咽喉为基本法则,结合邪之所在而辨证论治。病初时邪在表,宜辛凉宣透,清热利咽;出疹期毒在气营,宜清气凉营,泻火解毒;恢复期疹后伤阴,宜养阴生津。若发生心悸、痹证、水肿等病证,则参照有关病证辨证治疗。

3. 年幼体弱患儿可因病菌在体内扩散引起败血症、脑膜炎等。在恢复期可发生变态反应性疾病,如急性肾小球肾炎或风湿热。

【诊疗流程】

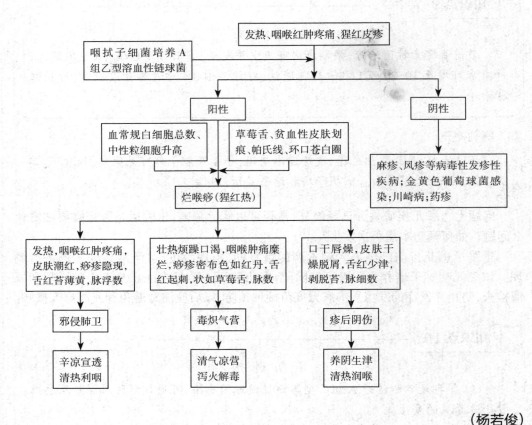

（杨若俊）

扫一扫
测一测
扫一扫 测一测

PPT 课件
09章04节PPT

笔记

【复习思考题】

猩红热的典型皮疹是什么?

第四节　水　痘

培训目标

1. 掌握水痘的定义及临床表现、诊断要点、辨证论治。
2. 熟悉水痘的病因病机和中医、西医治疗原则。
3. 了解水痘的发病特点、范围和调护。

水痘是由感受水痘时毒引起的急性出疹性时行疾病。临床以发热，皮肤及黏膜分批出现的瘙痒性斑、丘、疱疹及结痂，且上述各期皮疹可同时存在为特征。本病因疱疹浆液清亮如水，疹形椭圆似豆，故称"水痘"。其他还有"水疮""水喜""水花"等名称。本病由于外感水痘时行邪毒，经口鼻侵入人体，蕴郁于肺脾而发病，其病变部位主要在肺脾两经，涉及心肝。主要病机是邪郁肺脾，与内湿相搏，外泄肌表。本病人群普遍易感，主要发生于儿童，10岁以内的小儿多见。病后免疫力持久，但以后可发生带状疱疹。一年四季均可发病，冬春季节多见，传染性很强，易在集体儿童机构中流行。

西医学认为水痘的病原是水痘-带状疱疹病毒（VZV），水痘和带状疱疹患者是传染源，以水痘患者为主。出疹前1天至疱疹完全结痂前均有传染性，主要通过空气飞沫传播，也可通过接触病人疱疹液而传播。本病一般病情较轻，变证少见，愈后皮肤一般不留瘢痕，预后良好。但免疫缺陷者，应用皮质激素、免疫抑制剂治疗者及患有恶性疾病者，罹患本病病情较重，甚至危及生命。

【典型案例】

患儿，男，10岁，因"发热1天，伴皮疹2天"就诊。患儿2天前无明显诱因出现发热，体温最高38.3℃，无寒战抽搐，伴咽痛、鼻塞，即到社区医院诊治，诊为"上呼吸道感染"并予口服"抗病毒合剂"治疗，治疗后发热已退，颜面及躯干部开始出现散在红色斑丘疹，皮疹瘙痒明显，家长予"扑尔敏"口服治疗，皮疹不但未消退，躯干及头面部均出现较多的皮疹，原有皮疹有部分转变为疱疹，即来就诊。自发病以来，患儿精神反应可，纳眠一般，二便正常。平素体健，10天前同班同学有1人患水痘，无药物及食物过敏史。生长发育正常，按计划预防接种，但未接种过水痘疫苗。父母均体健，否认家族遗传病史。

体格检查

T 36.4℃，P 92次/min，R 26次/min，BP 90/60mmHg，Wt 30kg。神志清楚，一般情况可，头面部及躯干皮肤可见红色斑疹、丘疹及水疱疹，有抓痕，四肢皮肤及手足心未见皮疹，浅表淋巴结未触及肿大，咽充血（+），咽部可见1枚疱疹，双侧扁桃体Ⅱ°肿大，未见脓性分泌物，心肺未见明显异常，腹软无压痛、反跳痛，肝脾未及，肠鸣音正常。生理反射存在，病理反射未引出。舌质淡，苔薄黄，脉浮数。

问题一　本患儿初步的诊断是什么？诊断依据是什么？

思路　本患儿有：①水痘患儿接触史；②发热，咽痛，鼻塞，发热1天后出现皮疹，皮疹主要分布在颜面、躯干部；③皮肤可见红色斑疹、丘疹及水疱疹，四肢未见皮疹，咽充血（+），咽部可见1枚疱疹；④既往未接种过水痘疫苗。故可初步诊断为水痘。

问题二　本患儿应注意询问哪些病史？

思路　应注意询问流行病学接触史、预防接种史。

问题三　根据本患儿的临床表现，如何判断水痘的类型？

思路　本患儿有：①与水痘患儿接触史；②既往未接种过水痘疫苗；③皮疹主要分布在颜面、躯干，初为红色皮疹，后逐渐转为薄壁水疱样，伴瘙痒，符合典型水痘表现。

知识点 1

水痘的临床表现

（1）典型水痘：出疹前 1 天可出现前驱症状，如低热、不适、厌食等，次日出现皮疹。皮疹特点：①首发于头、面和躯干，继而扩展到四肢，末端稀少，呈向心性分布；②最初的皮疹为红色斑疹和丘疹，继之变为透明饱满的水疱，24h 后水疱内容物变混浊并中央凹陷，水疱易溃破，2~3 天迅速结痂；③皮疹陆续分批出现，伴明显痒感，在疾病高峰期可见斑疹、丘疹、疱疹和结痂同时存在；④黏膜皮疹还可出现在口腔、眼结膜、生殖器等处，易破溃形成浅溃疡。轻型水痘多为自限性疾病，10 天左右痊愈，全身症状和皮疹较轻。皮疹结痂后一般不留溃疡。

（2）重症水痘：多发生在恶性疾病或免疫功能低下患儿。持续高热和全身中毒症状明显，皮疹多，且易融合成大疱型或呈出血性。可继发感染或伴血小板减少而发生暴发性紫癜。

（3）先天性水痘：母亲在妊娠早期感染水痘可导致胎儿多发性先天畸形；若发生水痘数天后分娩可导致新生儿水痘，病死率 25%~30%。新生儿水痘的皮疹有时酷似带状疱疹的皮疹。

问题四　根据本患儿情况，需要与哪些疾病鉴别？

思路　本患儿需与丘疹样荨麻疹、能引起疱疹性皮肤损害的疾病如肠道病毒和金黄色葡萄球菌感染、虫咬性皮疹、药物疹以及接触性皮炎相鉴别。

知识点 2

鉴别诊断

（1）疱疹性荨麻疹：本病多见于婴幼儿，系皮肤过敏性疾病，皮疹多见于四肢，可分批出现，为红色丘疹，顶端有小水疱，壁较坚实，痒感显著，周围无红晕，不结痂。

（2）手足口病：本病皮疹多以疱疹为主，疱疹出现的部位以口腔、臀部、手掌、足底为主，疱疹分布以离心性为主。

（3）其他能引起疱疹性皮肤损坏的疾病：①肠道病毒：皮疹少，无结痂；②金黄色葡萄球菌脓疱疮：皮疹少，多在口周或外周，革兰染色可显示阳性球菌，抗生素治疗有效；③疱疹样皮炎：慢性，有荨麻疹残留色素沉着；④昆虫叮咬：非水疱性丘疹样荨麻疹。

问题五　为进一步明确诊断以及治疗，本患儿需要进行哪些辅助检查？

思路　患儿症状典型，只需要进行血常规，CRP 检测，用于排除有无合并细菌感染。对于不典型病例则可行疱疹刮片，或病毒分离及检测病毒抗原，或检测血清特异性抗体。

知识点 3

辅 助 检 查

（1）外周血检查：外周血白细胞计数表现为白细胞总数正常或稍低。

（2）病原学检查

1）疱疹刮片：刮取新鲜疱疹基底组织和疱疹液涂片，瑞氏染色见多核巨细胞；苏木素 - 伊红染色可查到细胞核内包涵体；或疱疹液直接荧光抗体染色查病毒抗原简捷有效。

2）病毒分离：取水痘疱疹液、咽部分泌物或血液作病毒分离。

3）血清学检查：血清水痘病毒特异性 IgG 抗体滴度 4 倍以上增高也有助于诊断。

病例补充

辅助检查

血 WBC 5.5×10^9/L，中性粒细胞 37%，淋巴细胞 58%，RBC 4.6×10^{12}/L，Hb 120g/L，PLT 300×10^9/L，CRP 8mg/L。

问题六 目前患儿的西医诊断是什么？其诊断依据是什么？

思路 根据患儿症状、体征，结合血常规检查可诊断为水痘，暂无合并细菌感染的依据。

问题七 目前患儿是否存在其他并发症？水痘常见的并发症有哪些？

思路 根据患儿临床表现及相关体征，该患儿未出现咳嗽，高热，头痛，昏迷等症状，神经系统检查也暂未发现异常，故暂不考虑存在其他如继发皮肤细菌感染、水痘肺炎、脑炎等合并症。

知识点 4

并 发 症

（1）脓疱疮、丹毒、蜂窝织炎：此等皮肤继发感染最常见，以金葡菌及 A 族链球菌常见。或引起脓毒症。

（2）水痘肺炎、肝炎、水痘后脑炎主要在免疫缺陷儿和新生儿中。

（3）心肌炎、关节炎、横贯性脊髓炎、面神经瘫痪、Reye 综合征等神经系统疾病较少见。

问题八 针对该患儿应如何进行中医治疗？

思路 患儿发热，颜面及躯干皮肤可见红色斑丘疹，部分中间为薄壁水疱，舌质淡，苔薄白，脉浮数。结合舌、脉、症及生命体征，可辨证为邪郁肺卫证，故内治以疏风清热，解毒利湿，予银翘散加减。处方：金银花、连翘、豆豉、牛蒡子、薄荷、荆芥穗、桔梗、竹叶、鲜芦根各 10g，生甘草 6g。外治以苦参 30g、芒硝 30g、浮萍 15g，煎水外洗，1日 2 次。

知识点 5

临证思维分析

本病辨证当辨轻重:轻度发热,痘疹稀疏,颜色红润,疱浆清亮,根脚红晕不著,无其他兼证,为邪郁肺卫轻证;壮热不解,痘疹稠密,颜色紫黯,疱浆混浊,根脚红晕显著,或有兼证,为气营两燔重证。若出现邪陷厥阴或邪毒闭肺,见神昏抽搐或咳嗽痰喘,为邪毒炽盛,正不胜邪之变证。

知识点 6

水痘辨证论治

临床分证		辨证要点	治法	代表方剂
常证	邪伤肺卫	喷嚏流涕、痘疹稀疏、疹色红润、疱浆清亮、全身症状不重	疏风清热利湿解毒	银翘散《温病条辨》
	邪炽气营	壮热烦躁、面红目赤、疹色紫黯、疱浆混浊、疹点密布、气营分热重征象	清气凉营解毒利湿	清胃解毒汤《痘疹传心录》
变证	邪陷心肝	壮热、烦躁、神昏、抽搐	清热解毒镇惊开窍	清瘟败毒饮《疫疹一得》
	邪毒闭肺	高热、咳嗽、气喘、鼻煽、口唇紫绀	清热解毒开肺化痰	麻黄杏仁甘草石膏汤《伤寒论》

知识点 7

中　成　药

(1) 板蓝根冲剂:适用于邪郁肺卫证。

(2) 银翘解毒丸:适用于邪郁肺卫证。

(3) 五福化毒丸:适用于气营两燔证。

知识点 8

外治疗法

(1) 苦参 30g、芒硝 30g、浮萍 15g,煎水外洗,1 日 2 次。用于皮疹稠密、瘙痒明显者。

(2) 青黛散麻油调后外敷,1 日 1~2 次。用于疱疹破溃化脓者。

(3) 锡类散、冰硼散、珠黄散,任选一种吹口,1 日 2~3 次。用于口腔黏膜水疱破溃成溃疡者。

问题九　针对该患儿应如何进行西医治疗?

思路　本患儿临床诊断为典型水痘,目前病情平稳,无并发症,适合居家隔离治疗直至皮疹全部结痂。可给予阿昔洛韦口服治疗,因皮肤瘙痒,加用炉甘石洗剂外用。水痘为国家法定报告的传染病,对本患儿需填写传染病报告表。

知识点 9

西 医 治 疗

(1) 一般治疗:对水痘应隔离治疗。加强皮肤护理,避免继发感染。皮肤瘙痒可局部外用炉甘石洗剂。给予易消化的食物并充足的水分,对症退热。

(2) 抗病毒治疗:抗病毒药物首选阿昔洛韦,应尽早使用,一般应用于疱疹出现的 48h 内,口服阿昔洛韦 20mg/kg/ 次 (<800mg),每日 4 次;重症则静脉给药,10~20mg/kg,每 8h 1 次,继发感染者加用抗生素治疗。

(3) 防治并发症:继发细菌感染者尽早使用抗生素,并发脑炎者按照病毒性脑炎的治疗原则,对水痘患儿不宜应用肾上腺皮质激素。

病例补充

经治疗患儿皮疹逐渐消退,未见新出皮疹,原有皮疹逐渐结痂,瘙痒减轻,饮食正常,小便调,大便稀,日 1 次。舌质红,苔白微腻。

问题十　患儿后期应如何调理? 皮疹是否可以搔抓? 是否需要注射疫苗?

思路　患儿目前已进入疾病恢复期,注意休息,避免劳累,如果出现头痛、高热等症状时及时就诊,应避免变证的发生,皮疹正处于结痂阶段,不能搔抓,以免发生继发性的皮肤感染。该患儿已自然感染水痘,病后可获得终身免疫,但应注意复发引起带状疱疹。

知识点 10

预 防 调 护

(1) 隔离患儿至疱疹全部干燥结痂,有接触史的易感儿童应检疫 3 周。

(2) 水痘流行季节,易感儿童尽量少去公共场所,也应避免接触带状疱疹患者;病人停留过的房间、呼吸道分泌物及污染物要消毒。

(3) 细胞免疫缺陷者、皮质激素及免疫抑制剂治疗者、恶性疾病患者在接触水痘 72h 内可予以水痘 - 带状疱疹免疫球蛋白肌注。

(4) 患儿应充分休息,供给足够的水分,饮食宜易消化而富有营养。

(5) 保持患儿皮肤清洁,勿使搔抓,以防抓伤感染外邪。

(6) 正在使用皮质激素或免疫抑制剂治疗者,应尽快减量或停用。

【临证要点】

1. 本病病变部位主要在肺脾两经,病机关键是水痘时邪蕴郁肺脾,湿热蕴蒸,透于肌表。

2. 本病以清热解毒,佐以利湿为基本治则。邪郁肺卫,治宜疏风清热解毒,佐以利湿;气营两燔,治宜清热凉营解毒,佐以利湿。若出现变证,则需中西医结合治疗。

3. 本病临床特点是皮肤黏膜相继出现和同时存在斑疹、丘疹、疱疹和结痂各期皮疹;临床上要注意分清水痘的类型;水痘患儿要尽早隔离治疗,注意防止并发症的发生。

【诊疗流程】

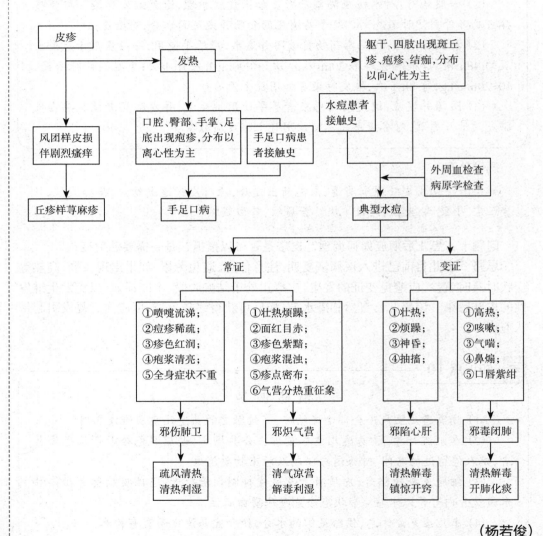

（杨若俊）

【复习思考题】

典型水痘的临床表现是什么？

第五节 手 足 口 病

PPT 课件

培训目标

1. 掌握手足口病的定义、辨证论治与重症手足口病的诊断。
2. 熟悉手足口病的病因病机、西医治疗。
3. 了解手足口病的发病特点和调护。

  手足口病是由感受手足口病时邪引起的急性发疹性时行疾病,临床以手足掌跖、臀及口腔疱疹,或伴发热为特征。病位主要在肺脾,可累及心肝。主要病机为邪毒蕴郁,气化失司,水湿内停,与毒相搏,外透肌表。本病一年四季均可发生,以夏秋季节为多见,任何年龄均可发病,多见于 5 岁以下小儿。本病可经消化道、呼吸道传播,传染性强,易引起流行。一般预后较好,经数天到 1 周痊愈,少数重症患儿可因邪毒留心,或内陷心肝而出现变证,甚或危及生命。

  西医学称本病为手足口综合征,是由多种肠道病毒感染引起的急性传染病,病原体主要以柯萨奇病毒 A 组 16 型(CoxA16)、肠道病毒 71 型(EV71)多见。多为隐性感染,患儿及带毒者为传染源。病毒存在于感染者的咽部和粪便中,粪便带病毒率高,排毒时间也长。传染途径以消化道为主,但早期也可由呼吸道传播。感染后对同型病毒能产生较持久的免疫力,再次受同型病毒感染者极少。

【典型案例】

  李某,男,3 岁。患儿因发热(37.8℃)1 天就诊,以感冒风热论治 1 天热降,但患儿烦躁不安,食少,流涎。复诊所见:初见胸部少许红色点状皮疹,进一步检查,手掌、足跖见有多数红色丘疹和疱疹,形状多样,以长圆形为主。口腔颊黏膜、舌边、咽峡均有多数疱疹,有的已溃破,周围红晕明显。颈部淋巴结肿大。心肺腹部未见异常。舌质红,舌苔薄黄,脉数。未行其他检查。

  问题一 本患儿初步的中医诊断是什么? 其诊断依据是什么?

  思路 本患儿见手掌、足跖见有多数红色丘疹和疱疹,口腔颊黏膜、舌边、咽峡均有多数疱疹,故初步中医诊断为手足口病。

  问题二 本患儿初步西医诊断是什么? 诊断依据是什么?

  思路 本患儿有发热伴手、足、口、臀部皮疹的临床表现,故初步西医诊断为手足口病。

  问题三 根据本患儿的临床表现,如何判断手足口病病情的轻重?

  思路 本患儿有:①初见胸部少许红色点状皮疹;②手掌、足跖见有多数红色丘疹;③口腔颊黏膜、舌边、咽峡均有多数疱疹;④心肺腹部未见异常,符合轻症手足口病。

  问题四 根据本患儿情况,需要与哪些疾病鉴别?

  思路 本患儿中医诊断需要与水痘、疱疹性咽峡炎鉴别;西医诊断需要与其他引起儿童发热及出疹性疾病相鉴别。主要需与疱疹性咽峡炎鉴别。

知识点 1

手足口病与咳嗽的鉴别

鉴别点	手足口病	疱疹性咽峡炎
主要病机	手足口病时邪犯于肺脾,湿热蒸盛	暑热温邪夹湿直中阳明、上壅咽峡
典型症状	手足掌跖、臀及口腔疱疹,或伴发热	突发高热、流涕。体检可见软腭、腭垂、舌腭弓、扁桃体、咽后壁等口腔后部出现色小疱疹

问题五　为进一步明确诊断以及治疗,本患儿需要进行哪些辅助检查?

思路　需要完善胸部 X 片协助诊断,完善外周血检查。

知识点 2

手足口病的临床表现

(1) 普通型病例表现:病前 1~2 周有手足口病接触史。潜伏期多为 2~10 天,平均 3~5 天。急性起病,发热,口腔黏膜出现散在疱疹,手、足和臀部出现斑丘疹、疱疹,疱疹周围可有炎性红晕,疱内液体较少。可伴有咳嗽、流涕、食欲不振等症状。部分病例仅表现为皮疹或疱疹性咽峡炎。多在 1 周内痊愈,预后良好。部分病例皮疹表现不典型,如单一部位或仅表现为斑丘疹。

(2) 重症病例表现:少数病例(尤其是小于 3 岁者)病情进展迅速,在发病 1~5 天左右出现脑膜炎、脑炎(以脑干脑炎最为凶险)、脑脊髓炎、肺水肿、循环障碍等,极少数病例病情危重,可致死亡,存活病例可留有后遗症。

知识点 3

EV71 感染分期

根据发病机制和临床表现,将 EV71 感染分为 5 期:

(1) 第 1 期(手足口出疹期):主要表现为发热,手、足、口、臀等部位出疹(斑丘疹、丘疹、小疱疹),可伴有咳嗽、流涕、食欲不振等症状。部分病例仅表现为皮疹或疱疹性咽炎,个别病例可无皮疹。此期病例属于手足口病普通病例,绝大多数病例在此期痊愈。

(2) 第 2 期(神经系统受累期):少数 EV71 感染病例可出现中枢神经系统损害,多发生在病程 1~5 天内,表现为精神差、嗜睡、易惊、头痛、呕吐、烦躁、肢体抖动、急性肢体无力、颈项强直等脑膜炎、脑炎、脊髓灰质炎样综合征、脑脊髓炎症状体征。脑脊液检查为无菌性脑膜炎改变。脑脊髓 CT 扫描可无阳性发现,MRI 检查可见异常。此期病例属于手足口病重症病例重型,大多数病例可痊愈。

(3) 第 3 期(心肺功能衰竭前期):多发生在病程 5 天内。目前认为可能与脑干炎症后自主神经功能失调或交感神经功能亢进有关,亦有认为 EV71 感染后免疫性损伤是发病机制之一。本期病例表现为心率、呼吸增快,出冷汗、皮肤花纹、四肢发凉,血压升高,血糖升高,外周血白细胞升高,心脏射血分数可异常。

(4)第 4 期(心肺功能衰竭期):病情继续发展,会出现心肺功能衰竭,可能与脑干炎所致神经源性肺水肿、循环功能衰竭有关。多发生在病程 5 天内,年龄以 0~3 岁为主。临床表现为心动过速,呼吸急促,口唇紫绀,咳粉红色泡沫痰或血性液体,持续血压降低或休克。亦有病例以严重脑功能衰竭为主要表现,肺水肿不明显,出现频繁抽搐、严重意识障碍及中枢性呼吸循环衰竭等。

(5)第 5 期(恢复期):体温逐渐恢复正常,对血管活性药物的依赖减少,神经系统受累症状和心肺功能逐渐恢复,少数可遗留神经系统后遗症状。

 知识点 4

辅 助 检 查

(1)外周血检查

1)血常规:白细胞计数正常或升高,淋巴细胞和单核细胞比值升高。

2)血生化检查:部分病例 ALT、AST、CK-MB 轻度升高,重症病例可有肌钙蛋白、血糖升高。

3)血清学检查:急性期与恢复期 EV7I、CoxA16 及普通肠道病毒检测其抗体有 4 倍以上升高。

(2)脑脊液检查:当累及神经系统可见脑脊液外观清亮,压力增高,白细胞增多,蛋白可轻度增多或正常,糖和氯化物正常。

(3)病原学检查:可在咽、气道分泌物、疱疹液及粪便中检测出肠道病毒特异性核苷酸或分离出病毒。

(4)胸片:可见肺纹理增粗,网格状、斑片状阴影;重症可见肺水肿、肺出血等征象。

(5)磁共振:神经受累可见脑干、脊髓灰质异常改变。

(6)脑电图:可表现为弥漫性慢波,少数可见棘(尖)波。

(7)超声心动图:重症病例可见左心室射血分数下降,二尖瓣或三尖瓣反流。

(8)心电图:无特异性,少数可见窦性心动过级,Q-T 间期延长,ST-T 改变。

病例补充
辅助检查

胸部 X 线:双肺纹理增强,可见网格状、斑片状阴影。血常规:WBC 4.0×10^9/L,N 80.2%,L 17.4%,Hb 136.0g/L,PLT 280.0×10^9/L;CRP 80mg/L。EV71 病毒 IgM 阳性。

问题六　目前患儿的西医诊断是什么？其诊断依据是什么？

思路　根据患儿症状、体征,结合胸片及化验检查,明确诊断为手足口病。

问题七　针对该患儿如何进行治疗？

思路

1. 一般治疗　注意隔离,避免交叉感染。适当休息,清淡饮食,做好口腔和皮肤护理。

2. 中医治疗

(1) 内治以清热泻脾,泻火解毒为法,方药:黄芩 15g,栀子 5g,石膏 10g,生地 10g,白木通 5g,黄连 3g,白鲜皮 10g,竹叶 10g,紫草 3g,蝉蜕 1g。1 剂水煎浓缩 60ml,匀 6 次,1 日 3 次,每次 10ml 口服。

(2) 外治:局部破溃处,应用冰硼散外敷。经治疗 4 日病情明显好转。

3. 西医治疗　目前尚无特效抗病毒和特异性治疗手段,主要是对症治疗。

知识点 5

临证思维分析

辨轻重:轻证病程短,疱疹仅现于手足掌心及口腔部,稀疏散在,疹色红润,根盘红晕不著,疱液清亮。全身症状轻微,或伴低热、流涕、咳嗽、恶心、呕吐、泄泻等肺卫失宣、脾失健运证候;重证病程长,疱疹除见于手足掌心及口腔部外,四肢、臀部等其他部位也常累及,且分布稠密,或成簇出现,疹色紫黯,根盘红晕显著,疱液混浊,全身症状较重,常伴高热、烦躁、口痛、拒食、尿赤便结等毒炽气营证候。严重者可因邪陷心肝,或邪毒犯心而出现心经、肝经证候。

知识点 6

手足口病辨证论治

临床分证		辨证要点	治法	代表方剂
常证	邪犯肺脾	发热轻或无发热,疱疹稀疏,色红润,疱液清亮,舌质红,苔薄黄腻	宣肺解表 清热化湿	甘露消毒丹(《医效秘传》)
	心脾积热	心烦躁扰,小便黄赤,疱疹稀疏,色红润,疱液清亮,舌质红,苔薄黄	清热泻脾 泻火解毒	清热泻脾散(《医宗金鉴》) 合导赤散(《小儿药证直诀》)
	湿热蒸盛	身热持续,小便黄赤,疹色紫黯,疱液浑浊,痛痒剧烈,舌质红绛,苔黄厚或黄燥	清热凉营 解毒祛湿	清瘟败毒饮(《疫疹一得》)
	气阴两伤	低热,神疲乏力,疱疹渐退,舌质淡红,苔少或薄腻	益气健脾 养阴生津	生脉散(《医学启源》)

续表

临床分证		辨证要点	治法	代表方剂
变证	邪陷厥阴	高热持续,头痛,肢体抖动,神昏谵语,舌质红绛,苔黄腻或黄燥	解毒清热息风开窍	清瘟败毒饮(《疫疹一得》)合羚角钩藤汤(《通俗伤寒论》)
	邪伤心肺	胸闷心悸,咳频气急,咯吐白色或粉红色泡沫痰,舌质紫黯,苔白厚腻	泻肺逐水温阳扶正	己椒苈黄丸(《金匮要略》)合参附汤(《圣济总录》)
	湿热伤络	肌肉痿软无力,活动受限,胸脘痞闷,舌质红,苔黄腻	清热利湿疏通经络	四妙丸(《成方便读》)

知识点 7

中 医 外 治

(1) 西瓜霜、冰硼散、珠黄散、喉风散、锡类散,任选1种,涂搽口腔患处,1日3次。

(2) 金黄散、青黛散、紫金锭,任选1种,麻油调,敷于手足疱疹患处,1日3次。

(3) 金银花15g,板蓝根15g,蒲公英15g,车前草15g,浮萍15g,黄柏10g。水煎外洗手足疱疹处。用于手足疱疹重者。

(4) 煅石膏30g,黄柏15g,蛤壳15g,白芷10g,黄丹3g。共为细粉,油调外敷手足疱疹处。用于疱疹多而痛痒甚者。

知识点 8

西 医 治 疗

(1) 普通病例:一般治疗:注意隔离,避免交叉感染。适当休息,清淡饮食,口腔、皮肤护理。

对症治疗:发热采用中西医结合治疗。

(2) 重症病例

1) 控制颅内高压:①甘露醇0.5~1.0g/(kg·次),于20~30min静脉注射,每4~8h可重复1次;②利尿剂:有心功能障碍者,可注射速尿1~2mg/kg,必要时可重复;③白蛋白:可减轻脑水肿,0.4g/(kg·次),常与利尿剂合用。

2) 静脉注射免疫球蛋白:在病毒感染治疗中应用静脉注射免疫球蛋白(IVIG),主要是针对严重脓毒血症。第1、2期不建议常规使用IVIG,第3期应用IVIG可能起到一定的阻断病情作用,第4期使用IVIG疗效有限。IVIG总用量2g/kg,分2天给予。

3) 应用糖皮质激素:目前认为可减轻脑水肿和肺水肿,在第3、4期使用,可选用甲基泼尼松龙1~2mg/(kg·d),或氢化可的松3~5mg/(kg·d),病情稳定后应停用。病情凶险者可在 2~3 天内加大剂量,甲基泼尼松龙 10~20mg/(kg·d),单次剂量不超过 1g。

4）抗病毒药物应用:可选用利巴韦林,10~15mg/(kg·d),分 2 次静脉点滴,疗程 3~5 天。

5）血管活性药物:首选米力农,负荷量 50~75μg/kg,维持量 0.25~0.75μg/(kg·min),一般不超过 72h。

6）液体疗法:给予生理需要量 60~80ml/(kg·d),保持静点速度 2.5~3.5ml/(kg·h),注意维持血压稳定。第 4 期在应用血管活性药物同时,在生理需要量的基础上予生理盐水 10~20ml/kg 扩容,30min 内输入。避免短期内大剂量扩容,无效者给予胶体液输注。

7）高血糖处理:血糖大于 15mmol/L 可应用胰岛素 0.03~0.05IU/(kg·次)。

8）机械通气:参照呼吸衰竭章节。

9）对症治疗:①降温:温水擦浴,口服美林等;②镇静、止惊:可用鲁米那、咪达唑仑等;③营养心肌:选用维生素 C、磷酸肌酸钠;④抑制胃酸分泌:可用西咪替丁、奥美拉唑等;⑤抗生素:肺部继发细菌感染者,可加用抗生素。

10）恢复期治疗:①避免继发呼吸道感染;②促进各脏器功能恢复;③功能康复治疗。

病例补充

经过治疗,手足疱疹逐渐干缩而黯红,但口腔形成溃疡,涎多,拒食,大便干,小便黄,脉数。

问题八　患儿如何进行调理? 如何预防手足口病?

思路　治法为清热化湿,佐用滋阴养血之剂。药用:黄芩 10g,生地 10g,白木通 5g,竹叶 10g,黄柏 5g,当归 10g,枳实 10g,服法同上。配用吴茱萸 10g,为细粉醋调分 2 次,敷双侧涌泉穴,连用 3 日。诸症悉除而愈。避免前往人流密集处,适时增减衣物,避免暴饮暴食及滋腻补品,对密切接触者应隔离观察 7~10 天。

【临证要点】

1. 本病病变部位主要在肺脾二经,内侵心肝,邪毒蕴郁,气化失司,水湿内停,与毒相搏,外透肌表。病机关键是邪侵肺脾,外透肌表。

2. 治疗以清热祛湿解毒为基本法则。

3. 注意进行手足口病严重程度的评估。

【诊疗流程】

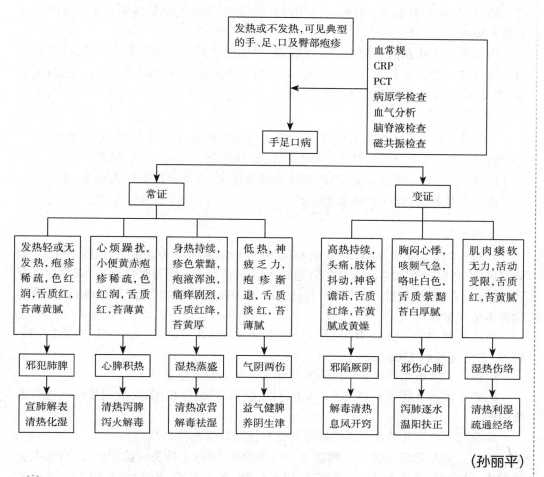

（孙丽平）

【复习思考题】

重症手足口病患者应如何治疗？

第六节 流行性腮腺炎

培训目标

1. 掌握流行性腮腺炎的定义及临床表现、诊断要点、辨证论治与鉴别诊断。
2. 熟悉流行性腮腺炎的病因病机、辅助检查以及西医治疗原则。
3. 了解流行性腮腺炎的并发症、常见的外治法和预防调护。

　　流行性腮腺炎是由腮腺炎时邪引起的急性时行疾病，临床以发热、耳下腮部肿胀疼痛为特征。中医称之为"痄腮"，因有传染性而称"时行腮肿""温毒"等。病因为感受风温邪毒。病位在肝胆。病机为邪毒壅阻少阳经脉,凝滞耳下腮部。本病全年均可发病,以冬春季节为多。任何年龄均可发病,多见学龄及学龄前期小儿。感染后可获持久免疫。

西医学认为本病的病原为腮腺炎病毒,早期患者及隐性感染者为传染源,主要通过空气飞沫传播。该病毒主要侵犯腮腺,亦可累及其他腺体组织及器官,引起脑膜脑炎、睾丸炎、卵巢炎和胰腺炎等。

【典型案例】

患儿,男,5岁。因"高热、耳下肿胀2天"就诊,症见高热恶寒,耳下疼痛,腮部红肿,张口困难,口渴,纳差,夜寐欠安,大便干结,2日1行,小便黄,舌红苔黄厚腻,脉数。患儿既往体健,无药物及食物过敏史,未注射过腮腺炎疫苗,发病前有腮腺炎接触史,否认家族遗传病史。

体格检查

T 39.0℃,P 124次/min,R 30次/min,BP 90/60mmHg。神志清楚,烦躁不安,双侧腮腺肿大,皮肤颜色如常,按之痛甚,边缘不清,咽部充血,腮腺管口红肿;双肺呼吸音清,心音有力,节律规整,未闻及杂音;腹软,无压痛;双侧睾丸无红肿触痛;神经系统检查未见异常。

查血常规:WBC 7.62×10^9/L,N 43.3%,L 56.4%,M 0.03%,Hb 124.0g/L,PLT 210.0×10^9/L;血清淀粉酶 120U/L。

问题一　本患儿初步的中医诊断是什么? 其诊断依据是什么?

思路　本患儿症见高热恶寒,耳下疼痛,腮部红肿,张口困难,故初步中医诊断为痄腮病。

问题二　本患儿初步西医诊断是什么? 诊断依据是什么?

思路　初步诊断为流行性腮腺炎。西医诊断依据:①传染病接触史,即有腮腺炎接触史;②症状:高热恶寒,耳下疼痛,腮部红肿,张口困难;③查体:T 39.0℃,神志清楚,烦躁不安,双侧腮腺肿大,皮肤颜色如常,按之痛甚,边缘不清,咽部充血,腮腺管口红肿;④理化检查:WBC 7.62×10^9/L,N 43.3%,L 56.4%,M 0.03%,Hb 124.0g/L,PLT 210.0×10^9/L;血清淀粉酶 120U/L。

问题三　根据本患儿临床表现,需要与哪些疾病相鉴别?

思路　本患儿的临床表现与化脓性腮腺炎症状较为相似,故本患儿需与化脓性腮腺炎相鉴别。

知识点 1

流行性腮腺炎与化脓性腮腺炎的鉴别

鉴别点	流行性腮腺炎(痄腮)	化脓性腮腺炎(发颐)
好发部位	常一侧先肿大,2~3天对侧亦出现肿大	多为单侧腮腺肿大
典型症状	发热,以耳垂为中心的腮部肿胀疼痛,边缘不清,触之有弹性感,压痛明显	表皮泛红,疼痛剧烈,拒按,按压腮部可见口腔内腮腺管口有脓液溢出

续表		
有无传染性	有	无
理化检查	白细胞总数可正常,或稍降低或稍增高,淋巴细胞可相对增加;血清、尿淀粉酶增高	白细胞总数及中性粒细胞增高

问题四 为进一步明确诊断以及治疗,本患儿需要进行哪些辅助检查?

思路 需要完善超敏 C 反应蛋白、降钙素原、病原学检查包括病毒分离、病原特异性抗体检测和病毒核酸检测、尿淀粉酶,检查腮腺彩超及消化系统彩超。

知识点 2

流行性腮腺炎的临床表现

流行性腮腺炎主要症状为发热、耳下腮部肿胀疼痛。一般病情较轻,年长儿发病可出现睾丸肿痛、少腹疼痛;病情严重者可见神昏、抽搐,甚至危及生命。本病一般预后良好,感染本病后可获终身免疫。

知识点 3

并 发 症

(1)睾丸炎:是男孩最常见的并发症,多为单侧。常发生在腮腺炎起病后的4~5 天、肿大的腮腺开始消退时。开始为睾丸疼痛,随之肿胀伴剧烈触痛,可并发附睾炎、鞘膜积液和阴囊水肿。

(2)脑膜脑炎:表现为发热、头痛、呕吐、嗜睡、颈项强直,少数病例可有昏迷、惊厥。预后大多良好,常在 2 周内恢复正常,多无后遗症。

(3)卵巢炎:5%~7% 的青春期女性患者可并发卵巢炎,症状多较轻,可出现下腹疼痛及压痛,月经不调等,一般不影响受孕。

(4)胰腺炎:严重的急性胰腺炎较少见。常发生在腮腺肿大数日后,表现为上腹部剧痛和触痛,伴发热、寒战、恶心、反复呕吐等。

(5)其他并发症:心肌炎较常见,而肾炎、乳腺炎、胸腺炎、甲状腺炎、泪腺炎、角膜炎等偶可发生。

知识点 4

辅 助 检 查

（1）外周血检查

1）血常规：血常规可见白细胞总数多在正常或有增多，淋巴细胞相对增多。

2）淀粉酶：血清淀粉酶和尿淀粉酶增高。

（2）病原学检查

1）病毒分离：发病早期患者唾液、尿液、脑脊液或血液标本可分离出病毒。但需时间较长，不能做早期诊断。

2）病原特异性抗体检测：急性期特异性 IgM 测定有早期诊断价值；急性期与恢复期双份血清特异性 IgG 检测 4 倍以上增高或降低，对诊断有重要意义。

3）病毒核酸检测：应用杂交或 PCR 技术，通过检测病原体特异性核酸（RNA 或 DNA）发现腮腺炎病毒，可进行微量检测。

（3）其他检查：尿常规：肾脏受累时可出现蛋白尿、红白细胞。

（4）腮腺彩超：腮腺肿大，可伴有淋巴结肿大。

问题五　针对该患儿如何进行治疗？

思路

1. 一般治疗　高热时给予物理降温，或口服对乙酰氨基酚、布洛芬等退热剂；烦躁时给予水合氯醛、苯巴比妥等镇静剂。

2. 中医治疗

（1）内治以清热解毒，软坚散结，予普济消毒饮加减。处方：柴胡 15g，黄芩、黄连、连翘、板蓝根、薄荷、升麻各 10g，牛蒡子、马勃各 8g，桔梗、玄参、虎杖、陈皮各 6g，僵蚕 5g。

（2）青黛散或如意金黄散，任选一种以食醋或清水调匀，外敷患处，1 日 1~2 次。

3. 西医治疗　抗病毒：静脉使用利巴韦林，疗程 5~7 日。

 知识点 5

临证思维分析

本病以经络辨证为主，同时辨常证、变证。根据全身及局部症状，凡发热、耳下腮肿，但无神志障碍，无抽搐，无睾丸肿痛或腹痛者为常证，病在少阳经为主；若高热不退、神志不清、反复抽搐为邪陷心肝之变证；若恶心、呕吐、腹胀、泄泻、睾丸肿痛、脘腹或少腹疼痛者为毒窜睾腹之变证，病在少阳、厥阴二经。

知识点 6

痄腮辨证论治

临床分证		辨证要点	治法	代表方剂
常证	邪犯少阳	轻微发热恶寒,一侧或两侧耳下腮部漫肿疼痛,咀嚼不便,或有头痛、咽红、纳少,舌质红,苔薄白或薄黄,脉浮数	疏风清热 散结消肿	柴胡葛根汤(《外科正宗》)
	热毒壅盛	高热,一侧或两侧耳下腮部肿胀疼痛,坚硬拒按,张口咀嚼困难,或有烦躁不安,口渴欲饮,头痛,咽喉肿痛,颌下肿块胀痛,纳少,大便秘结,尿少而黄,舌质红,舌苔黄,脉滑数	清热解毒 软坚散结	普济消毒饮(《东垣试效方》)
变证	邪陷心肝	高热,耳下腮部肿痛,坚硬拒按,神昏,嗜睡,项强,反复抽搐,头痛,呕吐,舌质红,舌苔黄,脉弦数	清热解毒 息风开窍	清瘟败毒饮(《疫疹一得》)
	毒窜睾腹	腮部肿胀消退后,一侧或双侧睾丸肿胀疼痛,或脘腹疼痛,少腹疼痛,痛时拒按,或有恶心呕吐,腹胀泄泻,舌质红,舌苔黄,脉数	清肝泻火 活血止痛	龙胆泻肝汤(《医方集解》)

知识点 7

中 医 外 治

(1)青黛散、紫金锭、如意金黄散,任选一种以食醋或清水调匀,外敷患处,1日1~2次。

(2)鲜蒲公英、鲜马齿苋、鲜芙蓉叶或花、鲜仙人掌,任选一种捣烂外敷患处,1日1~2次。

(3)针灸疗法:将角孙穴处头发剪去,常规皮肤消毒,取灯心草蘸麻油,点燃后,迅速触点穴位,闻及"叭"的响声,立即提起,灸治1~2次即可。

知识点 8

西 医 治 疗

(1)一般治疗:应卧床休息,进食易消化、清淡饮食,避免酸性食物,保持口腔清洁,预防细菌感染。

(2)抗病毒治疗:病毒唑、干扰素等等。

(3)对症治疗:腮腺肿胀较重时,可局部涂敷中药,醋调如意金黄散,紫金锭或青黛散。高热时可用物理降温或解热剂,保证液体入量。

(4)并发症的治疗:脑膜炎或脑膜脑炎、睾丸炎,采用降低颅压、抗惊厥、镇静等治疗。

病例补充

　　辅助检查:CRP 4mg/L;腮腺炎病毒 IgM 阳性;尿淀粉酶 13 000U/L。腮腺彩超:双侧腮腺体积肿大,腺体内彩色血流信号增多,耳前可见大小不等低回声区,最大约 0.8cm×0.6cm。

　　问题六　目前患儿的西医诊断是什么? 其诊断依据是什么?
　　思路　根据患儿症状、体征,结合血尿淀粉酶、腮腺炎病毒 IgM 阳性和腮腺彩超,明确诊断为腮腺炎。

病例补充

　　经过治疗,患儿无发热、无腮腺肿胀疼痛,胃纳好转,夜寐安,大便正常,日一次。舌质淡红,舌苔薄白。双侧腮腺无肿大,按之不痛,咽部无充血。

　　问题七　患儿如何进行预防调护?
　　思路　患儿病情属痊愈,但仍须把本病的预防与调护向家长告知。

知识点 9

预防与调护

　　(1) 预防
　　1) 流行性腮腺炎流行期间,易感儿勿去公共场所。幼儿园及中、小学校等集体单位要经常体格检查,有接触史的可疑患儿,要及时隔离观察,并用板蓝根 15~30g,煎汤口服,1 日 1 次,连服 3~5 天。
　　2) 在流行期间,未曾患过本病的儿童可给予免疫球蛋白。
　　3) 18~24 月龄时接种 1 剂次麻疹、风疹、腮腺炎三联疫苗。
　　(2) 调护
　　1) 发病期间应隔离治疗,直至腮部肿胀完全消退后 3 天为止。患儿的衣被、用具等物品均应煮沸消毒。居室用食醋加水熏蒸,每次 30min,每日 1 次,进行空气消毒。
　　2) 患儿应卧床休息直至热退,并发睾丸炎者适当延长卧床休息时间。
　　3) 给易消化、清淡流质饮食或软食为宜,忌吃酸、硬、辣等刺激性食物。每餐后用生理盐水或 4% 硼酸溶液漱口或清洗口腔,以保持口腔清洁。
　　4) 高热、头痛、嗜睡、呕吐者密切观察病情,及时给予必要的处置。睾丸肿大痛甚者,局部可给予冷湿敷,并用纱布做成吊带,将肿胀的阴囊托起。

【临证要点】
　　1. 本病为感受痄腮时邪所致。当小儿机体抵抗力下降时,时邪乘虚侵入而致病。其主要病机为邪毒壅阻足少阳经脉,与气血相搏,凝滞于耳下腮部。
　　2. 治疗以清热解毒,软坚散结为基本法则,本病治疗宜采用药物内服与外治相结合,有助于腮部肿胀消退。
　　3. 临床过程中应注意病情变化,应重视对并发症的治疗。

【诊疗流程】

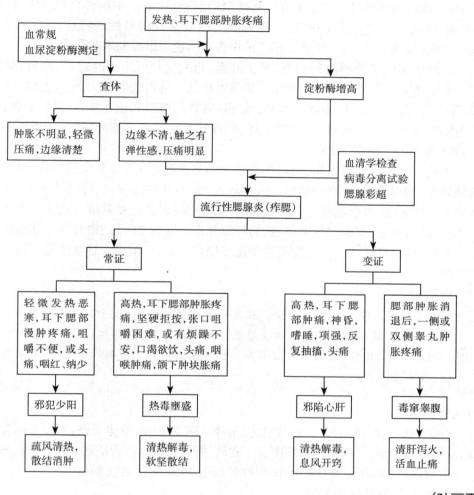

（孙丽平）

【复习思考题】

流行性腮腺炎的辨证思路是什么？

第七节　百　日　咳

培训目标

1. 掌握百日咳的定义及临床表现、诊断要点与辨证论治。
2. 熟悉百日咳的病因病机和传变规律、西医治疗原则。
3. 了解百日咳的发病特点和调护。

百日咳主要是由百日咳杆菌引起的一种呼吸系统传染病,其临床特征为阵发性痉挛性咳嗽,咳嗽终末伴有深长的"鸡鸣"样吸气性吼声。中医称百日咳为顿咳,根据咳嗽特征又名"顿呛""顿嗽""鹭鸶咳",因其具有传染性的特征,故又称"天哮呛""疫咳"。临床上"百日咳综合征"的中医证治也可以参照本节课内容。

本病的病因是外感时行邪毒,犯于肺系,与痰交结气道,导致肺失肃降,气逆作咳。初期肺卫失宣,肺气上逆,出现外感咳嗽症状。继而疫邪化火,痰火胶结,气道阻塞,肺失清肃,气逆上冲,而咳嗽加剧,致痉咳阵作。咳嗽病位在肺,可累及心肝,致邪热内陷的变证。若痰热壅盛,闭阻于肺,可并发咳喘气促之肺炎喘嗽;若痰热内陷心肝,则可致昏迷、抽搐之变证。

本病一年四季均可发生,但以冬春季节为多。5 岁以下小儿最易发病,年龄越小病情越重,10 岁以上则较少罹患。病程较长,若不及时治疗,可持续 2~3 个月以上。本病传染性很强,常引起流行。病原菌通过飞沫传播,人类是其唯一宿主。患儿的年龄越小,病情越重,可因并发肺炎、脑病导致死亡。随着 21 世纪中叶以来儿童计划免疫的实施,百白破联合疫苗免疫覆盖率逐步提高,全球范围内百日咳的流行得到了有效控制。

典型病例

金某,女,3 岁。9 月 14 日诊。患儿平素体质较弱,此次于幼儿园中因百日咳流行而发病。现症:咳嗽 6 天,加重 2 天。咳嗽呈阵发性,频作,夜间尤甚,咳嗽发作,面红、流涕、弯背、咳后带有回吼声。咳出黏痰浊液。缓解后如常儿,病后曾用止咳、抗感染药无效。

体格检查

神烦、面红、睑浮、唇干。心音有力,心率 118 次 /min,节律规整,未闻及病理性杂音,双肺呼吸音粗,可闻及干湿性啰音。腹软,肝脾未触及。舌质红,舌苔白厚,脉数。

血常规:白细胞数 21.0×10^9/L,中性粒细胞 39%,淋巴细胞 61%。

X 线胸片:双肺纹理增强。

问题一　患儿在门诊时应注意询问哪些病史?

思路　流行病学接触史、预防接种史及既往是否有类似病史及基础疾病史。病前有无用药史。

患儿在发病前 6 天曾与幼儿园一咳嗽患儿有接触(具体疾病不详)。出生后先后接种过乙肝疫苗、百白破三联疫苗及脊髓灰质炎疫苗,但 1 周岁后未再接种过任何疫苗,包括 18 个月时应接种的百白破强化针。既往无百日咳病史,但平素体质较弱,有反复呼吸道感染史。无药物过敏史。

问题二　本患儿初步的中医诊断是什么? 其诊断依据是什么?

思路　患儿症见:咳嗽呈阵发性,频作,夜间尤甚,咳嗽发作,面红、流涕、弯背、带有回声,咳出黏痰浊液。舌质红、舌苔白厚、脉数。故辨证为顿咳的痉咳期,痰火阻肺。因疫邪犯肺、化热生痰、积肺致逆而作咳。故中医初步诊断为顿咳。

问题三　本患儿初步西医诊断是什么? 诊断依据是什么?

思路　根据临床表现及化验结果,可做出的初步诊断是百日咳(疑似病例)。

问题四　门诊医生该如何处置该患儿?

思路　根据目前诊断,患儿高度怀疑为百日咳,病情较重,因此不适合居家隔离治疗,需要收治住院隔离治疗。百日咳为国家法定报告的传染病,所以门诊医生对疑似或临床诊断的百日咳病例应及时向当地疾病预防控制中心进行传染病报告(城镇12h 以内,农村 24h 以内,包括电话、网上直报和填写传染病报告表)。

问题五　根据本患儿情况,需要与哪些疾病鉴别?

思路　需要与小儿百日咳相鉴别的疾病主要为呼吸道疾病。

知识点 1

鉴 别 诊 断

(1) 感冒:以发热、鼻塞、流涕、咳嗽为主证,无日轻夜重特点,经治表证解后其咳嗽渐止。若排除流感则无传染性。

(2) 支气管炎及肺炎:有时也可有痉挛性咳嗽,但多在起病后几日内出现,咳后无鸡鸣样吸气声;肺炎患儿无淋巴细胞明显增多,肺部听诊有中细湿啰音,胸片有肺部炎性改变。

(3) 百日咳综合征:由副百日咳杆菌、腺病毒、呼吸道合胞病毒及副流感病毒等引起,出现类似百日咳样痉挛性咳嗽,尤其在婴幼儿,临床称为"百日咳综合征",主要依靠病原学或血清学检查进行鉴别。

(4) 肺门淋巴结核:肿大的肺门淋巴结压迫气管、支气管可引起痉咳,但无日轻夜重现象。有结核接触史,结核中毒症状,结核菌素试验阳性或肺部 X 线检查发现结核病灶等可资鉴别。

(5) 支气管异物:突然发生阵发性痉咳,白细胞计数不高,有异物吸入史,缺乏其他典型的百日咳症状。

(6) 支气管哮喘:以咳嗽、气喘、呼气延长为主症,喉间痰鸣,两肺听诊可闻及哮鸣音,伴继发感染者肺部可闻及湿啰音。

问题六　为进一步明确诊断以及治疗,本患儿需要进行哪些辅助检查?

思路　呼吸道痰标本细菌培养、鼻咽分泌物涂片,胸部 X 线片。

知识点 2

西医临床诊断

(1) 临床诊断标准

1) 0~3 月龄:无热或低热,频率和严重度均进行性增加的咳嗽,加上鸡鸣样回声、呼吸暂停或咳嗽后呕吐、发绀、抽搐、肺炎、密切接触长期无热咳嗽的患者(多为家庭成员)中的 1 项即可诊断;也可不出现咳嗽,仅表现为阵发性呼吸暂停、发绀和抽搐。

2) 4 月龄~9 岁:无热、低热,阵发性咳嗽≥7d,非脓性鼻炎加上鸡鸣样回声、咳嗽后呕吐、呼吸暂停、抽搐、肺炎、症状夜间加重、密切接触长期无热咳嗽的患者（多为家庭成员）中 1 项即可诊断。

3) ≥10 岁：阵发性干咳≥2 周，非脓性鼻炎，无热加上鸡鸣样回声、呼吸暂停、发作间期阵发性多汗、咳嗽后呕吐、症状夜间加重中的 1 项即可诊断。

(2) 实验室确诊标准

1) 0~3 月龄：符合临床诊断标准，实验室检查有以下之一即可确诊：①血常规检查提示白细胞计数升高（≥20×10⁹/L）伴淋巴细胞增多症（淋巴细胞比例≥60%）；②PCR 检出百日咳鲍特菌核酸；③培养检出百日咳鲍特菌；④发病初期与恢复期双份血清 PT-IgG 滴度出现显著升高（>2~4 倍）。单次 ELISA 检测 PT-IgG 不推荐本年龄段儿童使用。

2) 4 月龄~9 岁：符合临床诊断标准，实验室检查有以下之一即可确诊：①PCR 检出百日咳鲍特菌核酸；②培养检出百日咳鲍特菌；③免疫接种超过 1 年后单次 ELISA 检测 PT-IgG 滴度出现明显升高（>80~100U/ml）；④发病初期与恢复期双份血清 PT-IgG 滴度出现显著升高（>2~4 倍）。

3) ≥10 岁：符合临床诊断标准，实验室检查有以下之一即可确诊：①PCR 检出百日咳鲍特菌核酸；②培养检出百日咳鲍特菌；③单次 ELISA 检测 PT-IgG 滴度出现明显升高（>80~100U/ml）；④发病初期与恢复期双份血清 PT-IgG 滴度出现显著升高（>2~4 倍）。

知识点3

中医临床诊断

根据中华人民共和国中医药行业标准中的《中医儿科病证诊断疗效标准·顿咳》，诊断标准如下：

(1) 典型者呈阵发性痉咳伴有回声，舌系带溃疡，目睑浮肿。

(2) 本病早期可有类似感冒的表现。如咳嗽逐渐加重，日轻夜重趋势，并有接触史者，应考虑本病。

(3) 发病 1 周后，血白细胞总数及淋巴细胞显著增高。

(4) 采用咳碟法，可培养出百日咳杆菌。

病例补充

辅助检查

痰液细菌培养百日咳杆菌阴性、鼻咽分泌物查百日咳杆菌 DNA 阳性、荧光抗体染色百日咳杆菌特异性抗原阳性。

问题七　目前患儿的西医诊断是什么？其诊断依据是什么？

思路　根据患儿症状、体征和实验室检查结果，明确诊断为百日咳。

问题八 针对该患儿如何进行治疗?

思路

1. 一般治疗

(1) 吸氧:面罩给氧,监测生命体征(必要时)。

(2) 护理常规:采取呼吸道隔离措施,保持室内空气流通和适当的温度与湿度,避免刺激咳嗽的诱发因素,预防并发症。

2. 中医治疗

(1) 内治以泻肺清热,涤痰镇咳。予桑白皮汤合葶苈大枣泻肺汤加减。处方:桑白皮5g,黄芩10g,浙贝母5g,葶苈子5g,苏子10g,杏仁3g,半夏5g,黄连5g,山栀5g。水煎服。一副药服2天,分6次,1日3次。

(2) 外治中药敷贴双侧肺啰音密集部位。

3. 西医治疗

(1) 对症支持治疗:针对症状给予相应的化痰、止咳、平喘等治疗。

(2) 抗生素治疗:首选红霉素30~50mg/(kg·d),口服或静脉应用,7~10天为1疗程。

知识点 4

临证思维

(1) 病因病机:中医学认为,本病的病因是外感时行邪毒,邪毒侵入肺系,与痰交结气道,导致肺失肃降,气逆作咳。小儿时期肺常不足,易感时行外邪。

病之初期,时行邪毒由口鼻而入,侵袭肺卫,肺卫失宣,肺气上逆而出现外感咳嗽症状,病性有寒热之别。继而疫邪化火,痰火胶结,气道阻塞,肺失清肃,气逆上冲,而咳嗽加剧,以致痉咳阵作,痰随气升,待痰涎吐出后,气道稍得通畅,咳嗽暂可缓解。病至后期,邪气渐退,正气耗损,肺脾亏虚,多见气阴不足证候。年幼或体弱小儿体禀不足,正气亏虚,不耐邪毒痰热之侵,在病之极期可导致邪热内陷的变证。若痰热壅盛,闭阻于肺,可并发咳喘气促之肺炎喘嗽;若痰热内陷心肝,则可致昏迷、抽搐之变证。

(2) 分期辨证:百日咳辨证可按初咳期、痉咳期、恢复期分阶段辨证。初咳期分风寒、风热;痉咳期分痰火、痰浊;恢复期分气虚、阴虚。

1) 初咳期:微热,喷嚏,咳嗽逐渐加重,昼轻夜重。偏于风寒者,伴恶寒,痰稀色白,舌苔薄白,脉浮紧;偏于风热者,伴咽红,痰稠不易咯出,舌苔薄黄,脉浮数。

2) 痉咳期:咳嗽阵作,昼轻夜重,咳时面红耳赤,涕泪交流,咳后回吼,甚至吐出乳食痰液后,痉咳方可暂停。剧咳时可见痰中带血丝,甚则鼻衄或结膜下出血,可见舌系带溃疡。痉咳痰黄稠难咯、目赤鼻衄、舌红为痰火伏肺;痉咳痰稀色清易咯、舌淡质润苔白为痰浊阻肺。

3) 恢复期:形体虚弱,咳声低微,痰多稀白,纳呆便溏,神疲乏力。舌质偏淡,苔薄白,脉沉有力,为脾气亏虚;形体虚弱,干咳少痰,两颧发红,手足心热,夜寐盗汗。舌质偏红,少苔,脉细数无力,为肺阴亏虚。

（3）病位辨证：百日咳的病位主要在肺，可累及肝、胃、大肠、膀胱，重者可内陷心肝。其变证以肺炎喘嗽多见，表现为发热、咳嗽、喘促，称为顿咳喘，内陷心肝表现为神昏抽搐，称为顿咳风。

（4）治法：顿咳以清热化痰，疏利肺气为基本法则。一般分期论治，初咳期以辛温散寒宣肺、疏风清热宣肺为治法；痉咳期着重泻肺涤痰降逆，痰火者清热化痰，痰浊者温化痰浊，同时根据所犯诸脏分别予以降胃、平肝、泻火、凉血、利尿。恢复期以养阴润肺、益气健脾为治法。变证者，痰热闭肺则宜清热解毒，宣肺化痰；痰热内陷心肝则宜清热化痰，开窍息风。

本病主证虽呛咳不已，但不可妄用止涩之药，以防留邪为患。痉咳期不可早用滋阴润肺之品，以防痰火不清，病程迁延难愈。

知识点 5

百日咳辨证论治

临床分证	辨证要点	治法	方剂代表
初咳期（邪犯肺卫）	微热，喷嚏，咳嗽逐渐加重，昼轻夜重；偏于风寒者，伴恶寒，痰稀色白，舌苔薄白，脉浮紧；偏于风热者，伴咽红，痰稠不易咯出，舌苔薄黄，脉浮数	疏风祛邪宣肺止咳	三拗汤（《太平惠民和剂局方》）偏风寒者，加苏叶、百部、陈皮；偏风热者，加桑叶、黄芩、生石膏
痉咳期（痰火阻肺）	咳嗽阵作，昼轻夜重，面红耳赤，咳后回吼，痰中带血丝，甚则鼻衄，舌系带溃疡。痉咳痰黄稠难咯、舌红苔黄腻，脉滑数	泻肺清热涤痰镇咳	桑白皮汤合葶苈大枣泻肺汤（《古今医统》《金匮要略》）
恢复期（气阴耗伤）	脾气亏虚：形体虚弱，咳声低微，痰多稀白，纳呆便溏，神疲乏力。舌质偏淡，苔薄白，脉沉无力	养阴润肺益气健脾	人参五味子汤（《幼幼集成》）
	肺阴亏虚：形体虚弱，干咳少痰，两颧发红，手足心热，夜寐盗汗。舌质偏红，少苔，脉细数无力		沙参麦冬汤（《温病条辨》）

知识点 6

中医其他疗法

（1）中成药

1）鹭鸶咳丸：用于邪犯肺卫及痰火阻肺证。

2）二冬膏：用于恢复期肺阴不足证。

（2）针灸疗法

1）体针：痉咳期治疗：①肺俞（双）、大椎、合谷（双）为主穴，风池（双）、风门（双）

为配穴,左右捻转,徐缓刺入,每穴捻转约为 1min 即起针;②主穴取定喘、天突、肺俞,配穴取大椎、丰隆,先针定喘,后针天突,中强刺激,然后大椎穴拔火罐,痰多加丰隆穴,每日 1 次;③合谷、尺泽,隔日针刺 1 次,5 次为 1 个疗程;④少商、商阳,点刺出血,每日 1 次,治疗 7~10 日。

2) 三棱针疗法:刺四缝疗法:常规消毒后点刺出黏液,左右手交替,治疗 7~14 日。用于痉咳期及恢复期。

点刺疗法:取穴:华佗夹脊穴胸 1~10、肺俞。用三棱针点刺华佗夹脊穴,出血如珠,肺俞点刺拔火罐出血 3~5 滴。或取天突、膻中、少商穴,用三棱针点刺少商出血 3~7 滴,余穴出血 3~5 滴。1 日 1 次,5 次为 1 个疗程,可连续治疗 2~3 个疗程。炎症期(初咳期)可刺大椎出血 3~5 滴,痉咳期加刺列缺出血 3~5 滴,恢复期加刺足三里出血 3~5 滴。

3) 指针疗法:天突穴,方法是用手按天突穴,方向向内,当患儿吸气时手指用力按压,呼气时放松,但不离穴位。如此一按一松为一下,每次治疗 40~60 下为宜,上午、下午各 1 次。

(3) 推拿疗法:取穴:逆运八卦 10min,退六腑 10min,推脾经 5min,揉小横纹 10min。1 日 1 次,10 次为 1 疗程。用于痉咳期。

知识点 7

西 医 疗 法

(1) 病因治疗:大环内酯类是最常用的抗生素,如阿奇霉素、红霉素或罗红霉素(12 岁以下不用),红霉素 30~50mg/(kg·d),每天 3 次,静脉滴注或口服,7~14d 为 1 个疗程;阿奇霉素 5~10mg/(kg·d),1 次顿服,总量 30m/kg,3~5d 为 1 个疗程;罗红霉素 5~10mg/(kg·d),分两次口服,7~10d 为 1 个疗程;克拉霉素 15mg/(kg·d),分两次口服,7d 为 1 个疗程,绝大多数患儿治疗 1 个疗程即可。但疗效与用药早晚有关。早期治疗效果最好。痉咳出现后使用抗生素治疗作用主要是杀灭附着于鼻咽部的细菌,限制疾病的传播,缩短传染期,可缩短病程。类百日咳综合征可以根据病原学检测结果选用治疗药物。

(2) 肾上腺皮质激素与高价免疫球蛋白治疗:重症患儿可用泼尼松 1~2mg/kg,可减轻症状、缩短疗程。亦可选用免疫球蛋白,能减少痉咳次数和缩短痉咳期。

(3) 并发症治疗:单纯肺不张可以体位引流,合并脑病出现惊厥时可以肌内注射苯巴比妥钠每次 5mg/kg,或地西泮 0.1~0.3mg/kg,静脉注射。出现脑水肿时静脉注射甘露醇 1~2g/kg。

病例补充

经过治疗,患儿无咳嗽、无气喘,汗出,乏力,纳差,大便正常,日 1 次。舌质淡红,舌苔薄白。肺部呼吸音粗,未闻及啰音。

问题九　患儿如何进行调理? 如何预防百日咳?

思路　患儿目前为百日咳病后期肺脾气虚证,可予健脾益气之法进行调理,如补中益气汤合沙参麦冬汤。避免前往人流密集处,适时增减衣物,避免暴饮暴食及滋腻补品。

 知识点 8

规范与标准

(1) 中医诊疗指南:参照中华人民共和国中医药行业标准中的《中医儿科病证诊断疗效标准》(ZY/T001.4-94),结合文献分析可知,中医药治疗百日咳的证候分型及临床疗效评价标准趋于统一,基本分为 3 个证型,即初咳期(邪犯肺卫),痉咳期(痰火阻肺),恢复期(气阴耗伤),并介绍了鹭鸶咳丸、二冬膏等中成药,及针灸、推拿、穴位注射等疗法。

(2) 疗效评价标准:参照《中医病证诊断疗效标准》内"顿咳"的疗效评定标准。

1) 痊愈:咳嗽消失,体温正常,无并发症。

2) 显效:咳嗽缓解,体温正常,但仍有间断单声咳出现。

3) 有效:体温正常,偶有顿咳发作,咳后无面色发绀、面赤。

4) 无效:症状体征无明显变化或加重。

【临证要点】

1. 本病病因病机乃风痰壅盛,邪犯于肺。外感时行疫疠邪气,夹痰交结气道,深蕴肺络,以致肺失肃降,肺气上逆,则咳逆上气、引吐痰涎。其病位在肺,累及肝、胃、大肠、膀胱,重者可内陷心肝。

2. 治疗以清热化痰,疏利肺气为基本法则。初咳期配以宣肺、痉咳期配以清肝泻肺、恢复期治以益气养阴。

3. 选择抗菌药物的首要原则是安全有效,初始给药可以根据经验选择;观察体温、全身症状等症状是否改善以评估疗效。

【诊疗流程】

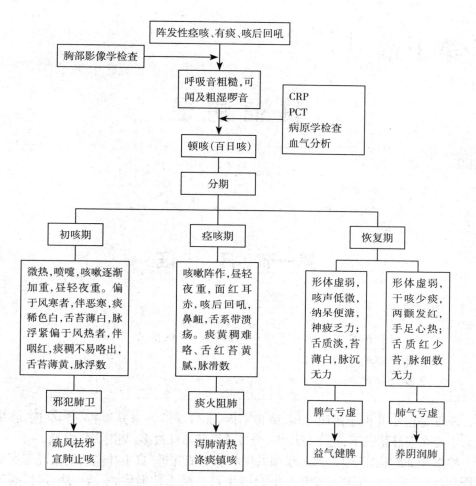

(孙丽平)

 【复习思考题】

简述顿咳的辨证分期及治法。

扫一扫
测一测

第十章

其 他 病 证

PPT 课件

10章01节PPT

第一节 汗 证

培训目标

1. 掌握汗证的定义及临床表现、诊断要点、辨证论治。
2. 熟悉汗证的病因病机。
3. 了解汗证的调护。

汗证是指小儿由于阴阳失调、腠理不固,而致汗液外泄异常的一种病证,临床特点为小儿在安静状态下,正常环境中,全身或局部出汗过多,甚则大汗淋漓。

根据汗证的临床表现,西医学中的甲状腺功能亢进、自主神经功能紊乱等所致的自汗、盗汗可参考汗证辨证论治。若是维生素 D 缺乏性佝偻病、结核病、风湿病等患儿有多汗症状者,应以原发病为主结合本病辨证治疗。若因天气炎热,或衣被过厚,或喂奶过急,或剧烈运动导致的出汗过多,而不伴有其他症状,不属于病态。

本病的发病原因,责之于先天禀赋不足、后天调护失宜、病后失养、用药发散太过等导致肌表疏松、表虚不固,腠理开泄,或汗液不能自藏而外泄,或热迫津外泄所致。

小儿汗证为阴阳失衡所致,有虚实之分,临床以虚证多见。虚证中常见表虚不固、营卫不和、阴虚不守、气阴两虚;实证为心脾积热、脾胃湿热;并且虚实之间每可兼见或相互转化。

【典型案例】

患儿,男,5 岁 2 个月。患儿头部及颈背部出汗多 6 月余。患儿头部及颈背部出汗多,动则更甚,白天及夜间均有汗出,汗出后无明显肌肤凉,无咳嗽发热等不适,胃纳一般,时有神疲乏力,二便调,夜寐尚安。舌淡苔薄白,脉细弱。无特殊既往病史。

体格检查

T 36.6℃,P104 次 /min,R22 次 /min。神志清晰,精神怠倦,面色少华,咽淡红,双侧扁桃体无肿大;心音有力,律齐,双肺呼吸音清,双肺未及干湿啰音;腹平软,无压痛、反跳痛,肝脾肋下未及,肠鸣音正常。

问题一 本患儿初步的中医诊断是什么?其诊断依据是什么?

思路 本患儿头部及颈背部出汗多,动则更甚,白天及夜间均有汗出,故初步中医诊断为汗证。

问题二 本患儿初步西医诊断是什么?诊断依据是什么?

思路 本患儿有:①头部及颈背部出汗多6月余,动则更甚;②无咳嗽发热等不适;③无特殊既往病史。故初步诊断为自主神经功能紊乱。

问题三 根据本患儿情况,需要与哪些疾病鉴别?

思路 本患儿中医诊断需要与脱汗、战汗、黄汗鉴别;西医诊断需要与维生素 D 缺乏性佝偻病、结核病、风湿热、低血糖等疾病鉴别。

知识点 1

汗证与脱汗、战汗、黄汗的鉴别

病证	出汗特点	伴见症状
汗证	时时汗出,动则更甚,汗出不分寐寤	神疲乏力,面色少华
脱汗	大汗淋漓,汗出如油	肢冷、脉微、呼吸微弱,甚至神志不清
战汗	在恶寒发热时全身战栗,随之汗出淋漓,或但热不寒,或汗出身凉	发热口渴,烦躁不安
黄汗	汗色发黄,染衣着色	口中黏苦,渴不欲饮,小便不利

问题四 为进一步明确诊断以及治疗,本患儿需要进行哪些辅助检查?

思路 需要完胸部 X 片协助诊断,完善血常规、血沉、抗链“O”、血清钙磷测定、结核菌素试验。

知识点 2

汗证的临床表现

(1)自汗是不用发汗药和其他刺激因素而自然出汗,动则尤甚。不分寐寤而时时汗出者为自汗。

(2)盗汗亦称寝汗,是指睡时汗液窃出,醒后即收,收后不恶寒,反觉烦热。寐则汗出,醒时汗止者为盗汗。

知识点 3

辅 助 检 查

应进行血常规、血沉、抗链"O"、血清钙磷测定、结核菌素试验、X 线胸片及腕骨片等辅助检查,以除外其他疾病。

病例补充

追问病史,患儿平素反复呼吸道感染,体质差。预防接种规律,无传染病接触史,正常喂养史,生长发育正常,平素户外活动较多,无骨骼病变,无夜间惊啼。辅助检查:胸部 X 线:未见明显异常。血常规、血沉、抗链"O"、血清钙磷均正常,结核菌素试验(-)。

问题五　目前患儿的西医诊断是什么? 其诊断依据是什么?

思路　根据患儿症状、体征,结合辅助检查明确诊断为自主神经功能紊乱。

问题六　针对该患儿如何进行治疗?

思路

1. 一般治疗　增加体育锻炼,平时多饮水。

2. 中医治疗　中药治以益气固表敛汗,予玉屏风散合牡蛎散化裁。处方:炙黄芪15g,白术、茯苓、当归、山药各 9g,防风 3g,煅牡蛎 30g,浮小麦、麻黄根 9g,甘草 6g。

知识点 4

临证思维分析

小儿自汗、盗汗常同时并存,故本病辨证主要辨虚实、阴阳属性。主要从汗出时间、性质、部位、颜色,以及伴随症状等方面进行辨别。

(1) 汗出时间:自汗属气虚,以表气虚为主,临证以头颈部汗出明显、动则尤甚;亦有营卫不和者,临证以遍身汗出或局部汗出为主;尚有实热、积热内蒸,迫津外泄者,临证以头汗、或四肢汗多,汗出染衣,溲黄便干。盗汗多属阴虚,伴手足心热、潮热、舌苔花剥。自汗久则可以伤阴,盗汗久则伤阳,出现气阴两虚或阴阳两虚之证。

(2) 汗出性质:微汗,多因表虚不固、卫阳不能固摄阴津所致,兼见平素易感、面色淡、舌淡苔白等症,为内伤之表虚证。大汗,兼见面赤、口渴饮冷者,属实热证。热汗,兼见汗出黏腻、面赤烘热、烦躁、小便色黄、舌苔薄黄者,多因湿热郁滞所致;兼见两颧红赤、潮热、五心烦热、舌红少苔等,多因阴虚内热、津液不固所致。

(3) 汗出部位:头汗,可因上焦热盛、迫津外泄,或中焦湿热蕴结、迫津上越所致,兼见面赤、心烦、口渴、舌尖红、苔薄黄。手足心汗出量多,其病位多责之于脾,兼见胸闷、便溏、肢倦乏力、尿短赤、苔黄腻者,是脾胃湿热,津液郁蒸,旁达外泄所致。

(4) 汗的颜色:黄汗,兼见身重、腰以上汗出、舌淡苔白滑腻,多因水湿之邪郁滞、化热蕴蒸之黄汗;兼见汗出而渴、舌苔黄腻者,为湿热郁蒸之黄汗。

知识点 5

汗证辨证论治

临床分证	辨证要点	治法	代表方剂
肺卫不固	头部、肩背自汗出,动则益甚,舌质淡、苔薄白,脉细弱;平素易患伤风感冒	益气固表敛汗	玉屏风散合牡蛎散(《丹溪心法》《太平惠民和剂局方》)
营卫不和	汗出遍身、微微汗出、持续性汗出,或半身或局部出汗,轻微怕风,舌苔薄白,脉缓	调和营卫	黄芪桂枝五物汤(《金匮要略》)
气阴两虚	以盗汗为主、也常伴自汗,汗出遍身,神疲,手足心热,舌质淡红、苔少或剥苔,脉细弱而数	益气养阴	生脉散(《医学启源》)
心脾积热	自汗或盗汗,以头部或四肢为多,汗液黏稠或色黄染衣,口臭或口舌生疮、面赤唇红、溲黄便干,舌质红、苔黄或腻,脉滑数	清心泻脾	泻黄散(《小儿药证直诀》)

知识点 6

中 医 外 治

(1) 中药敷贴疗法

1) 五倍子散敷脐方:五倍子、郁金各等份,研末,温开水调敷脐部。可用于各种汗病。

2) 手足出汗洗方:百部200g,雄黄50g,苦参10g,将上三味共浸入1 500g食醋中2日后即可使用。其用法系晚上睡前用温水洗净双手或双脚,擦干后将手或脚浸入上药水中30min,然后让手脚自然干后就寝,每晚1次。可连用7日。

(2) 推拿疗法:自汗虚证者,补脾经、揉肾顶、推补肾经、揉二人上马;实证者,推补肾经、揉二人上马、清板门、清天河水、退六腑。

盗汗者,补肾经、揉肾顶、补脾经、补肺经、少推三关、分阴阳、揉小天心。

病例补充

服药1月后,患儿出汗已止,精神恢复,面色红润,纳食可,夜寐安,二便调。近1月未感冒。

问题七 患儿如何进行护理?

思路 患儿目前症情明显好转,继续坚持中药内服治疗,前方化裁:炙黄芪15g,白术、茯苓、山药各9g,防风3g,煅牡蛎30g,浮小麦9g,甘草6g。配合推拿疗法。增加体育锻炼,增强抵抗力,若汗出衣湿后,应及时用柔软干毛巾拭干皮肤,避免受凉。

知识点 7

预 防 调 护

(1) 进行适当的户外活动,加强体格锻炼,增强小儿体质。

(2) 汗出过多应补充水分,进食易于消化、营养丰富的食物。

(3) 积极治疗各种急、慢性疾病,注意病后调护。

(4) 汗出衣湿后,应及时用柔软干毛巾拭干皮肤,或扑以滑石粉、龙骨、牡蛎粉等。更换干净内衣,避免直接吹风受凉。

【临证要点】

1. 诊断要求注意鉴别,判断是否存在原发病。

2. 本病辨证主要辨虚实、阴阳属性。主要从汗出时间、性质、部位、颜色,以及伴随症状等方面进行辨别。

3. 治疗从虚实论治,虚则补之,实则泻之。补法用于虚证,应视表里、气血、阴阳之虚而补之;实证当予疏利。

【诊疗流程】

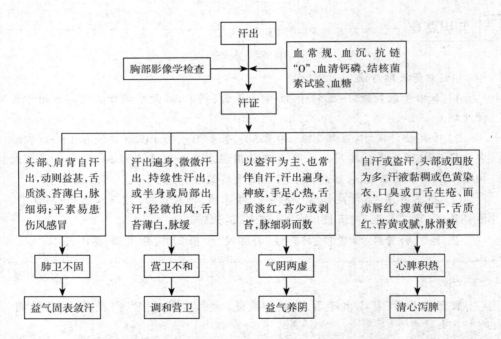

(肖 臻)

【复习思考题】

1. 汗证的定义是什么? 在诊断汗证时需排除什么?

2. 不同类型汗证的特点是什么?

第二节 维生素 D 缺乏性佝偻病

PPT 课件

 培训目标

1. 掌握维生素 D 缺乏性佝偻病的定义及临床表现、诊断要点、辨证论治。
2. 熟悉维生素 D 缺乏性佝偻病的病因病机和西医治疗原则。
3. 了解维生素 D 缺乏性佝偻病的调护。

维生素 D 缺乏性佝偻病是由于儿童体内维生素 D 不足导致钙和磷代谢紊乱的一种慢性营养性疾病,是小儿时期常见的疾病之一。临床以生长发育迟缓、囟门迟闭、牙齿晚出、胸背变形、肢体弯曲、肌肉软弱、坐立及行走无力、毛发稀疏等为基本特征。

本病与中医"五迟""五软""夜啼""汗病""龟背""鸡胸"等多种病证相关。病因主要责之于先天禀赋不足、后天调护失宜、或其他因素影响,导致脾肾亏虚。病位主要在脾肾,常累及心肺肝。病机主要是脾肾两虚,常累及心、肺、肝三脏,常为肾气不足,脾不健运,心气不足,肺虚不固,肝阳上亢,肾为先天之本,肾藏精、主骨、生髓,若肾气不足、骨骼不坚而致。

【典型案例】

患儿,男,2 岁。出生体重 3 200g,混合喂养。患儿 8 个月时曾患急性肠炎,经治痊愈,此后长期食欲不振,时有便溏,每日 2~3 次,夜寐不安,时有惊啼,发稀枕秃。患儿 1 周岁时不会站立,不能行走。现患儿仍行走不利,双下肢肌肉松软,家长扶着行走时双下肢发抖,头发干枯,平素汗多,胃纳差,大便溏,每日 1~2 次,小便调,夜寐不安,时时惊醒啼哭。唇色淡,舌淡苔少,指纹淡。

体格检查

T 36.7℃,P 110 次 /min,R 26 次 /min。神志清晰,精神可,头发稀疏干枯,颅略方,前囟未闭,大小约 0.5cm×0.5cm,后囟闭合,咽淡红,双侧扁桃体无肿大;心音有力,律齐;肋骨外翻,双肺呼吸音清,双肺未及干湿啰音;腹膨隆,无压痛、反跳痛,肝脾肋下未及,肠鸣音正常,病理征(−)。

问题一 本患儿初步西医诊断是什么? 诊断依据是什么?

思路 本患儿有:①行走不利,双下肢肌肉松软;②颅略方,前囟未闭,大小约 0.5cm×0.5cm,头发稀疏干枯,肋骨外翻,腹膨隆;③长期食欲不振,便溏,每日 2~3 次,1 周岁时不会站立,不能行走。故初步诊断为维生素 D 缺乏性佝偻病。

问题二 根据本患儿情况,需要与哪些疾病鉴别?

思路 本患儿中医需要与解颅鉴别,西医需与不同病因的佝偻病鉴别。

知识点 1

佝偻病与解颅的鉴别

鉴别点	佝偻病	解颅（脑积水）
主要病机	脾肾两虚	肾气不足
发病时间	>6 个月	生后
典型症状	行走不利，呈"O"形腿，头发干枯，鸡胸	头颅增大，颅缝开解，目珠下垂如落日状
骨骼改变	有	无

知识点 2

不同病因的佝偻病鉴别

（1）低血磷抗维生素 D 佝偻病：多为性连锁遗传，亦可为常染色体显性或隐性遗传。为肾小管重吸收磷及肠道吸收磷的原发性缺陷所致。佝偻病的症状多发生于 1 岁以后，因而 2~3 岁后仍有活动性佝偻病表现。血钙多正常，血磷明显降低，尿磷增加。用一般治疗剂量维生素 D 治疗佝偻病无效时应与本病鉴别。

（2）远端肾小管酸中毒：为远曲小管泌氢不足，从尿中丢失大量钠、钾、钙，继发甲状旁腺功能亢进，骨质脱钙，出现佝偻病体征。该类患儿骨骼畸形显著，身材矮小，有代谢性酸中毒、多尿、碱性尿，常有低血钾症状。

（3）维生素 D 依赖性佝偻病：为常染色体隐性遗传，分为两型，Ⅰ型为肾脏 1-羟化酶缺陷，Ⅱ型为靶器官 1,25-$(OH)_2D_3$ 受体缺陷。两型临床均有严重的佝偻病体征，低钙血症、低磷血症，碱性磷酸酶明显升高及继发性甲状旁腺功能亢进，Ⅰ型患儿可有高氨基酸尿症，Ⅱ型患儿的另一个重要特征为脱发。

（4）肾性佝偻病：慢性肾功能障碍，导致钙磷代谢紊乱，血钙低、血磷高，甲状旁腺继发性功能亢进，骨质普遍脱钙，骨骼呈佝偻病改变。多于幼儿后期症状逐渐明显，形成侏儒状态。

（5）肝性佝偻病：肝功能不良可使 25-$(OH)D_3$ 生成障碍，出现低血钙、抽搐和佝偻病体征。

知识点 3

与具有佝偻病体征的其他疾病鉴别

（1）软骨营养不良：是一种遗传性软骨发育障碍，出生时即可见四肢短、头大、前额突出、腰椎前凸、臀部后凸。根据特殊的体态及骨骼 X 线作出诊断。

（2）黏多糖病：黏多糖代谢异常时，常有多器官受累，可出现头大、头型异常、脊柱畸形、胸廓扁平等多发性骨发育不全的体征，临床主要依据骨骼的 X 线变化及尿中黏多糖的测定作出诊断。

(3) 脑积水:中医称为解颅。生后数月起病者,头围与前囟进行性增大,以颅骨缝解开、头颅增大、叩之呈破壶音、目珠下垂如落日状为特征,多有神志呆钝、或烦躁不安乃至惊厥等症。头颅 B 超、CT 检查可作出诊断。

问题三 为进一步明确诊断以及治疗,本患儿需要进行哪些辅助检查?

思路 需要完善手腕部 X 片协助诊断,完善血钙、血磷、血清碱性磷酸酶、1,25-$(OH)_2D_3$。

知识点 4

维生素 D 缺乏性佝偻病的临床表现

临床上按活动程度将本病分为四期,即初期、激期、恢复期、后遗症期。

(1) 初期:多见于 6 个月以内,特别是 3 个月以内的小婴儿。多为神经兴奋性增高的表现,如夜惊、易激惹、烦躁、汗多刺激头皮而摇头等。血液生化改变轻微,一过性血钙下降,血磷正常或稍低,碱性磷酸酶正常或稍高,血 25-$(OH)D$ 降低。此期常无骨骼病变,骨骼 X 线可正常、或钙化带稍模糊。

(2) 激期:多汗、夜惊、易激惹等症状更加明显。体征方面主要是骨骼的改变,表现部位与该年龄骨骼生长速度较快的部位相一致。6 月龄以内婴儿以颅骨改变为主,如颅骨软化;6 月龄以后可出现方颅、佝偻病串珠、佝偻病手镯或脚镯;1 岁左右的小儿可见鸡胸、郝氏沟;小儿开始站立与行走后可出现股骨、胫骨、腓骨弯曲,形成"O"形或"X"形腿,有时有"K"形样下肢畸形;患儿会坐与站立后可出现脊柱畸形。严重低血磷使肌肉糖代谢障碍,出现全身肌肉松弛、肌张力降低和肌力减弱。此期血生化除血钙稍低外,其余指标改变更加显著,25-$(OH)D<8ng/ml$。X 线摄片改变明显。

(3) 恢复期:患儿经治疗或日光照射后,临床症状和体征逐渐减轻或消失,X 线示临时钙化带重现,血生化恢复正常。

(4) 后遗症期:患儿因症状重常残留不同程度的骨骼畸形或运动功能障碍,多见于 2 岁以上小儿,临床症状消失,血生化正常,骨骼 X 线摄片干骺端病变消失。

知识点 5

辅 助 检 查

(1) 血液生化检查:血清钙稍降低、血磷明显降低,钙磷乘积 <30;血清碱性磷酸酶明显增高。活动期血 25-$(OH)D$、1,25-$(OH)_2D$ 显著降低。

(2) X 线摄片检查:常摄手腕部。可见干骺端模糊,呈毛刷状或杯口状改变,并可见骨质疏松,皮质变薄。

病例补充

辅助检查

手腕部 X 线：长骨骨质明显稀疏，干骺端临时钙化带模糊，呈毛刷状，并有杯口变形，骨骺端见软骨球影。血生化检查：血磷 3ml/dl，血钙 8.5ml/dl，1,25-(OH)₂D₃ 20nmol/L。

问题四　目前患儿的西医诊断是什么？其诊断依据是什么？

思路　根据患儿症状、体征，结合手腕部 X 片表现明确诊断为维生素 D 缺乏性佝偻病。

问题五　针对该患儿如何进行治疗？

思路

1. 一般治疗

(1) 增加户外活动，多晒太阳。

(2) 进行肢体锻炼，帮助患儿做俯卧抬头动作。

2. 中医治疗　根据患儿症状体征，中医辨证为脾虚肝旺证，中药治以健脾平肝，予益脾镇惊散化裁。处方：党参、白术、茯苓、山药、白芍各 9g，灯心草、钩藤 3g，五味子 6g，珍珠母 12g，甘草 3g。

3. 西医治疗

(1) 补充维生素 D：口服维生素 D 滴剂，每天 1 次，每次 2 400IU，持续服用 4 周。同时给予儿童多维片口服，1 天 1 次，1 次 1 片。

(2) 补充钙剂：每天补充碳酸钙 500mg，每天摄入 250ml 牛奶，饮食每天增加豆制品、海带、虾皮、小白菜、油菜、芹菜等含钙量高的食物。

知识点 6

临证思维分析

本病辨证以脏腑辨证为纲。病变脏腑涉及心肝肺脾肾，病在脾者，肌肉松弛、形体消瘦或虚胖、纳差便溏；病在肺者，毛发稀软、面色欠华、多汗、易患伤风感冒；病在肝者，坐迟、立迟、行走无力、性情急躁、时有惊惕，甚或抽搐；病在心者，精神烦躁、夜啼、睡卧不安、语迟；病在肾者，囟门逾期不合、天柱骨倒、鸡胸龟背、下肢弯曲。初期病变脏腑以肺脾为主，激期累及心肝肾，恢复期骨骼改变虽近恢复、但仍可有肺脾等不同程度的虚证，后遗症期病变脏腑以肾脾为主。

本病当以调补脾肾为要，以健脾益气、补肾填精为基本治则。病之初期、激期以健脾益气补肺为主，佐以敛阴、固表、平肝、安神；后遗症期则补肾填精壮骨为主法，佐以益气、养血、固表、生髓。

知识点 7

维生素 D 缺乏性佝偻病辨证论治

临床分证	辨证要点	治法	代表方剂
肺脾气虚	多汗、头发稀疏而见枕秃、面色少华、肌肉松弛、纳呆、大便不调,舌质淡、苔薄白,指纹淡;平素反复感冒	健脾补肺益气固表	人参五味子汤(《幼幼集成》)
脾虚肝旺	多汗,夜惊啼哭,甚至抽搐,神疲纳呆、坐立行走无力,舌质淡、苔薄,指纹淡	健脾平肝	益脾镇惊散(《医宗金鉴》)
脾肾亏损	骨骼畸形,甚或生长发育迟缓,舌质淡、苔少,指纹淡	补肾填精	补肾地黄汤(《医宗金鉴》)

知识点 8

经 验 方

(1) 江氏验方(南京中医药大学江育仁教授):紫河车 1 具,煅牡蛎、黄芪各 30g,蜈蚣 10 条,青盐 10g。焙干,共为细末,分 100 小包,每次温开水冲服 1 包,连服 1 个月。适用于脾肾亏损证。

(2) 肥儿糖浆(云南中医学院刘以敏教授):银柴胡、白芍、人参、白术、茯苓、莲子、薏苡仁、山药、芡实、陈皮各 9g,乌药、大枣各 6g,砂仁、炙甘草各 3g。上药制成糖浆。周岁以内每次 10ml,周岁以上每次 20ml,日 3 次口服。适用于脾虚肝旺证。

知识点 9

中 医 外 治

(1) 针灸疗法

1) 体针:取印堂、神门、中冲穴,每日 1 次,不留针。用于佝偻病初期夜啼不宁。每次取 3~4 穴,轻刺加灸,隔日 1 次。在易发季节前作预防性治疗。

2) 耳针:取心、肾、脾、皮质下、脑干,隔日 1 次。也可用王不留行籽贴压于上述耳穴,两侧交替进行。用于佝偻病脾虚肝旺证。

(2) 推拿:采用常规按摩手法,补脾胃,补肾经,揉小天心,揉中脘,摩丹田,捏脊,按揉脾俞、胃俞、肾俞,揉八髎,按揉足三里和三阴交。每天按摩 1 次,疗程 1 个月。可作为佝偻病辅助治疗。

知识点 10

西 医 治 疗

（1）补充维生素 D：以口服为主，一般剂量为每日 50~125μg（2 000~5 000IU），持续 4~6 周；之后 <1 岁婴儿改为 400IU/d，>1 岁婴儿改为 600IU/d，同时给予多种维生素。治疗 2 个月后复查治疗效果。

维生素 D 大量突击疗法仅适用于重症佝偻病，有并发症或不能口服者。通常同时补充钙剂，初期用维生素 D₃30 万 U 肌内注射，一般注射一次即可。2~3 个月后再给预防量（400~600IU/d）口服。

（2）补充钙剂：主张从膳食中的牛奶、配方奶和豆制品补充钙和磷。仅在有低血钙表现、严重佝偻病和营养不足时需要补充钙剂。

病例补充

服药 3 月后，患儿可自主站立，扶着行走稍有不稳，纳食增加，出汗减少，夜寐好转，大便日行 1 次，便质可。舌质淡红，舌苔薄白。血生化检查：血生化检查：血磷 5ml/dl，血钙 9.5ml/dl，25-（OH）D 55nmol/L。

问题六 患儿如何进行护理？

思路 患儿目前症情明显好转，处于恢复期，继续坚持中药内服治疗，治以益气健脾平肝，予前方化裁。处方：党参、白术、茯苓、山药各 9g，炒谷麦芽各 9g，煅龙骨、煅牡蛎 15g，甘草 3g。配合推拿疗法。增加户外晒太阳，继续饮食调适。

 知识点 11

预 防 调 护

（1）强孕期保健，孕妇应有适当的户外活动，多晒太阳，增强体质，并积极防治慢性病。

（2）婴儿于 2 个月开始多晒太阳，每天平均 1h 以上。

（3）提倡母乳喂养，及时添加辅食，多食富含维生素 D 及钙磷丰富的食物。

（4）患儿衣带应宽松，不要久坐、久立，防止发生骨骼变形。不系裤带，穿背带裤，防止肋骨外翻。帮助患儿做俯卧抬头动作，防止鸡胸形成。

【临证要点】
1. 本病病位主要在脾肾两脏，常累及心、肺、肝。病机关键是脾肾两虚。
2. 治疗以调补脾肾为要，以健脾益气、补肾填精为基本原则。
3. 治疗特别强调以防止畸形及复发为目的，宜及早采取综合措施加以调治，包括日光照射，合理膳食及药物。

【诊疗流程】

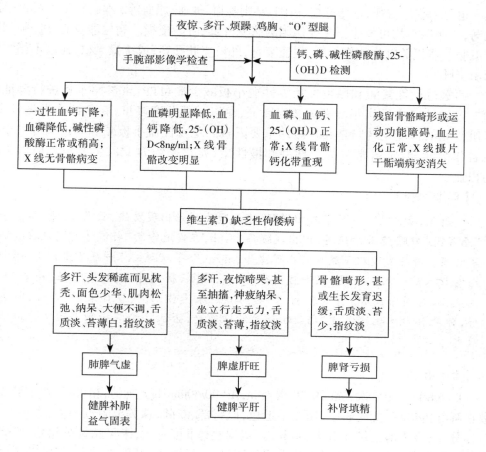

（肖 臻）

【复习思考题】

1. 维生素 D 缺乏性佝偻病中医辨证纲要是什么，应从哪几方面考虑？

2. 维生素 D 缺乏性佝偻病的主要临床症状有哪些？

第三节 紫 癜 病

培训目标

1. 掌握紫癜病的定义、辨证论治,过敏性紫癜及免疫性血小板减少症的临床表现、诊断要点。

2. 熟悉紫癜病的病因病机、西医治疗原则。

3. 了解紫癜病的发病特点和调护。

　　紫癜病是儿童常见的出血性疾病,以血液溢于皮肤、黏膜之下,出现瘀点瘀斑、压之不退色为临床特征,常伴鼻衄、齿衄,甚则呕血、便血、尿血等。本病属于中医"血证"范畴,一年四季均可发生。主要病因为感受外邪,脏腑虚损。病位涉及心、脾、肺、肝、肾五脏。病机关键为热伤血络,迫血妄行,外溢皮肤孔窍;或统摄无权,血液不循常道而溢于脉外。

　　西医过敏性紫癜和原发性免疫性血小板减少症(ITP)常参照本病进行辨证论治。过敏性紫癜发病年龄多为2岁以上,尤以学龄儿童多见,春秋两季发病较多,肾脏受累的程度及转归是其预后的重要因素。免疫性血小板减少症发病可见于小儿各年龄时期,临床常分为急性型和慢性型,死亡率约为1%,主要致死原因为颅内出血。

【典型案例】

　　患儿,女,5岁。6天前外出游玩,当天晚上开始出现发热、咽痛、流涕,家长予"感冒药"口服,2天后热退,但出现腹痛、呕吐,在当地诊所"补液治疗",症状缓解不明显。昨晚发现双下肢皮肤出现皮疹、瘀点,今早双踝关节肿痛不愿行走,遂由门诊收入院。入院症见:双下肢皮疹、瘀点,腹痛,脐周为主,时有呕吐,纳呆,无发热,双踝关节肿痛,行走不利,口臭,口渴,尿淡黄,大便2日未解,舌红,苔黄厚,脉数有力。既往体健,无药物及食物过敏史,否认传染病接触史及家族遗传病史。

体格检查

　　T 36.8℃,P 100次/min,R 20次/min,BP 90/60mmHg。神清,精神可,双下肢皮肤散在鲜红色皮疹,抚之碍手,压之不退色,以臀部、双膝、踝关节附近为多,大小不一,对称分布;浅表淋巴结无肿大;咽充血,双扁桃体Ⅱ度肿大,未见脓性分泌物;心音有力,律齐,双肺呼吸音清;腹软,脐周明显压痛,无反跳痛,肝脾无肿大;双踝关节肿胀触痛,活动受限;神经系统检查未见异常。

　　问题一　本患儿初步的中医诊断是什么? 其诊断依据是什么?

　　思路　患儿见双下肢皮疹、瘀点,压之不退色,故初步中医诊断为紫癜病。

　　问题二　本患儿初步西医诊断是什么? 诊断依据是什么?

　　思路　本患儿有:①皮肤皮疹、瘀点、腹痛、双踝关节肿痛的临床表现;②皮疹特点:双下肢皮肤散在鲜红色皮疹,抚之碍手,压之不退色,以臀部、双膝、踝关节附近为多,大小不一,对称分布;③起病前有上呼吸道感染史。故初步诊断为过敏性紫癜。

知识点1

过敏性紫癜的临床表现

　　一般急性起病,大多以皮肤紫癜为首发症状,部分病例以腹痛、关节炎或肾脏症状首先出现。起病前1~3周常有上呼吸道感染史。

　　(1)**皮肤症状**:反复出现皮肤紫癜为本病特征。典型的紫癜形成前可能是类似荨麻疹或红色丘疹的皮疹,多见于四肢或臀部,呈对称性分布,以伸侧为主。可逐渐扩散至躯干及面部,高出皮面,压之不退色,数日后转为紫色,并可能形成疱疹、坏死及溃疡,也可出现针尖样出血点。皮疹一般在4~6周后消退,可遗留色素沉着,但会逐渐消退。部分病例间隔数周、数月后又复发。除紫癜性皮疹外,部分病例常同时合并荨麻疹及头皮、手背或足背出现血管神经性水肿。

(2)关节症状:30%~43%的患儿以关节痛或腹痛起病,可长达14天无皮疹,极易误诊。关节受累发生率82%,以单个关节为主,主要累及双下肢,尤其是踝关节及膝关节,肘、腕等大关节亦可出现。症状常为一过性,多在数日内消失,亦可持续数月消失,不留关节畸形等后遗症。

(3)胃肠道症状:胃肠道症状发生率为50%~75%,包括轻度腹痛和/或呕吐,一般以阵发性剧烈腹痛为主,常位于脐周或下腹部,有压痛,很少有反跳痛,但有时为剧烈腹痛,偶尔有大量出血、黑便或血便、腹泻或便秘,少数患者可并发肠套叠、肠梗阻甚至肠穿孔。

(4)肾脏损害:临床上肾脏受累发生率20%~60%。多在皮疹出现后2~4周出现,也可出现于皮疹消退后或疾病静止期,少数患儿以肾炎作为首发症状出现于皮疹之前。常见有镜下血尿和/或蛋白尿,也可伴尿中管型、血压增高及水肿,称为紫癜性肾炎。肉眼血尿也常见,高血压可单发或合并肾脏病变,急性肾小球肾炎或肾病综合征表现占过敏性紫癜患儿6%~7%。是否引起肾脏病变及其程度与预后关系密切,大量蛋白尿、水肿、高血压及肾功能减退等,是肾脏病变进展的危险因素。

(5)其他系统表现:中枢神经系统病变是本病潜在的危险之一,偶可发生颅内出血、惊厥、昏迷、失语等。

问题三 根据本患儿情况,需要与哪些疾病鉴别?

思路 本患儿中医诊断需要与瘾疹病鉴别:瘾疹为皮肤出现红色风团样皮疹或斑丘疹,压之退色,瘙痒明显,与本病皮肤紫癜压之不退色不同。

西医鉴别诊断:皮肤紫癜需要与原发性免疫性血小板减少症鉴别,关节肿痛需与风湿性关节炎鉴别,腹痛应与急腹症相鉴别。

知识点2

原发性免疫性血小板减少症临床表现

(1)常有呼吸道感染史或疫苗接种史,多于感染后数天或数周内起病。

(2)临床以各种出血为主要症状。皮肤出血点多散在,呈针尖样大小,一般不高出皮面,可遍及全身,但以四肢及头面部多见。可伴有鼻衄、齿衄、尿血、便血等黏膜、脏器出血,严重者可并发颅内出血。

(3)除非有持续或反复活动性出血,否则不伴有贫血表现;没有肝脾淋巴结肿大等表现;通常不伴发热等感染表现。

知识点 3

过敏性紫癜与免疫性血小板减少症鉴别

鉴别点	过敏性紫癜	原发性免疫性血小板减少症
发病诱因	感染、药物、食物等	呼吸道感染史或疫苗接种史
皮疹特点	大小不一、高出皮肤,对称分布,压之不退色	皮肤出血点多散在,呈针尖样大小,或瘀斑瘀块,一般不高出皮面,不对称
皮疹分布	双下肢及臀部、关节周围为多	四肢及头面部多见,可遍及全身
关节肿痛	常有	无
腹痛	常有	无
血小板计数	正常	减少
抗血小板抗体	阴性	阳性

问题四 为进一步明确诊断以及治疗,本患儿需要进行哪些辅助检查?

思路 需要完善血常规、尿液分析、大便常规及潜血、血液生化检查、免疫学检查、腹部超声。

知识点 4

辅 助 检 查

(1) 过敏性紫癜

1) 外周血检查:白细胞正常或增加,中性粒细胞可增高。红细胞沉降率正常或增快,C反应蛋白升高。凝血功能检查通常正常,抗凝血酶原-Ⅲ可增高或降低。

2) 尿常规:可有红细胞、蛋白、管型,重症可见肉眼血尿。镜下血尿和蛋白尿为最常见的肾脏表现。

3) 大便常规:有消化道出血者大便潜血阳性,有红细胞。

4) 血液生化检查:血肌酐、尿素氮多数正常,ALT、AST、CK-MB 少数可有升高。

5) 免疫学检查:部分患儿血清 IgA 升高,类风湿因子 IgA 和抗中性粒细胞抗体 IgA 可升高。

6) 影像学检查:超声检查对于过敏性紫癜消化道损伤的早期诊断和鉴别诊断起重要作用。过敏性紫癜排除肠套叠的检查首先是腹部超声。在诊断过敏性紫癜并发症,如肠套叠、肠穿孔、肠梗阻时,CT 表现更具特征性。注意对怀疑有肠套叠的过敏性紫癜患者,行钡剂或空气灌肠对诊断和治疗意义不大,而且有可能会加重炎症,甚至导致肠穿孔。严重腹痛或胃肠道大出血时可考虑内镜检查。

(2) 原发性免疫性血小板减少症

1) 血液检查:血小板计数 $<100 \times 10^9$/L。

2) 骨髓检查:巨核细胞数增多或正常,伴成熟障碍。骨髓检查主要目的是排除其他造血系统疾病。

3) 血小板膜抗原特异性自身抗体:单克隆抗体特异性俘获血小板抗原试验

法,特异性和敏感性较高,可有助于鉴别免疫性与非免疫性血小板减少,但不能鉴别原发性与继发性ITP。

4) 血小板生成素(Thrombopoietin,TPO):不作为常规检查,可鉴别血小板生成减少(TPO升高)和血小板破坏增加(TPO正常),有助于鉴别ITP与再生障碍性贫血或骨髓增生异常综合征,还可以有助于预判促血小板生成素类药物的治疗效果。

5) 免疫性疾病相关的检查及病毒病原检查:有助于与遗传性免疫缺陷类疾病(如普通变异型免疫缺陷病:CVID)和获得性自身免疫性疾病(如系统性红斑狼疮、类风湿关节炎)继发的血小板减少鉴别。

病例补充

辅助检查

血常规:WBC 9.0×10^9/L,N 50.2%,L 46.4%,Hb 120.0g/L,PLT 290.0×10^9/L;CRP 5mg/L;尿液分析、大便常规及潜血、血液生化检查、腹部超声未见异常;免疫学检查:血清IgA 4.0g/L,IgE 695ng/ml。

问题五 目前患儿的西医诊断是什么?其诊断依据是什么?

思路 根据患儿症状、体征,血小板正常,明确诊断为过敏性紫癜。

知识点5

诊 断 要 点

(1) 过敏性紫癜:可触性(必要条件)皮疹伴如下任何1条:①弥漫性腹痛;②任何部位活检示IgA沉积;③关节炎/关节痛;④肾脏受损表现[血尿和/或蛋白尿]。

对于典型皮疹急性发作的患儿排除相关疾病可以临床诊断,对于皮疹不典型或未见急性期发作性皮疹者,仍需严格按标准诊断,必要时行皮肤活检。

(2) 原发性免疫性血小板减少症

1) 诊断标准:①至少2次化验血常规检查显示血小板计数减少,血细胞形态无异常;②脾脏一般不增大;③骨髓检查:巨核细胞数增多或正常、有成熟障碍;④需排除其他继发性血小板减少症。

2) 疾病的分期:①新诊断的ITP:指确诊后3个月以内的ITP患儿;②持续性ITP:指确诊后3~12个月血小板持续减少的ITP患者,包括没有自发缓解的患儿或/和停止治疗后不能维持完全缓解的患儿;③慢性ITP:指血小板减少持续超过12个月的ITP患儿;④重症ITP:指血小板 $<10 \times 10^9$/L,且就诊时存在需要治疗的出血症状或常规治疗中发生了新的出血症状,且需要用其他升高血小板药物治疗或增加现有治疗药物的剂量;⑤难治性ITP:指满足以下所有3个条件的患者:脾切除后无效或者复发;仍需要治疗以降低出血的危险;除外其他引起血小板减少症的原因确诊为ITP。

问题六　针对该患儿如何进行治疗?

思路

1. 一般治疗

(1) 饮食管理:清淡易消化饮食,从流质、半流质逐步过渡到固体饮食,忌食虾蟹、肥甘厚腻及辛辣之品。

(2) 注意休息,避免活动过多。

2. 中医治疗　四诊合参,本病目前辨证主要为胃肠瘀热、血热妄行,治法为清热泻火解毒、凉血化斑,予大黄牡丹皮汤合犀角地黄汤化裁。处方:大黄10g,芒硝8g(冲),桃仁10g,牡丹皮10g,冬瓜仁10g,水牛角30g,赤芍10g,生地10g,连翘10g,厚朴10g,甘草6g。

3. 西医治疗　口服泼尼松治疗,1~2mg/(kg·d),1~2周,腹痛及关节症状消失后减停;胃肠症状较重不能口服者可与静脉使用糖皮质激素。

📋 知识点6

临证思维分析

小儿紫癜的辨证,以八纲辨证为纲,并应注意辨证与辨病相结合。

(1) 辨虚、实、瘀:主要根据患儿的起病、病程、紫癜颜色等表现辨识。紫癜起病较急,色泽鲜明,多属实证;起病缓慢,病情迁延,长期反复出血、紫癜反复出没、色黯淡,多属虚证;若同时见腹痛、关节肿痛、舌质紫,提示夹气滞血瘀。

(2) 辨轻、重:根据紫癜的疏密、多少、是否伴有其他部位的出血、出血的轻重,以及有无其他伴随证候辨别。紫癜稀疏而少,除皮肤紫癜外无其他部位出血及腹痛、关节痛等伴随证候,多属轻证;出血严重伴大量便血、血尿、明显蛋白尿,或头痛、抽搐等均为重症;出现面色苍白、四肢厥冷、脉微细等证候,则属虚脱危证。

(3) 辨证与辨病结合:过敏性紫癜早期多为风热伤络,血热妄行,常兼见湿热痹阻或胃肠瘀热、热伤胃络,后期多见阴虚火旺或气不摄血。血小板减少性紫癜急性型多为血热妄行,慢性型多为气不摄血或阴虚火旺。

📋 知识点7

紫癜病辨证论治

分证	辨证要点	治法	代表方剂
风热伤络	①紫癜颜色鲜红;②伴发热,微恶风寒,咳嗽,咽红;③舌质红,苔微黄,脉浮数	祛风清热凉血安络	银翘散(《温病条辨》)加减
血热妄行	①起病急骤;②皮肤瘀斑瘀点密集或成片;③壮热面赤,心烦,舌质红绛,苔黄燥,脉弦数等热象	清热解毒凉血止血	犀角地黄汤(《备急千金要方》)加减

续表

分证	辨证要点	治法	代表方剂
湿热痹阻	①紫癜多见于关节周围;②关节肿胀灼痛;③舌质红,苔黄腻,脉滑数或弦数	清热祛湿活血通络	四妙散(《成方便读》)合犀角地黄汤(《备急千金要方》)加减
胃肠瘀热	①瘀斑遍布;②腹痛阵作,口臭纳呆,腹胀便秘;③舌质红,苔黄或黄腻,脉滑数	泻火解毒凉血化斑	大黄牡丹皮汤(《金匮要略》)合犀角地黄汤(《备急千金要方》)加减
气不摄血	①病程较长;②紫癜反复发作,隐约散在,色泽淡紫;③神疲倦怠,面白少华,食少纳呆;④舌质淡,苔薄白,脉细无力	健脾益气养血摄血	归脾汤(《正体类要》)加减
阴虚火旺	①紫癜时隐时现;②腰背酸软,五心烦热,潮热盗汗;③舌质红,苔少,脉细数	滋阴降火凉血止血	大补阴丸(《丹溪心法》)或六味地黄丸(《小儿药证直诀》)加减
气滞血瘀	①反复出血;②紫癜色黯;③舌黯红或紫或边有紫斑,苔薄白,脉细涩	活血化瘀理气止血	桃红四物汤(《医宗金鉴》)加减

知识点 8

过敏性紫癜西医治疗

(1) 一般治疗:本病胃肠道损害时需注意控制饮食,轻症患儿可以进食少量少渣易消化食物,严重腹痛或呕吐者需要营养要素饮食或暂时禁食并胃肠外营养支持治疗。

(2) 抗感染治疗:急性期呼吸道及胃肠道等感染可适当给予抗感染治疗。

(3) 糖皮质激素的应用:糖皮质激素适用于过敏性紫癜胃肠道症状、关节炎、血管神经性水肿、肾损害较重及表现为其他器官的急性血管炎患儿。有腹痛症状者推荐采用口服泼尼松治疗,1~2mg/kg(最大剂量60mg)1~2周,后1~2周减量。胃肠症状较重者不能口服患儿(持续腹痛、肠出血、肠系膜血管炎、胰腺炎等)、关节炎、血管神经性水肿及其他器官的急性血管炎病情较重者推荐静脉使用糖皮质激素。腹痛明显时需要严密监测患儿出血情况(如呕血、黑便或血便),出血严重时需行内镜进一步检查。

(4) 其他免疫抑制剂的应用:糖皮质激素治疗过敏性紫癜反应不佳或依赖者,加用或改用吗替麦考酚酯后可改善胃肠道症状(包括腹痛和肠出血)、关节炎症状及皮疹反复发作。

(5) 静脉用丙种球蛋白(IVIG):IVIG能明显改善过敏性紫癜坏死性皮疹、严重胃肠道症状(包括腹痛、肠出血、肠梗阻)、脑血管炎(包括抽搐、颅内出血)的症状,但仅在过敏性紫癜严重症状使用常规糖皮质激素无效时选用。

(6) 抗过敏、抑酸治疗。

(7) 肝素、双嘧达莫。

知识点 9

原发性免疫性血小板减少症西医治疗

（1）急性型

1）一般治疗：①适当限制运动，避免外伤；②疑有感染者，酌情使用抗生素；③避免应用影响血小板功能的药物，如阿司匹林等。

2）肾上腺糖皮质激素：一般用泼尼松口服，剂量为每日 1.5~2ml/kg，分 3 次服，视病情逐渐减量，疗程一般不超过 4 周；重度病人的初始治疗宜采用冲击治疗：地塞米松每日 1.5~2mg/kg，或用甲基泼尼松龙每日 20~40mg/kg，静脉滴注，连用 3 天后，改泼尼松口服，待出血减轻、血小板上升后减量，停药。疗程一般不超过 4 周。

3）大剂量静脉注射丙种球蛋白：常用剂量每日 0.4g/kg，静滴，连用 5 天；或每日 1g/kg 静滴，连用 2 天，以后每 3~4 周 1 次，或每日 2g/kg 静滴 1 天。

4）血小板输注：在发生颅内出血或急性内脏大出血、危及生命时输注血小板，同时予以大剂量肾上腺皮质激素，以减少输入的血小板被破坏。

（2）慢性型：对于慢性型免疫性血小板减少性紫癜，除可运用急性型的前 3 种方法外，还可用以下 3 种疗法：

1）免疫抑制剂：皮质激素治疗无效或依赖大剂量皮质激素维持者，可选用以下药物，用药期间应注意其毒副作用：①硫唑嘌呤，每日 1~3mg/kg，分次服，疗效一般出现于开始用药后 1 个月～数月。②环磷酰胺，每日 2~3mg/kg，分次服，或 300~600mg/m²，静滴，每周 1 次。疗效一般出现于开始用药后 2~8 周，如用药 6~8 周无效则停药。有效者可持续用药至 6~12 周。③长春新碱，1.5mg/m² 或 0.05mg/kg，每周 1 次静滴，连续 4~6 次。

2）其他药物：可酌情选用：达那唑、大剂量维生素 C、α-2 干扰素。

3）脾切除指征：①经以上正规治疗，仍有危及生命的严重出血或急需外科手术者；②病程 >1 年，年龄 >6 岁，且有反复严重出血，药物治疗无效或依赖大剂量皮质激素维持，骨髓巨核细胞增多者；③病程 >3 年，血小板持续 <30×10⁹/L，有活动性出血，年龄 >10 岁，药物治疗无效者。

病例补充

经过治疗，患儿腹痛、关节肿痛消失，皮疹大部分消退，无新出皮疹，舌红，苔白厚。两次复查尿液分析均未见异常。

问题七　患儿病好了吗？会复发吗？如何进行调理？可不可以炖些补品给孩子补一补？

思路　患儿症状好转，但舌质仍红，舌苔白厚，其湿热未清，且本病症状常反复发作，故仍需继续治疗，并且要动态监测尿液分析，如有异常及早处理。注意清淡饮食，不可过早温补。

知识点 10

紫癜病调护

(1) 注意休息,出血量多时,宜卧床休息,限制活动,密切观察,对症处理。

(2) ITP 患儿注意避免外伤和跌仆损伤,防止创伤和颅内出血。

(3) 清除慢性感染灶,积极治疗上呼吸道感染。

(4) 注意寻找引起本病的各种原因,去除过敏原。

(5) 发病期间饮食宜清淡,忌食虾蟹、肥甘厚腻及辛辣之品,适当增加富含维生素 C 的食物。

(6) 过敏性紫癜患儿需定期复查尿液分析。

【临证要点】

1. 主要病因为感受外邪,脏腑虚损。病位涉及心、脾、肺、肝、肾五脏。病机关键为热、瘀、虚:热伤血络,迫血妄行,外溢皮肤孔窍;或脏腑虚损,统摄无权,血液不循常道而溢于脉外。

2. 实证以清热凉血为主,随证配用祛风通络、缓急和中;虚证以益气摄血、滋阴降火为主。紫癜为离经之血,皆属瘀血,故常加用活血化瘀之品。临证需注意证型之间的相互转化或同时并见,治疗时要分清主次,统筹兼顾。

3. 注意进行紫癜病严重程度的评估。过敏性紫癜肾脏受累的程度是最重要的预后因素;ITP 注意监测血小板计数,以及出血程度。

【诊疗流程】

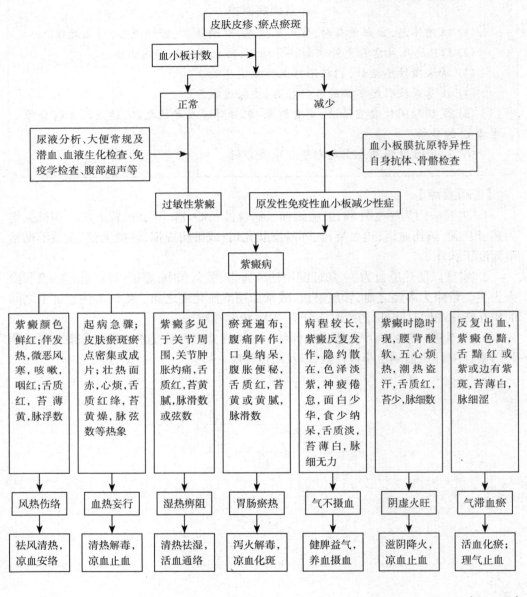

皮肤皮疹、瘀点瘀斑

血小板计数

正常 ← → 减少

尿液分析、大便常规及潜血、血液生化检查、免疫学检查、腹部超声等

血小板膜抗原特异性自身抗体、骨髓检查

过敏性紫癜　　原发性免疫性血小板减少性症

紫癜病

紫癜颜色鲜红；伴发热，微恶风寒、咳嗽、咽红；舌质红，苔薄黄，脉浮数	起病急骤；皮肤瘀斑瘀点密集或成片；壮热面赤，心烦，舌质红绛，苔黄燥，脉弦数等热象	紫癜多见于关节周围，关节肿胀灼痛，舌质红，苔黄腻，脉滑数或弦数	瘀斑遍布，腹痛阵作，口臭纳呆，腹胀便秘，舌质红，苔黄或黄腻，脉滑数	病程较长，紫癜反复发作，隐约散在，色泽淡紫，神疲倦怠，面白少华，食少纳呆，舌质淡，苔薄白，脉细无力	紫癜时隐时现，腰背酸软，五心烦热，潮热盗汗，舌质红，苔少，脉细数	反复出血，紫癜色黯，舌黯红或紫或边有紫斑，苔薄白，脉细涩
风热伤络	血热妄行	湿热痹阻	胃肠瘀热	气不摄血	阴虚火旺	气滞血瘀
祛风清热，凉血安络	清热解毒，凉血止血	清热祛湿，活血通络	泻火解毒，凉血化斑	健脾益气，养血摄血	滋阴降火，凉血止血	活血化瘀；理气止血

(许　华)

【复习思考题】

1. 紫癜病血热妄行证如何进行辨证施治？
2. 请阐述紫癜病的辨证思路。
3. 过敏性紫癜与原发性免疫性血小板减少性症如何进行鉴别？

第四节　传染性单核细胞增多症

PPT 课件

10月04节PPT

培训目标

1. 掌握传染性单核细胞增多症的定义及临床表现、诊断要点、辨证论治。
2. 熟悉传染性单核细胞增多症的病因病机、传变规律、治疗原则。
3. 了解传染性单核细胞增多症的预防和调护。

传染性单核细胞增多症是由 EB 病毒(Epstein-Barr virus EBV)引起的急性传染病，临床以发热，咽峡炎，淋巴结及肝脾肿大，外周血中淋巴细胞增多并出现大量异常淋巴细胞为特征。本病属中医学温病"温疫"的范畴。病因为感受温疫时邪。病位主要在肺胃，常累及心肝。基本病机为气营两燔、热毒炽盛、痰热瘀结。

患者和隐性感染者为传染源，通过口咽分泌物接触传播，偶可经输血传播。本病多呈散发，四季均有，春秋季节较多。易感人群多为儿童或青少年，6 岁以下儿童常表现为隐性感染或轻症，年长儿症状较重，甚至发生严重并发症。

【典型案例】

患儿，男，13 岁。患儿于 2 周前无明显诱因出现反复发热，体温 39.0℃左右，伴头昏头痛、四肢皮疹、咽痛、轻度流涕，无寒战、抽搐，无嗜睡、惊厥，无咳痰、喘息，口服退热药（具体不详）后体温在 37.0~39.0℃间波动，遂收入院治疗。入院症见：患儿发热，体温 39.0℃，四肢皮疹，咽痛，无咳嗽、咳痰，无鼻塞流涕，无惊厥抽搐，无喘息气促，胃纳差，小便调，大便 1 日 2 次，质稀。自起病以来患儿精神欠佳，既往体健，无药物及食物过敏史，否认传染病接触史及家族遗传病史。舌红，苔薄黄，脉浮数。

体格检查

T 39.0℃，P 85 次/min，R 20 次/min，BP 108/72mmHg，W 50.0kg。神志清，精神稍萎，四肢皮肤可见红色斑丘疹，无瘙痒，无出血点。左侧胸锁乳突肌表面可扪及数枚黄豆大小肿大淋巴结，略压痛，无红肿，无粘连，余全身浅表淋巴结未触及肿大。口唇无干裂，口角无疱疹，无口周苍白圈，口腔黏膜光滑，咽部明显充血，可见少量小出血点，扁桃体Ⅱ度肿大，无疱疹及溃疡。肝右肋下 1cm 可扪及，质软、无压痛。脾左肋下 3cm 可扪及，有压痛，腹水征阴性，肠鸣音正常。下肢无浮肿。

辅助检查

血常规 +CRP：WBC 37.3×10^9/L，N 54.0%，L 62.8%，Hb 90g/L，PLT 261×10^9/L，CRP 18.39mg/L。异型淋巴细胞 14%。

问题一　本患儿初步的中医诊断是什么？其诊断依据是什么？

思路　本患儿反复发热 2 周，伴头痛头昏、咽痛、四肢皮疹、左侧胸锁乳突肌淋巴结及扁桃体肿大、肝脾肿大，故初步中医诊断为温疫。

问题二　本患儿初步西医诊断是什么？诊断依据是什么？

思路　本患儿有：①发热、咽痛、四肢皮疹的临床表现；②左侧胸锁乳突肌淋巴结肿大、扁桃体Ⅱ度肿大;③血常规提示白细胞计数、淋巴细胞百分比及 CRP 升高,异型淋巴细胞百分比 14%。故初步诊断为传染性单核细胞增多症。

问题三 根据本患儿情况,需要与哪些疾病鉴别?

思路 本患儿西医诊断需要与链球菌性扁桃体炎、急性淋巴细胞性白血病、巨细胞病毒感染、弓形虫病、川崎病鉴别。

知识点 1

鉴 别 诊 断

(1)链球菌性扁桃体炎:本病 50% 以上病例扁桃体有白色膜状分泌物,易被误诊为化脓性扁桃体炎。其体征和血象可资鉴别;若按链球菌咽峡炎治疗 48h 后发热等症状仍无缓解应考虑本病。

(2)急性淋巴细胞性白血病:不成熟异常淋巴细胞较多时,须与急性白血病鉴别,可做骨髓穿刺明确诊断。

(3)巨细胞病毒感染、弓形虫病:巨细胞病毒感染的血清嗜异性凝集试验阴性,但双份血清补体结合实验抗体效价增高 4 倍以上,间接荧光抗体实验巨细胞病毒特异性抗体 IgM 阴性,病毒分离可获得巨细胞病毒。弓形虫病的血清嗜异性凝集试验阴性,病源检查可获得弓形虫滋养体。

(4)川崎病:该病与传单均会出现发热、淋巴结肿大、皮疹,但川崎病有球结膜充血、口唇潮红、皲裂,手足硬性水肿,主要病理环节是冠状动脉扩张或瘤,外周血检测无异型淋巴细胞升高。

问题四 为进一步明确诊断以及治疗,本患儿需要进行哪些辅助检查?

思路 需要进一步复查血常规,完善嗜异性凝集试验、特异性 EBV 抗体检测、病毒分离、病毒核酸检测、肝功能检查、腹部彩超检查。

知识点 2

辅 助 检 查

(1)外周血检查

1)血常规:外周血象改变为本病的重要特征。早期白细胞总数可正常或偏低,中后期逐渐升高 $>(30\sim50)\times10^9/L$。早期白细胞分类中性粒细胞增多,中后期淋巴细胞数可达 60% 以上,并出现异型淋巴细胞。异型淋巴细胞超过 10% 或其绝对值超过 $1.0\times10^9/L$ 时具有诊断意义。

2)血清嗜异性凝集试验:起病 1 周内患儿血清中出现 IgM 嗜异性抗体,凝集效价在 1:64 以上,多具有诊断价值。但 5 岁以下小儿试验多为阴性。

3)EBV 特异性抗体检测:间接免疫荧光法和酶联免疫法检测血清中的 VCA-IgM 和 EA-IgG。VCA-IgM 阳性是新近受 EBV 感染的标志,EA-IgG 一过性升高是近期感染或 EBV 复制活跃的标志。

4)EBV-DNA 检测:采用实时定量聚合酶链反应方法监测患儿血清中的

EBV-DNA,若患儿体内含有高浓度的 EBV-DNA,提示存在病毒血症。

（2）腹部彩超检查:彩超可见肝脾体积增大,肋下可触及。

病例补充
辅助检查

EB 病毒 VCA-IgG 抗体阳性。腹部彩超提示:肝上界位于锁骨中线第 6 肋间,肝下界位于剑突下 30mm,右肋下 10mm;脾脏体积增大,厚 28mm,肋下可探及 30mm。

问题五　目前患儿的西医诊断是什么？其诊断依据是什么？

思路　根据患儿症状、体征,结合辅助检查可明确诊断为传染性单核细胞增多症。

知识点 3

传染性单核细胞增多症的临床表现

（1）潜伏期 5~15 天,年幼儿可较短,春秋季多见,可有接触史。

（2）起病缓急不一,前驱症状为全身不适,头痛头昏,食纳不佳、恶心呕吐,轻度腹泻等。

典型症状为:①不规则发热:体温在 38~40℃,热型不定,热程大多 1~2 周,少数可达数月,中毒症状多不严重;②淋巴结肿大:大多数患者有浅表淋巴结肿大,大小不等,无粘连,在病程第 1 周即可出现,2 周后逐渐消退,少数持续数月甚至数年;③咽峡炎:有咽痛、扁桃体肿大、充血或咽部有小出血点及溃疡;④肝脾肿大:约半数有轻度脾肿大,伴疼痛及压痛,偶可发生脾破裂,肝大者可有肝功能异常,伴有急性肝炎的上消化道症状,部分有轻度黄疸;⑤皮疹:全身出现斑疹、丘疹、皮肤出血点或猩红热样红斑疹;⑥累及肺、肾、心、脑时,可出现咳喘、血尿、惊厥、瘫痪失语等症状。

（3）典型血象:在病后 1~4 周内出现淋巴细胞增多≥50% 和异型淋巴细胞增多≥10%,白细胞计数一般为 $(10~20)×10^9/L$。若无并发症病程为 2~4 周,偶可延至数月。

知识点 4

传染性单核细胞增多症的诊断

根据流行情况、典型临床表现（发热、咽痛、肝脾及淋巴结肿大）、外周异型淋巴细胞百分比 >10%、嗜异性凝集试验阳性、EB 病毒特异性抗体（VCA-IgM、EA-IgG）和 EBV-DNA 检测阳性可做出临床诊断。

问题六 针对该患儿如何进行治疗?

思路

1. 一般治疗 高热患儿予布洛芬或对乙酰氨基酚混悬液口服。

2. 中医治疗

(1) 四诊合参,本病辨为邪郁肺卫证。内治以疏风解表,清肺利咽,予银翘散加减。

处方:金银花、连翘、牛蒡子、荆芥、芦根、紫草、白鲜皮各9g,淡豆豉、薄荷、桔梗、甘草各6g。

(2) 如意金黄散:用茶或醋调敷在肿大的淋巴结上,每日换敷2次。

3. 西医治疗

(1) 对症治疗:咽痛者予生理盐水漱口。

(2) 抗病毒治疗:更昔洛韦静脉滴注。

知识点5

临证思维分析

本病辨证的关键在于分清卫、气、营、血的不同阶段,抓住热、毒、痰、瘀的病机本质,以及实证、虚证的相互转化和兼夹。

(1) 辨病位识轻重:邪在卫分气分,常以发热,咽峡炎、淋巴结及肝脾肿大为主,属轻证;邪在气营(血)分,常伴咳喘,黄疸,热盛动风,为重证。

(2) 辨病程分虚实:本病初中期,邪在卫、气、营分,属实证;后期,津伤气耗,正虚邪恋,迁延不愈,属虚证。辨证时需注意热毒痰瘀的基本病理特征,痰结者可见全身淋巴结肿大,血瘀者可见肝脾肿大,病程迁延反复不愈者,可呈现虚中夹实证候。

知识点6

传染性单核细胞增多症辨证论治

分证	辨证要点	治法	代表方剂
邪郁肺卫	发热恶风,咽红疼痛,颈部瘰疬,舌边尖红,苔薄白或薄黄,脉浮数	疏风清热清肺利咽	银翘散加减(《温病条辨》)
气营两燔	壮热烦渴,咽喉肿痛,颈部瘰疬,胁下痞块,舌质红,苔黄糙,脉洪数	清气凉营解毒利咽	清瘟败毒饮加减(《疫疹一得》)
正虚邪恋	发热渐退或见低热,瘰疬、胁下痞块明显缩小,苔少或花剥,脉细弱	益气生津清解余热	①青蒿鳖甲汤加味(《温病条辨》);②竹叶石膏汤加减(《伤寒论》)

知识点 7

中成药及中医外治

（1）中成药

1）紫雪丹：用于热陷心肝证。

2）生脉饮：用于恢复期气阴两虚证。

3）六神丸：用于咽喉肿痛溃烂者。

（2）外治疗法

1）如意金黄散：用茶或醋调敷在肿大的淋巴结上，每日换敷 2 次，有清热解毒，散结消肿之效。

2）锡类散：适量喷吹于咽部，每日 3 次，有解毒利咽之效。

3）三黄二香散：黄连、黄柏、大黄、乳香、没药各适量，共研末。适用于淋巴结肿大。

 知识点 8

西 医 治 疗

（1）支持对症治疗：急性期需卧床休息，给予对症治疗如解热、镇痛、护肝等。对咽峡炎继发感染，合并肺炎时，给予抗生素治疗。有肝炎症状者，给予保肝治疗。有神经系统症状者，按神经系统病毒感染治疗。静脉注射丙种球蛋白可使临床症状改善。重症患者短疗程使用肾上腺皮质激素可明显减轻症状。

（2）抗病毒治疗：目前尚缺乏对 EVB 感染有明显疗效的抗病毒药物，更昔洛韦等核苷类似物在体外有抑制 EVB 效应，但尚缺乏适宜的临床研究评估。

（3）急症处理：本病最严重的并发症为脾破裂。常发生在疾病的第 2 周，触摸脾脏或轻微创伤均可引起。应及时确诊，迅速处理。宜迅速补充血容量，输血和脾切除。脾肿大患者应避免剧烈运动，防止腹部外伤，体检时亦应谨慎。

病例补充

经过治疗，患儿无发热，无咽痛咽痒，四肢皮疹消退，扁桃体无肿大，全身浅表淋巴结未触及肿大。胃纳好转，大便溏，日 1 次。舌质淡红，苔薄白。于 1 周后痊愈出院，此时外周血中白细胞计数正常（6.31×10^9/L），异型淋巴细胞为 0，肝功能正常，腹部 B 超显示肝脾大小正常，肋下未及。

问题七 患儿如何进行调理及预防？

思路 传染性单核细胞增多症为自限性疾病，预后大多良好。本例患儿肝脾大小以及肝功能恢复正常，异型淋巴细胞消失，已达临床痊愈，注意随访 EB 病毒滴度。目前患儿发热、皮疹、胁下痞块等症状消失，胃纳好转，仍有大便溏，舌质淡红，苔薄白,考虑存在温热病后脾胃功能受损的情况,嘱咐饮食清淡而富有营养,以免再伤脾胃;中药调理以健脾益气为主,可以七味白术散加减治疗:太子参 30g,茯苓 10g,白术 10g,藿香 10g,木香 6g(后下),葛根 15g,莲子肉 15g,炙甘草 6g。

知识点 9

预 防 调 护

（1）对急性期患儿应予以隔离,口腔分泌物及其污染物要严格消毒。集体机构发生本病流行,就地隔离检疫。

（2）急性期应卧床休息 2~3 周,减少体力消耗。

（3）脾大者应避免剧烈运动及外伤,防止脾破裂。

（4）饮食宜清淡,保证营养及足够热量。

（5）注意口腔卫生,防止口腔、咽部并发感染。

（6）出现并发症,如肺炎、肝炎、心包炎、心肌炎、神经系统疾病,按各疾病常规进行护理。

【临证要点】

1. 本病为温疫时邪,侵犯肺胃,多循卫气营血规律传变,以气营两燔、热毒炽盛、痰热瘀结为基本病机。

2. 治疗以清热解毒,化痰祛瘀为基本治则。在卫宜疏风解表,在气则清气泄热,化痰散结,毒入营血宜清营凉血,后期气阴耗伤则需益气养阴,兼清余邪,若兼湿邪夹杂,则应化湿利湿,通络达邪。

3. 注意对本病进行严重程度的评估。本病最严重的并发症为脾破裂。常发生在疾病的第 2 周,触摸脾脏或轻微创伤均可引起。应及时确诊,迅速处理。宜迅速补充血容量,输血和脾切除。脾肿大患者应避免剧烈运动,防止腹部外伤,体检时亦应谨慎。

【诊疗流程】

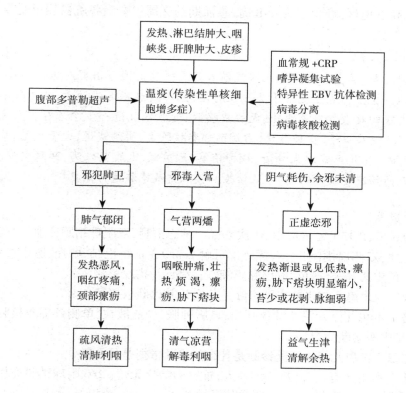

（薛　征）

 【复习思考题】

传染性单核细胞增多症的辨证思路是什么？

第五节　皮肤黏膜淋巴结综合征

 培训目标

1. 掌握皮肤黏膜淋巴结综合征的定义及临床表现、诊断要点、辨证论治。
2. 熟悉皮肤黏膜淋巴结综合征的病因病机和传变规律、西医治疗原则。
3. 了解皮肤黏膜淋巴结综合征的发病特点、范围和调护。

　　皮肤黏膜淋巴结综合征又称川崎病，是一种以全身血管炎为主要病理改变的急性发热出疹性疾病。临床以发热、皮疹、球结合膜充血、草莓舌、淋巴结肿大、手足硬肿为特征。中医学无此病名，根据临床表现，本病属于中医学温病范畴。病因为感受温热毒邪。病机关键为温邪毒热炽盛、瘀血内阻。其病变以侵犯营血为甚，病变脏腑以肺胃为主，可累及五脏，以心为甚。

本病好发于婴幼儿,5 岁以下者占 80%~85%,男孩多见,无明显季节性,亚洲特别是日本为高发地区,病程多为 6~8 周,急性期约 2 周。本病各脏器均可受累,以心血管病变最严重。

【典型案例】

患儿,女,30 月,14kg,患儿入院前 6 天无明显诱因下出现发热伴咽痛。体温为 38.5℃,曾在当地医院给予头孢唑肟治疗 6 天,热不退波动于 39~40℃;发热 4 天后,皮肤四肢散在红色皮疹,无蜕皮瘙痒,遂收入院进一步诊治疗。入院症见:发热持续,咽痛口干,皮疹散发,右侧颈部瘰核肿大,胃纳减退,大便干结,草莓舌,指纹紫滞。患儿患病以来神清,精神稍萎,无咳嗽,无腹痛吐泻,睡眠欠安。既往体健,无药物及食物过敏史,否认传染病接触史及家族遗传病史。

体格检查

T 39.6 ℃,P 130 次 /min,R 31 次 /min。神志清晰,双眼球结膜充血,口唇干燥,口腔黏膜充血,双侧扁桃体Ⅱ°,右侧颈部可触 2cm×3cm 淋巴结,触痛,躯干可见点状散在细小红色皮疹,压之退色,肛周黏膜潮红;草莓舌,指纹紫滞。

问题一　本患儿初步的中医诊断是什么? 其诊断依据是什么?

思路　本患儿见发热持续伴咽痛、口唇肿胀、皮疹散在、单侧颈部瘰核肿大、草莓舌,故初步中医诊断为温病。

问题二　本患儿初步西医诊断是什么? 诊断依据是什么?

思路　本患儿有:①高热持续 6 天,抗感染治疗无效;②双眼球结膜充血,口唇干燥,口腔黏膜充血,草莓舌;③右侧颈部可触及 2cm×3cm 淋巴结,触痛;④躯干可见点状散在细小红色皮疹,压之退色,肛周黏膜潮红。故初步诊断为皮肤黏膜淋巴结综合征(川崎病)。

问题三　根据本患儿情况,需要与哪些疾病鉴别?

思路　本患儿西医诊断需要与传染性单核细胞增多症鉴别,两病中医同属温病范畴。

知识点 1

皮肤黏膜淋巴结综合征与传染性单核细胞增多症的鉴别

鉴别点	温病(川崎病)	温病(传染性单核细胞增多症)
主要病机	温邪毒热炽盛、瘀血内阻	温邪入侵,热毒痰瘀
典型症状	发热、皮疹、球结合膜充血、草莓舌、淋巴结肿大、手足硬肿	发热、咽峡炎、淋巴结及肝脾大
心脏彩超	冠状动脉扩张	无
血常规	血小板升高	淋巴细胞增加并出现异型淋巴细胞(达 10% 以上)
EB 病毒抗体	正常	阳性

问题四 为进一步明确诊断以及治疗,本患儿需要进行哪些辅助检查?

思路 需要完善完善血液分析、超敏C反应蛋白、降钙素原、血沉、血清蛋白电泳、心肌酶谱、肝功能、心电图、心脏彩超。

知识点 2

皮肤黏膜淋巴结综合征临床表现

(1) 持续发热 7~14 天,甚至 1 个月,体温常达 39~40℃,呈稽留或弛张热型,抗生素治疗无效。

(2) 双侧球结膜充血,但无脓性分泌物,热退后消散。

(3) 口唇干红皲裂,口腔黏膜弥漫充血,舌乳头突起、充血呈草莓舌。

(4) 急性期手足呈硬性水肿和掌跖红斑,恢复期指、趾端甲床和皮肤交界处出现膜状蜕皮,指、趾甲有横沟。

(5) 常在第一周躯干部出现多形性红斑和猩红热样皮疹。肛周皮肤发红、蜕皮。

(6) 单侧或双侧一过性颈淋巴结急性非化脓性肿胀,病初出现,热退时消散。

血管炎可致多系统损害损伤,临床会出现包括心脏、呼吸、消化、神经、和骨关节系统损害。

知识点 3

辅 助 检 查

(1) 血液检查

1) 血常规:急性期白细胞总数及中性粒细胞比例常增高,核左移;血小板急性期可正常或下降,于病程第二周逐渐升高,3~4 周高峰,血液呈高凝状态。

2) C 反应蛋白:急性期就逐渐上升,可达 30mg/L 以上。

3) 血沉:明显升高,可达 100mm/h。

4) 血清蛋白电泳:显示球蛋白升高,尤以 α_2 球蛋白显著。

5) 心肌酶谱:出现增高,尤其是乳酸脱氢酶表达增加。

6) 肝功能:转氨酶出现增高,血清蛋白下降。

(2) 心电图:心电图可见多种改变,如 ST 段、T 波异常及心律紊乱等。

(3) 超声心脏彩超:超声心动图是监测川崎病并发冠状动脉病变等心血管系统损害的最佳方法。在半数病人中可发现各种心血管病变,如心包积液、左室扩大、二尖瓣关闭不全及冠状动脉扩张、冠状动脉瘤、冠状动脉狭窄等。急性期应反复检查,了解冠状动脉病变程度及动态变化。

冠状动脉扩张标准:<3 岁以下婴幼儿冠状动脉绝对值 >2.5mm,3~5 岁冠状动脉绝对值 >3mm,5 岁及 5 岁以上冠状动脉内径绝对值 >4mm,或某节段冠状动脉内径为邻近节段的 1.5 倍以上,或冠状动脉管腔明显不规则,均为冠状动脉异常。

判断为冠状动脉瘤分类：小冠状动脉瘤内径≤5mm；中冠状动脉瘤内径>5mm、≤8mm；巨大冠状动脉瘤内径>8mm，>4倍冠状动脉管腔直径。

病例补充

辅助检查

血常规：WBC $13.6.0 \times 10^9$/L、N 40.2%、L 49.6%、Hb 129.0g/L、PLT 438.0×10^9/L；C反应蛋白60mg/L；血沉68mm/h；谷丙转氨酶78mmol/L；谷草转氨酶123.78mmol/L。心电图ST-T段下降，部分导联T波倒置。心脏彩超：右冠状动脉绝对值2.8mm，左冠状动脉绝对值2.6mm。

问题五　目前患儿的西医诊断是什么？其诊断依据是什么？

思路　根据患儿症状、体征，结合外周血检查及心脏检查明确诊断为皮肤黏膜淋巴结综合征。

问题六　针对该患儿如何进行治疗？

思路

1. 一般治疗

(1) 退热：高热可给予布洛芬或对乙酰氨基酚口服。

(2) 对症：维持水电解质平衡，维生素C补充能量营养心肌。

2. 中医治疗

(1) 四诊合参，本病辨为气营两燔证。内治以清气凉营，解毒化瘀，予清瘟败毒饮加减。处方：石膏15g，生地9g，水牛角15g，栀子9g，黄芩9g，知母9g，赤芍9g，连翘9g，牛蒡子9g，丹皮9g，竹叶9g，川芎9g，甘草6g。

(2) 中药金黄膏敷颈部肿大淋巴结，每日2次。

3. 西医治疗

(1) 丙种球蛋白（IVIG）：IVIG 2.0g/kg，于10~12h内静脉输入。

(2) 阿司匹林：每日50mg/kg，q8h，口服。

(3) 双嘧达莫：每日5mg/kg，bid，口服。

知识点4

临证思维分析

本病按卫气营血辨证，以辨病位以及辨轻重为主。初犯肺卫，症见发热微恶风，轻咳无痰，咽红，一般较短暂；迅速入里化热，炽于气分，症见壮热烦渴，皮疹初显；及营扰血，可见身热夜甚，斑疹鲜红密集，草莓舌，烦躁不宁或嗜睡；后期气阴两伤，则见疲乏多汗，指趾末端脱皮，心悸乏力。辨轻重，主要根据热程长短及是否有邪盛正衰、血脉瘀滞等临床症状判断。若高热持续不退，伴面色苍白、乏力，口唇青紫，胸闷，剑突下痛，脉数或结代提示病情较重。本病易于形成瘀血，若瘀阻脉络，可有心痛、胸闷、右胁下痞块等多种征象。

知识点 5

皮肤黏膜淋巴结综合征辨证论治

临床分证	辨证要点	治法	代表方剂
卫气同病	①起病急骤;②发热或壮热;③皮疹初显;④目赤唇红,掌跖潮红;⑤颈部臖核肿大;⑥舌红苔薄白或黄,脉浮数,或指纹紫	辛凉透表清热解毒	银翘散(《温病条辨》)合白虎汤(《伤寒论》)
气营两燔	①壮热不已;②斑疹鲜红密集;③颈部臖核肿痛;④咽痛唇裂,手足硬肿;⑤舌红绛,草莓舌,指纹紫滞,脉数	清气凉营解毒化瘀	清瘟败毒饮(《疫疹一得》)
气阴两伤	①身热已退;②斑疹消退;③指趾末端甲床皮肤移行处膜样脱皮;④舌红苔少或无苔,脉细弱或结代	益气养阴清解余热	生脉散(《医学启源》)合沙参麦冬汤(《温病条辨》)

知识点 6

中 医 外 治

金黄膏:适量涂于绵纸或纱布上,敷肿大的颈淋巴结。每日 1~2 次。

知识点 7

西 医 治 疗

(1) 丙种球蛋白(IVIG):目前公认在发病早期(10d 内)使用大剂量丙种球蛋白可有效防止动脉瘤形成。其原理可能是丙种球蛋白封闭了血液中单核细胞、血小板或血管内皮细胞表面的 Fc 受体,从而阻断了血管表面的免疫反应。

IVIG 的方法主要有三种:①5d 疗法:IVIG400mg/(kg·d),2~3h 内静脉输入,连用 5d;②IVIG1.0g/kg,于 4~6h 内静脉输入;③IVIG2.0g/kg,于 10~12h 内静脉输入。国际及国内推荐以 2.0g/kg 为最佳疗法。可有效地降低冠状动脉瘤的发生率及临床症状的持续时间,使急性期的炎症蛋白很快恢复正常,同时提高心肌功能。

(2) 抗凝疗法

1) 阿司匹林:每日 30~50mg/kg,分 2~3 次服,热退后 3 天逐渐减量,约 2 周左右减至每日 3~5mg/kg,顿服,维持 6~8 周。直至血沉、血小板、冠状动脉恢复正常后,一般在发病后 2~3 月停药。

2) 潘生丁:每日 3~5mg/kg,分 2 次服。可与阿司匹林合用。

病例补充

经过 5 天治疗,患儿身热已退,结膜充血、口腔黏膜肿胀减退,颈部臖核缩小,皮疹减退,肛周黏膜潮红消退,指趾末端甲床皮肤出现移行处膜样脱皮,草莓舌。心脏听诊,HP 128 次 /min,心音有力,律不齐。血常规:WBC 7.80×10^9/L、N 39.3%、L 46.7%、Hb 128.0g/L、PLT 386.0×10^9/L;C 反应蛋白 21mg/L;心脏彩超:右冠状动脉绝对 2.5mm,左冠状动脉绝对 2.1mm。

问题七　患儿如何进行调理? 如何随访?

思路

1. 患儿目前为皮肤黏膜淋巴结综合征缓解期,中医属热病后气阴两伤,可予益气养阴,清解余热之法进行调治,生脉散合沙参麦冬汤加减:沙参 6g,麦冬 9g,玄参 9g,五味子 3g,玉竹 6g,芦根 15g,桑白皮 9g,丹皮 9g,丹参 9g,川芎 9g。煮水服用。

2. 阿司匹林 1 周后可减量,每日 3~5mg/kg,顿服,根据血小板计数调整,可维持 6~8 周。

3. 随访心脏彩超,和心肌酶谱、肝功能及血小板。

【临证要点】

1. 本病病机以温邪毒热炽盛、瘀血内阻为贯穿整个病程的基本特点。其病变以侵犯营血为甚,病变脏腑以肺胃为主,可累及五脏,以心为甚。

2. 本病以清热解毒,活血化瘀为基本治则。本病易于形成瘀血,早期即应注意活血化瘀并贯穿整个治疗阶段,但不可用破瘀之品,以免耗血动血。

3. 注意随访心脏彩超及血小板,了解冠状动脉扩张情况及血液高凝状态。

【诊疗流程】

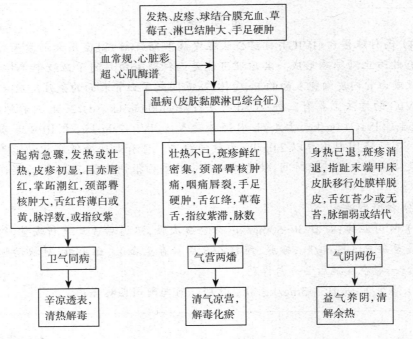

（姜之炎）

扫一扫
测一测

【复习思考题】

1. 皮肤黏膜淋巴结综合征临床表现是什么？

2. 皮肤黏膜淋巴结综合征中医治疗的注意点是什么？

第十一章

新生儿疾病

第一节　新生儿黄疸

> **培训目标**
>
> 　1. 掌握胎黄的定义及临床表现、诊断、生理性胎黄与病理性胎黄的区别,辨证论治。
> 　2. 熟悉胎黄的病因病机以及治疗原则。
> 　3. 了解新生儿病理性黄疸的常见病因。

　　新生儿黄疸是以婴儿出生后皮肤面目出现黄疸为特征的一种病证,因与胎禀因素有关,故中医学称"胎黄"或"胎疸"。本病病因主要为胎禀湿蕴,病位主要在脾、胃、肝、胆。病机为脾胃湿热或寒湿内蕴,肝失疏泄,胆汁外溢而致发黄,日久则气滞血瘀。

　　新生儿黄疸又称"新生儿高胆红素血症",是因胆红素在体内积聚而引起,它可以是新生儿发育过程中的暂时现象,也可以是某些疾病的症状。发病机制与胆红素生成过多、肝脏胆红素代谢障碍或胆汁排泄障碍有关。未结合胆红素增高是新生儿黄疸常见的表现形式,重者可引起胆红素脑病,造成神经系统的永久性损伤,甚至死亡。

　　【典型案例】

　　患儿,男,日龄62h,因"发现皮肤、巩膜黄染10h"来诊。

　　患儿系第一胎第一产,胎龄37^{+3}周,于2018年12月28日8时50分在我院产科顺产娩出,出生时羊水清,量适中,无胎膜早破,无脐带绕颈,胎盘无异常。阿氏评分(Apgar评分)1min、5min、10min均为10分,出生体重3 200g。患儿生后52h开始出现颜面皮肤、巩膜黄染,渐加重,波及躯干、四肢,无发热,无气促、发绀,无尖叫、抽搐,无双目凝视,大便色黄,无排陶土样大便史,小便正常。

　　母亲血型O型,母孕期无特殊疾病及用药史,生后即予母乳喂养。家族史:母亲G-6-PD缺乏症,否认家族肝炎等传染性疾病病史。

体格检查

T 36.5℃,R 40 次 /min,P 140 次 /min,BP 65/30mmHg,体重 3 110g,身长 52cm,头围 34cm。精神反应可,哭声响亮,颜面、躯干、四肢皮肤、巩膜黄染,色泽鲜明,皮肤无苍白发花,无皮疹及出血点。前囟平软,头颅无血肿。双肺呼吸音清晰,未闻及啰音。心音有力,心律齐,未闻及杂音。腹软不胀,未见肠形和肠蠕动波,未扪及包块,肝肋下 1cm,脾未触及。脐带未脱落,脐轮无红肿,脐窝无分泌物。四肢肌张力正常,无水肿,新生儿反射可正常引出。舌质红,苔黄腻,指纹紫红。

问题一　本患儿初步的中医诊断是什么?其诊断依据是什么?

思路　本患儿生后 52h 见颜面、躯干、四肢皮肤黄染,故初步中医诊断为胎黄。

问题二　本患儿初步西医诊断是什么?需要围绕哪些方面询问病史?

思路　根据患儿生后 52h 出现皮肤、巩膜黄染,西医诊断考虑为新生儿黄疸。确诊后需区分生理性黄疸和病理性黄疸,判断病情轻重、有无并发症。该患儿全身皮肤及巩膜黄染,黄染程度重,考虑为新生儿病理性黄疸,需要与生理性黄疸鉴别。

询问病史:①黄疸出现确切时间及加重程度;②父母家族籍贯,有无黄疸、贫血等家族病史,广东、广西、福建等地区者,应注意 G-6-PD 缺乏症;③母亲孕期有无感染性疾病病史、胎膜早破等;④是否存在宫内窘迫及产时窒息,母亲分娩时用药史,以协助诊断有无围产因素导致黄疸可能;⑤有无母子血型不合的条件,尤其 ABO、Rh 系统;⑥新生儿生后喂养时间及喂养方式;⑦胎便排出情况(时间、量)以及大便颜色。同时应注意询问患儿有无发热、反应差、尖叫、拒奶、肌张力改变、抽搐、肢体无力或四肢内旋、头后仰,注意有无胆红素脑病的临床表现。

问题三　根据该患儿的情况,需要完善哪些检查?

思路　患儿生后 52h 出现黄疸,10h 即波及巩膜、全身皮肤,黄疸程度较重,新生儿病理性黄疸的可能性大。需完善血常规(含网织红细胞),CRP,血型,肝功能,血清胆红素,葡萄糖 6- 磷酸脱氢酶(G-6-PD)活性检测。

新生儿黄疸
常见病因
EB-11-1-1

知识点 1

生理性黄疸与病理性黄疸的鉴别

鉴别点	生理性	病理性
出现时间	足月儿生后 2~3 天出现,4~5 天达高峰;早产儿生后 3~5 天出现,5~7 天达高峰	24h 内出现或出现过迟
消退时间	足月儿 <2 周 早产儿 3~4 周	足月儿 >2 周 早产儿 >4 周 或退而复现
血清胆红素	日升高 <85μmol/L(5mg/dl) 或每小时 <0.5mg/dl 未超过 Bhutani 曲线 * 的第 95 百分位数 未达到相应日龄、胎龄及相关危险因素下的光疗干预标准 **	日升高 >85μmol/L(5mg/dl) 或每小时 >0.5mg/dl 超过 Bhutani 曲线 * 的第 95 百分位数 达到相应日龄、胎龄及相关危险因素下的光疗干预标准 **

续表

结合胆红素	>34μmol/L(2mg/L)
伴随症状	无其他临床症状	有其他症状,如精神倦怠、不欲吮乳,大便或呈灰白色等;有原发疾病表现

注:*Bhutani 曲线见图 11-1-1,** 光疗干预标准见图 11-1-2。

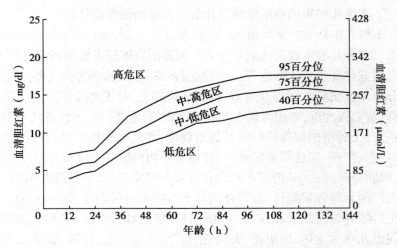

图 11-1-1　新生儿小时胆红素列线图(Bhutani 曲线)

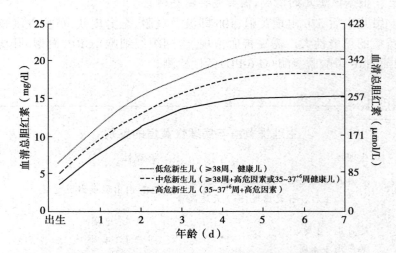

图 11-1-2　胎龄 >35 周新生儿光疗干预标注曲线图

注:高危因素包括:同族免疫性溶血,葡萄糖 -6- 磷酸脱氢酶缺乏,窒息、显著的嗜睡、体温不稳定、败血症、代谢性酸中毒、低白蛋白血症。

知识点 2

胆红素脑病

急性胆红素脑病主要见于血清总胆红素(TSB)>342μmol/L(20mg/dl)和(或)上升速度>8.5μmol/L(0.5mg/dl)、胎龄>35周的新生儿。早期表现为肌张力减低、嗜睡、尖声哭、吸吮差,而后出现肌张力增高,角弓反张,激惹,发热,惊厥,严重者可致死亡。低出生体重儿发生胆红素脑病时通常缺乏典型症状,而表现为呼吸暂停、循环呼吸功能急剧恶化等,不易诊断。

病例补充
辅助检查

血常规:WBC 16.3×10⁹/L、N 11.38×10⁹/L、Hb 146.0g/L、PLT 371.0×10⁹/L、RET 118.3×10⁹/L,RET 53.18%;CRP 4mg/L;血清总胆红素:261.4μmol/L,间接胆红素:254.3μmol/L,G-6-PD 活性:190U/L;血型:O 型,Rh 阳性。

问题四 目前患儿的西医诊断是什么? 其诊断依据是什么?

思路 根据患儿出生后52h开始出现颜面皮肤、巩膜黄染,并进行性加重,无尖叫、抽搐,无白陶土样大便。查体:全身皮肤黏膜中度黄染,腹软,肝脾不大。血清总胆红素明显升高,以间接胆红素升高为主;G-6-PD 活性:190U/L。故诊断为新生儿黄疸,葡萄糖-6-磷酸脱氢酶(G-6-PD)缺乏症。

问题五 针对该患儿如何进行治疗?

思路

1. 中医治疗 患儿面目皮肤发黄,色泽鲜明,舌质红,苔黄腻,辨为湿热郁蒸证。内治以清热利湿退黄,予茵陈蒿汤化裁。处方:茵陈蒿8g,栀子5g,大黄3g。

2. 西医治疗 患儿总胆红素明显升高,符合蓝光照射指征(图11-1-2),予蓝光照射治疗。

新生儿黄疸换血参考标准

ER-11-1-2

知识点 3

临证思维分析

本病临证,应区分生理性黄疸和病理性黄疸。中医辨证,首先辨明阴阳属性,胎黄一般分阴黄、阳黄两大类。凡黄疸色泽鲜明如橘皮,尿黄如橘汁,烦躁多啼,口渴喜饮,舌红苔黄腻,则为阳黄;黄疸色泽晦黯,久久不退,神疲肢凉,腹胀食少,大便稀薄,舌淡苔薄,则为阴黄。其次辨轻重虚实,轻者见面目、皮肤发黄,精神尚可;重者可见黄疸急剧加重,胁下癥块迅速增大,甚则神昏抽搐。寒湿阻滞病程长,中阳不振,多属虚证。瘀积发黄,伴腹胀青筋显露,多属于虚中夹实之证。湿热郁蒸所致胎黄病程短,多属实证。

📖 **知识点 4**

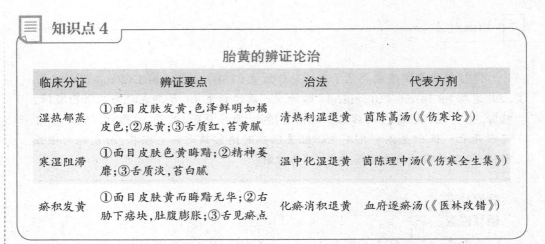

胎黄的辨证论治

临床分证	辨证要点	治法	代表方剂
湿热郁蒸	①面目皮肤发黄,色泽鲜明如橘皮色;②尿黄;③舌质红,苔黄腻	清热利湿退黄	茵陈蒿汤(《伤寒论》)
寒湿阻滞	①面目皮肤色黄晦黯;②精神萎靡;③舌质淡,苔白腻	温中化湿退黄	茵陈理中汤(《伤寒全生集》)
瘀积发黄	①面目皮肤黄而晦黯无华;②右胁下痞块,肚腹膨胀;③舌见瘀点	化瘀消积退黄	血府逐瘀汤(《医林改错》)

【临证要点】

1. 每个新生儿出生后都应进行高胆红素血症高危因素的评估,根据病情需要,进行相关实验室检查以明确病因。

2. 治疗目的是降低血清胆红素水平,预防重度高胆红素血症和胆红素脑病的发生。光疗是最常用的有效又安全的方法。

3. 中医临证对病理性黄疸需首辨阴阳,次辨轻重虚实;治疗过程中注意顾护脾胃,不可过用苦寒之剂。

【诊疗流程】

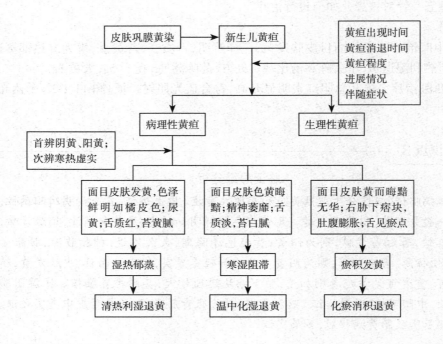

(刘　华)

扫一扫
测一测

PPT 课件
11章02节PPT

【复习思考题】

1. 生理性黄疸如何与病理性黄疸鉴别?
2. 胎黄的中医辨证思路是什么?

第二节　新生儿脐部疾患

培训目标

1. 掌握脐湿、脐疮、脐血、脐突的定义及临床表现、诊断与鉴别诊断。
2. 熟悉脐湿、脐疮、脐血、脐突的病因、治疗原则以及辨证论治。

脐部疾患是指新生儿出生后,由于断脐结扎不善,或脐部护理不当,或先天脐部发育缺陷而导致的脐部病证。其中脐部湿润不干者为脐湿;脐部红肿热痛、流出脓水者为脐疮;血从脐中溢出者为脐血;脐部突起者为脐突。

本病发生的原因,外因责之为断脐结扎不善,或脐部护理不当;内因多责之为先天发育缺陷。脐部疾患发生在新生儿期,一般预后良好。如脐疮处置不当可发生败血症等重症;若脐血与血液系统疾病有关,则病情较重;脐突患儿多数预后良好,可治愈。

脐湿、脐疮属西医学新生儿脐炎,脐血属西医学脐带出血,脐突属西医学脐疝。

【典型案例】

患儿,男,7 天,因"发现脐部渗液 1 天"来诊。

患儿生后第 5 天脐带脱落,1 天前发现脐部红肿,有少许脓性渗出物气味臭秽。无发热,烦躁啼哭,口唇干,饮奶量正常,糊状大便,每日 2 次,无黏液及脓性,小便正常。

患儿系第一胎第一产,胎龄 39⁺³ 周,于 2017 年 12 月 28 日在我院产科顺产娩出,出生时羊水清,量适中,无胎膜早破,胎盘无异常,无窒息病史。出生体重 3 500g,纯母乳喂养。家族史:无特殊。

体格检查

T 36.5℃,R 40 次/min,P 140 次/min,BP 65/30mmHg,体重 3 500g,身长 49cm,头围 34cm。精神反应可,哭声响亮,皮肤黏膜无黄染,皮肤无苍白发花,无皮疹及出血点。前囟平软,心肺听诊无异常。腹软不胀,未见肠形和肠蠕动波,未扪及包块,肝肋下 1cm,脾未触及。脐带已脱落,脐轮红肿,脐窝可见少许脓性分泌物。四肢肌张力正常,无水肿,新生儿反射可正常引出。舌质红,苔黄腻,指纹紫。

问题一　本患儿初步的中医诊断是什么? 其诊断依据是什么?

思路　本患儿脐轮红肿,脐窝可见脓性分泌物,气味臭秽,故初步中医诊断为脐疮。

问题二　本患儿初步西医诊断是什么?

思路　根据患儿脐部红肿,可见脓性分泌物,西医诊断为脐炎。

知识点 1

脐湿、脐疮、脐血、脐突的鉴别

病名	特点
脐湿	脐根部轻微发红，肿胀、渗液、潮湿不干
脐疮	脐部有脓性分泌物渗出，气味臭秽
脐血	血从脐孔渗出
脐突	脐部呈半球状或半囊状突出，虚大光亮，大小不一，肿块可以回纳

知识点 2

脐　炎

脐炎指细菌从脐残端侵入并繁殖所引起的急性炎症。常见病原菌依次为金黄色葡萄球菌、大肠埃希菌、铜绿假单胞菌、溶血性链球菌。轻者脐轮与脐周皮肤红肿，或伴少量脓性分泌物。重者脐部和脐周明显红肿发硬，脓性分泌物量多，可向周围皮肤或组织扩散，引起腹壁蜂窝织炎、皮下坏疽、腹膜炎、败血症等。

问题三　本患儿需要做哪些实验室检查？

思路　血液分析，C 反应蛋白，局部分泌物细菌培养。

脐疝

ER-11-2-1

病例补充

辅助检查

血常规：WBC $12.3×10^9$/L，N $8.38×10^9$/L，Hb 146.0g/L，PLT $371.0×10^9$/L；CRP 4mg/L；细菌培养结果未回。

问题四　针对该患儿如何进行治疗？

思路

1. 中医治疗　患儿脐部红肿，有脓水，舌质红，苔黄腻，辨为脐疮。内治以清热解毒、疏风祛邪为法，予犀角消毒饮化裁。处方：水牛角 6g，金银花 3g，防风 3g，荆芥 3g，牛蒡子 2g，甘草 2g。

2. 西医治疗　局部用碘伏消毒，每日 2~3 次。

知识点 3

脐湿、脐疮常证与变证

辨别点	特点
常证	仅见脐部渗液，或发红、创面肿胀，有脓水渗出，一般情况好
变证	脐部红肿，有脓性或血性渗出，伴烦躁不宁，甚则昏迷抽搐

知识点 4

脐血轻症与重症

辨别点	特点
轻	出血少,精神好、吮乳佳,无明显全身不适
重	出血较多,烦躁不安或萎靡不振,拒乳,便血

 知识点 5

新生儿脐部疾患的辨证论治

临床分证	辨证要点	治法	代表方剂
脐湿	脐部创面渗水,浸渍不干	收敛固涩,祛邪护脐	龙骨散(《杂病源流犀烛》)
脐疮	脐部红、肿、热、痛,甚则糜烂	清热解毒,疏风祛邪	犀角消毒饮(《医宗金鉴》)
脐血	断脐后脐部渗血,经久不止	结扎不当者,重新结扎止血;胎热内盛,清热凉血止血;气不摄血者,益气摄血	胎热内盛者用茜根散(《景岳全书》);气不摄血者用归脾汤(《正体类要》)
脐突	脐部呈半球状或囊状突起,啼哭、屏气时突起更明显	压脐外治法 必要时手术治疗	

病例补充

经治疗 3 天后,患儿脐部脓液消失,脐轮微红肿。患儿精神反应可,无烦躁啼哭,饮奶量正常,大小便正常。

辅助检查

细菌培养:可见表皮葡萄球菌生长,菌落计数 $<10^4$。

问题五 根据目前情况以及细菌培养结果,需要如何治疗?

思路 患儿精神反应可,奶量正常,局部症状缓解,继续外用碘伏消毒。

 知识点 6

脐炎的西医治疗

正常新生儿生后脐部可有金黄色葡萄球菌、表皮葡萄球菌、大肠埃希菌、链球菌等定值,局部分泌物培养阳性不代表存在感染,必须具有脐部的炎症表现。轻者局部用碘伏或 3% 过氧化氢溶液清洗,每日 2~3 次;脐周有扩散或伴有全身症状者需选用抗生素静注;如有脓肿形成,需切开引流。

知识点 7

新生儿脐部护理

(1) 新生儿断脐时要严格无菌操作,脐部残端让其自然脱落。

(2) 脐带一般于生后 3~7 天残端脱落,脱落后如有黏液或渗血,用碘伏消毒或重新结扎;如有肉芽组织出现,可用硝酸银烧灼局部。

(3) 保持新生儿脐部清洁、干燥,防止感染;勤换尿布,防止尿液浸渍脐部。

【临证要点】

1. 注意新生儿脐部护理,以保持脐带残端清洁和干燥为原则。

2. 选择合适的外治疗法,出现并发症时需要及时救治。

【诊疗流程】

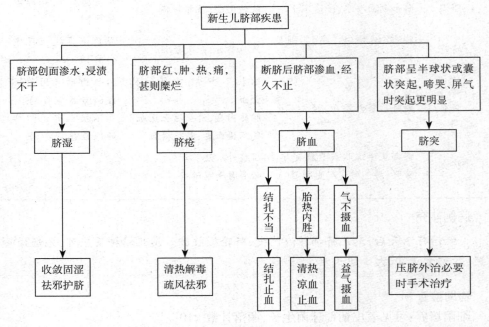

（刘　华）

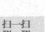 **【复习思考题】**

脐湿与脐疮的中医辨证思路是什么?

第十二章

儿科急症

第一节 急惊风

 培训目标

1. 掌握急惊风的定义、诊断要点与处理原则。
2. 熟悉急惊风的病因病机、鉴别诊断。
3. 了解常见的抗惊厥药物的使用。

急惊风是小儿常见的一种危急病证,起病急暴,以高热、抽风、昏迷为主要表现。本病痰、热、惊、风四证俱备,搐、搦、掣、颤、反、引、窜、视八候表现急速强劲,病性属阳属热属实。内因责之于小儿脏腑娇嫩,形气未充,神气怯弱;外因包括外感风热,温热、暑热、湿热等疫毒侵袭,暴受惊恐。病位主要在心肝,病机关键为邪陷厥阴,蒙蔽心窍,引动肝风。

西医学多见于以惊厥伴发热为主的感染性惊厥,如细菌、病毒、寄生虫、真菌等引起的脑膜炎、脑炎等,热性惊厥,感染中毒性脑病等;部分非感染性惊厥也有急惊风表现,尤其是惊厥的急性发作期。

【典型案例】

患儿,男,2岁6个月,因"发热1天,突发抽搐"来诊。患儿不慎受凉后,当夜开始发热,伴流涕,轻咳,夜卧不宁,时而烦躁,时而惊惕,体温逐渐升高,渐至39℃以上,持续不退,故前来就诊,途中突然神志不清,呼之不应,两目上视,双拳紧握,四肢抽搐,角弓反张,面色渐紫,喉中痰鸣,家属抱入急诊。

问题一 此时应采取哪些应急措施?

思路 根据患儿表现形态,以及同时伴有发绀、意识丧失,判断为惊厥发作。应首先考虑抗惊厥治疗。将患儿放置平卧,头转向一侧,保持气道通畅,指压(或毫针针刺)人中、合谷、眶上、涌泉、内关诸穴(根据操作方便优先,择一即可)。同时呼叫护士,给予清除口腔鼻腔分泌物,吸氧,建立静脉通路,选择应用抗惊厥药物,采取降温措施。

 知识点 1

惊厥发作的典型临床表现

突然意识丧失,同时暴发全身性或局限性、强直性或阵挛性的面部、肢体肌肉抽搐,多伴双目凝视、上视、斜视。喉痉挛与分泌物增多导致气道不畅,可有屏气、发绀甚至青紫,部分患儿伴有大小便失禁。

 知识点 2

抗惊厥药物的选择

优先选择起效迅速、抗惊厥作用强、广谱、安全、半衰期长、给药途径广泛的药物。

(1) 首选地西泮,每次 0.25~0.5mg/kg,最大剂量 10mg,静脉缓慢注射(1mg/min)。地西泮以生理盐水或葡萄糖溶液稀释时会产生浑浊,并不影响疗效。药物脂溶性高,易进入脑组织,1~3min 起效,疗效短,必要时 20min 后可重复使用,24h 内可用 2~4 次。有呼吸抑制和血压下降的副作用。

(2) 苯巴比妥,5~10mg/kg,可以肌内注射,半衰期长,与地西泮联合应用时应注意呼吸抑制。

(3) 10% 水合氯醛,起效快,每次 30mg/kg,鼻饲,或加等量生理盐水稀释后保留灌肠,每次 50mg/kg。

问题二　需要完善哪些信息以帮助诊断,并指导下一步抢救?

思路　详细询问本次发病过程,惊厥发作次数,持续时间,表现类型(全身性或局限性),发作前有无发热与感染中毒症状,有无外伤、中毒史,既往病史(有无惊厥发作),家族史(热性惊厥与癫痫),生产史,生长发育情况。

到院后,经指压人中穴,抽搐逐渐缓解,共持续约 5min,发出哭声,可以辨认家长,呼之能应,面色转红润。患儿系足月顺产,既往体健,其父亲幼年时有热性惊厥病史。

问题三　惊厥发作终止,还要进行哪些处理?

思路　退热,甘露醇静脉快速滴注以改善脑水肿,调整内环境,纠正水电解质酸碱平衡紊乱,针对原发病进行处理,如抗感染治疗等。

 知识点 3

常见的惊厥发作形式

(1) 强直 - 阵挛发作:突然意识丧失,肌肉剧烈强直收缩,呼吸暂停和青紫,持续 1~2min 后进入阵挛期,肢体有节律抽动,一段时间后逐渐减慢、停止;

(2) 强直性发作:意识丧失,肌肉剧烈收缩,并维持固定姿势片刻;

（3）阵挛性发作：意识丧失，面部、肢体肌肉节律性抽动；

（4）肌阵挛发作：意识丧失，全身或某组肌肉快速强劲收缩，导致突然的前俯、后仰而摔倒。

（5）局限性运动发作：意识丧失，局部抽动，可进展为强直-阵挛发作。新生儿时期，惊厥发作往往不典型，多数表现为呼吸节律不规整或暂停，阵发性苍白或青紫，凝视、眼球震颤、眼睑颤动，吸吮、咀嚼动作等。由于幅度轻微，常被忽视。

体格检查

T 39.4℃，P 128 次/min，R 40 次/min，BP 70/50mmHg，Wt 12kg。精神不振，反应可，略显烦躁，急性热病面容，全身皮肤无皮疹及出血点，呼吸平稳，双侧瞳孔等大等圆，对光反射敏感，口周无发绀，咽充血，口腔黏膜无溃疡，未见麻疹黏膜斑，颈软无抵抗，两肺呼吸音清，心音可，律齐，腹软，肝脾未触及，四肢肌张力正常，无水肿，病理反射未引出。舌质红，苔薄黄，指纹紫滞。

问题四　根据已了解情况，如何分析作出初步诊断？

思路　患儿惊厥发作前驱有呼吸道感染病史，发作时体温超过39℃，年龄2岁半，既往无惊厥发生，家族有热性惊厥病史，故首先考虑热性惊厥，但需密切观察中枢神经系统症状，警惕颅内感染。还需除外非中枢性急性严重感染引起惊厥的可能，如中毒性痢疾。

📄 知识点 4

热 性 惊 厥

热性惊厥（fever convulsion，FC），又称高热惊厥，指颅外感染性疾病发热过程中出现的惊厥发作，是儿童时期最常见的惊厥原因。好发年龄6个月~3岁，6岁以上少见。70%发生于上呼吸道感染初期。常于体温突然升高时发作，体温越高，惊厥概率越高。惊厥停止后，意识很快恢复，无异常神经系统体征，脑脊液检查除压力增高外无异常。预后良好，极少数可发展为癫痫。分为单纯性与复杂性，后者存在较高癫痫风险（表12-1-1）。

表12-1-1　单纯性、复杂性热性惊厥的区别

	单纯性热性惊厥	复杂性热性惊厥
发病率	热性惊厥中80%	热性惊厥中20%
惊厥发作形式	全身性发作	局限性或不对称
惊厥持续时间	短暂，多在5~10min 内	长，≥15min
惊厥发作次数	一次热程中1~2次	24h 内反复发作多次

知识点 5

颅 内 感 染

由细菌、病毒、真菌等侵入中枢神经系统,引起脑膜与脑实质损害及脑水肿。特点:①起病急,感染中毒症状(高热、烦躁、易激惹、意识障碍)明显;②惊厥反复发作,持续时间长;③可有进行性意识障碍;④不同程度颅压增高(头痛、喷射性呕吐、视乳头水肿、囟门凸起)表现;⑤有脑膜刺激征和锥体束征出现;⑥脑脊液检查出致病病原有诊断意义。疾病包括:细菌性脑膜炎、结核性脑膜炎、脑脓肿、颅内静脉窦炎等;病毒性脑炎、脑膜炎;真菌性脑膜炎;脑寄生虫病。

知识点 6

非中枢性急性严重感染引起的惊厥

是由于高热、急性中毒性脑病及脑部微循环障碍引起脑细胞缺血、组织水肿所致。如麻疹、猩红热、流行性腮腺炎、败血症、中毒性痢疾、中毒性肺炎等。

问题五　惊厥停止后,需要进行哪些辅助检查,治疗上还应注意什么?

思路　针对患儿感染情况,进行血常规 +CRP、胸部 X 线检查。检查心电图以除外心源性因素。进行血电解质及血气分析检查。密切观察体温、意识、有无惊厥反复发作,持续关注脑膜刺激征、病理反射,警惕颅内感染。通过观察呼吸、血压、瞳孔、囟门张力了解颅内压情况,有颅内压增高时,必须检查视乳头有无水肿。

病例补充

辅助检查

血常规:白细胞计数、中性粒细胞比例明显升高;胸部 X 线:双肺纹理增粗;心电图、电解质、血气分析未见明显正常。

体温经短暂下降后,再次超过 39℃,精神萎靡,反应欠佳。

问题六　通过判读检查结果,如何安排后续治疗?

思路　检查支持呼吸道感染并发热性惊厥诊断。由于患儿惊厥持续时间较长,达到 5min 左右,意识障碍恢复缓慢,尚不能排除颅内感染可能,建议住院进一步诊断治疗。对于感染情况,进行有效抗感染治疗,积极控制体温升高,如有颅压升高,及时降颅压。监测血常规 +CRP,动态观察炎性指标;必要时做腰椎穿刺检查除外颅内感染;有针对性地进行脑电图、头颅 CT(MRI)检查。

知识点 7

儿童颅压增高诊断标准

(1)主要体征:①呼吸节律不规整,暂停、双吸气、潮式呼吸、叹气样呼吸,多为脑疝前驱症状,提示中枢性呼吸衰竭;②血压增高,多见于颅脑外伤;③视乳头水肿,提示眼底静脉受压迫,多见于慢性颅压增高;④瞳孔改变,双侧大小不等、忽大忽小,形态不规则,提示即将发生脑疝;⑤前囟紧张或凸起。

(2)次要体征:呕吐、头痛、意识障碍、惊厥,使用甘露醇后明显好转。1 项主要体征,2 项次要体征,即可诊断。

问题七 热性惊厥患儿,进行腰椎穿刺术的指征是什么?

思路 大多数认为首次热性惊厥发作,且年龄小于 1 周岁,并有严重感染者,应进行腰椎穿刺以除外颅内感染可能。

问题八 惊厥持续时间的长短,对患儿预后有什么影响?

思路 以往认为如果发作持续超过 30min,或两次发作之间意识不清超过 30min,即为惊厥持续状态,又称惊厥性癫痫持续状态(convulsive status epilepticus,CSE),不能得到有效控制,其后果严重,将导致不可逆的脑损害,甚至因生命功能衰竭和严重并发症而死亡。而新近研究指出如果惊厥发作持续超过 5min,在没有止痉治疗的情况下很难自行缓解,因此现在更倾向于将 CSE 的定义缩短至 5min,以强调早期处理的重要性。

知识点 8

临证思维分析

辨证首分轻重,继辨病邪,再识痰、热、惊、风之偏重。发作次数少,持续时间短,醒后如常者,属轻证;发作次数多,持续时间较长,发作后神志不清,或有感觉、运动障碍者,属重证。外感风热者,伴风热表证,多见于 3 岁以下小儿,为热性惊厥;温热疫毒,好发于冬春,多有麻疹、流行性腮腺炎等传染病接触史及特征表现;暑热疫毒,好发于盛夏,易见邪炽气营表现,为流行性乙型脑炎;湿热疫毒,多见于夏秋,易阻滞肠腑,直中厥阴,出现神昏抽搐、大便异常,多见于中毒性痢疾;因于惊恐者,常有惊吓病史及惊惕不安、惊叫急啼、胆怯易惊等临床表现。痰盛则痰鸣神昏,有痰火、痰浊、痰热的区别;热重则壮热烦渴,有表热、里热区别;惊则惊惕不安,应找致惊之源;风盛则抽搐强直,有外风、内风的区别。

知识点 9

急惊风的治疗原则

从痰、热、风、惊四证辨析病因,故确立豁痰、清热、息风、镇惊为基本治则。豁痰有泻心涤痰、豁痰开窍之别;清热有解肌透表、苦寒泄热之异;治风有疏风和息风之不同;镇惊有平肝镇惊、养血安神之分。治疗中既要重视息风镇惊,又不可忽视原发病的处理,分清标本缓急,辨证结合辨病施治。

知识点 10

急惊风的中医辨证论治

临床分证	辨证要点	治法	代表方剂
外感风热	发热,神昏,抽搐;咽赤,脉浮数	疏风清热 息风镇惊	银翘散(《温病条辨》)
温热疫毒	高热不退,神昏,四肢抽搐,头痛呕吐;舌质红,苔黄	平肝息风 清心开窍	羚角钩藤汤(《重订通俗伤寒论》)
暑热疫毒	盛夏之季持续高热,神昏谵语,反复抽搐,头痛项强,呕吐	清热祛暑 开窍息风	清瘟败毒饮(《疫疹一得》)
湿热疫毒	夏秋季节;急起高热,反复惊厥;腹痛呕吐,黏液脓血便	清热化湿 解毒息风	黄连解毒汤(《肘后方》)合白头翁汤(《伤寒论》)
暴受惊恐	有受惊吓病史;惊惕不安,面色乍青乍白	镇惊安神 平肝息风	琥珀抱龙丸(《活幼心书》)合朱砂安神丸(《内外伤辨惑论》)

【临证要点】

1. 急惊风的治疗原则就是及时控制惊厥发作,维持生命功能,防治脑损伤,减少后遗症,积极寻找病因,针对病因治疗,并防止复发。

2. 重视 5min 的关键节点,为避免继发急性脑损伤与并发症,持续 5min 以上的惊厥应按照 CSE 处理原则进行抢救,注意控制颅压增高与脑水肿。

【诊疗流程】

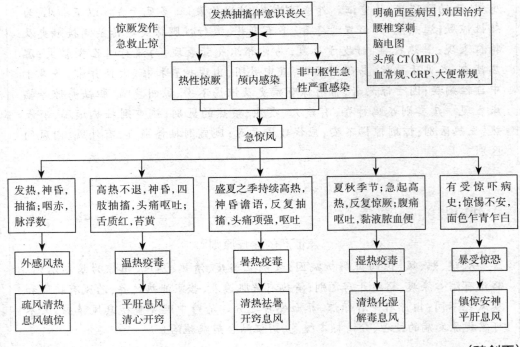

(魏剑平)

【复习思考题】

1. 何谓急惊风的"四证八候"？
2. 急惊风的辨证思路是什么？

第二节 急 性 中 毒

扫一扫
测一测

培训目标

1. 掌握急性中毒的诊断要点与处理原则。
2. 熟悉常见的具有诊断意义的中毒特征。
3. 了解常见毒物的特效解毒剂及其使用。

PPT 课件

　　毒性物质(药物、化学毒物、含毒动植物、特殊食物、动物螫咬)接触或进入人体后，产生有害的生物学反应与病理变化，破坏正常的生理功能，造成一过性或永久性的病理损害，甚至危及生命的过程称为中毒。由于小儿无知、好奇，并具喜爱吮吸、咀嚼物体的习惯，因而中毒成为儿科的常见急症，且多为急性中毒。好发于婴幼儿期至学龄前期。

　　小儿中毒的中医病因多为误食有毒食物、接触毒物、误用药物，虫兽毒蛇所伤，以及吸入有毒秽浊之气等。主要病机为毒物侵入体内，损伤正气，致脏腑功能受损，气血失调，津液输布受阻，甚则毒陷厥阴，阴阳离绝。病位可因中毒的原因、途径而不同，一般多见于肺胃，可累及心脑、肝肾等。病性初起多为实证，后期转为虚证或虚实夹杂证。

　　【典型案例】

　　患儿，男，2岁9个月。突发呕吐、烦躁来急诊就诊，家长诉约20min前突然出现呕吐，呕吐物为胃内容物，非喷射状，烦躁不安，口唇干燥，无发热、抽搐、腹痛腹泻。家长携带呕吐物，打开后可闻到有大蒜臭味，经追问家长表示家中有对硫磷存放于饮料瓶中，患儿可能存在误服。

　　患儿系足月顺产，G2P1，出生体重3 600g，否认窒息、产伤史，母乳喂养，生长发育正常，既往体健，按计划接种疫苗。

　　经初步信息采集分析，患儿可能存在误服毒物，应考虑急性中毒可能。

　　问题一　如果考虑患儿系有机磷中毒，其依据是什么？

　　思路　临床症见呕吐、烦躁、唇干，呕吐物呈大蒜臭味，符合有机磷中毒表现。且患儿具备误服条件。

　　问题二　下一步在查体中需重视哪些体征？

　　思路　有机磷中毒的特异性体征包括瞳孔缩小、流涎、大汗、肌颤，其他还应关注是否存在呼吸困难、肺部听诊啰音以及意识改变。

体格检查

T 37.0℃,P 144 次 /min,R 32 次 /min,BP 95/70mmHg,Wt 14.5kg。神志清晰,烦躁哭闹,周身大汗,皮肤红润,无皮疹与出血点,双侧瞳孔缩小,呈针尖样,口唇干燥,无发绀,心音有力,心律齐,双肺可闻及少量痰鸣与哮鸣;腹软无压痛,肝脾未触及,肠鸣音正常。双下肢不肿,肌张力正常。

 知识点 1

有机磷中毒的作用机制

有机磷进入人体后,磷酰基与胆碱酯酶结合,形成磷酰化胆碱酯酶,从而丧失分解乙酰胆碱能力,造成体内乙酰胆碱蓄积,与对应受体结合,出现系列症状、体征。

 知识点 2

有机磷中毒的临床表现

(1) 毒蕈碱样症状:抑制心血管、收缩平滑肌、增加汗腺分泌、收缩虹膜括约肌与睫状肌。

(2) 烟碱样症状:肌颤甚至挛缩、心率加快、血压升高,后期肌力减弱、麻痹、循环衰竭。

(3) 中枢神经症状:先过度兴奋(烦躁、谵妄),后抑制和衰竭(昏迷、呼吸中枢麻痹)。

问题三　根据患儿的临床表现,应做哪些应急处理?

思路　及时去除污染衣物被褥,清水反复冲洗污染部位;反复洗胃减少毒物吸收,并促进排泄;留取呕吐物、洗胃液标本,及时送检毒物鉴定,以明确中毒原因;监护、评估并稳定生命体征;完善常规检查(心电图、血常规、血生化指标、血胆碱酯酶活力测定)等。

 知识点 3

有机磷中毒洗胃操作的注意事项

(1) 中毒症状存在,未行洗胃者,均应彻底洗胃。重症保留胃管 2~5 天,间断洗胃,以彻底清除毒物。

(2) 洗胃液选择:温清水、0.9% NaCl 溶液或 1%~2% NaHCO$_3$ 溶液(敌百虫禁用)。

(3) 洗胃后可注入活性炭,以吸附毒物,可予硫酸钠或甘露醇导泻。

知识点 4

特异性检查血胆碱酯酶活力测定的临床意义

如胆碱酯酶活力降至正常值80%以下,即具有诊断意义。可根据此项检查结果评估中毒程度,也可作为解毒剂使用的参考指标。

病例补充
辅助检查

洗胃液毒物检测:检出对硫磷成分;心电图:窦性心动过速;血常规:白细胞计数轻度升高;血糖、电解质、肝肾功能正常;全血胆碱酯酶活力降至64%。

问题四　根据患儿病史、临床表现与实验室检查,可否做出诊断?

思路　患儿误服毒物情况,经毒物检测已经确诊,呈现典型有机磷中毒症状,特异性检查全血胆碱酯酶活力降低同时佐证了有机磷中毒诊断。

知识点 5

有机磷中毒的诊断标准

(1) 有机磷农药接触史,呼气、胃内容物、分泌物或体表可有特异性蒜臭味。

(2) 胆碱能神经兴奋表现,瞳孔缩小、肌束震颤、分泌增加(多汗、流涎、肺部啰音)等。

(3) 全血胆碱酯酶活力降低至70%以下。

(4) 毒物鉴定可帮助确诊。

问题五　如何评估患儿中毒程度?

思路　患儿表现为轻度毒蕈碱样症状,神志清醒,行动尚自如,重要脏器功能正常,内环境稳定,全血胆碱酯酶活力降至64%,应考虑为轻度中毒(对硫磷)。

知识点 6

有机磷中毒的分级标准

(1) 轻度中毒:表现为轻度毒蕈碱样症状和中枢神经系统症状,神志清醒,能自己行动;全血胆碱酯酶活力降至50%~70%。

(2) 中度中毒:出现肌束震颤、血压升高等烟碱样症状;全血胆碱酯酶活力降至30%~50%。

(3) 重度中毒:出现昏迷、抽搐、休克、肺水肿、脑水肿、呼吸循环衰竭等任一情况者;全血胆碱酯酶活力降至30%以下。

问题六　有机磷中毒的特效解毒药是什么？

思路　阿托品与胆碱酯酶复能剂(如解磷定)。

问题七　有机磷中毒的治疗原则是什么？

思路　治疗原则：①尽可能快速清除毒物：清洗污染部位、反复洗胃、导泻；②使用特效解毒物：阿托品与胆碱酯酶复能剂联合应用；③针对主要致死原因对症处理：保持气道通畅，必要时机械通气，以对抗肺水肿、呼吸衰竭，休克时应用血管活性药物，脑水肿应用脱水剂；④重症患者应早期使用血液净化。

知识点 7

阿托品使用注意事项

(1) 遵循早期、足量、反复、持续原则，直至"阿托品化"。

(2) 阿托品对烟碱样症状无效，中、重度中毒应联合应用胆碱酯酶复能剂。

(3) 达到阿托品化后，仍需维持用药 1~3 天，逐渐减少剂量，延长给药间隔至中毒症状消失，观察 12h 病情无反复，方可完全停药。如有复发，立即恢复用药。

(4) 警惕阿托品中毒，如出现则立即停药，以毛果芸香碱解毒。

阿托品化：瞳孔扩大、不再缩小，颜面潮红，皮肤干燥，口干，心率加快，肺部啰音明显减少或消失，轻度烦躁。

阿托品中毒：皮肤干燥潮红，瞳孔极度扩大，体温可以达到 40℃ 以上，出现神经兴奋症状(烦躁、谵妄、幻觉、抽搐)，抽搐时面部肌肉抽动、四肢肌肉痉挛、强直性惊厥。

知识点 8

小儿中毒中医辨证论治

临床分证	辨证要点	治法	代表方剂
毒蕴脾胃	①脘腹胀痛，恶心呕吐，腹泻或便秘；②舌红苔黄腻，脉弦数	和中解毒健脾和胃	甘草泻心汤(《伤寒论》)
毒犯肺肾	①咳嗽气急，不能平卧，尿少尿闭，尿血，浮肿；②舌红苔白，脉沉	清宣降浊祛邪解毒	陈氏四虎饮(《疫痧草》)
毒聚肝胆	①头晕目眩，恶心呕吐，胁胀痛，黄疸，甚至抽搐；②舌红苔黄微黑，脉弦数	清肝利胆祛邪解毒	龙胆泻肝汤(《医方集解》)
毒陷心脑	①谵语神昏，项背强直，角弓反张，抽搐；②舌红绛，无苔，脉数急，结代	清热解毒开窍醒脑	玳瑁郁金汤(《通俗伤寒论》)合玉枢丹(《百一选方》)

知识点 9

常见毒物的解毒剂及其剂量和用法

中毒种类	有效解毒剂	剂量、用法及注意点
有机磷化合物类（1605、1059、3911、敌百虫、敌敌畏、乐果、其他有机磷农药）	解磷定氯解磷定	每次 15~30mg/kg（成人 0.5g~1g/ 次），配成 2.5% 溶液静脉缓慢注射或静脉点滴，严重患儿 2h 后可重复注射，并与阿托品同时应用，至肌肉颤动停止、意识恢复；氯解磷定可作肌内注射
	双复磷	成人 0.25~0.75g/ 次，皮下、肌内或静脉注射均可；小儿酌减
	阿托品	严重中毒：首次剂量 0.05~0.1mg/kg，静脉注射，以后每次 0.05mg/kg，5~10min 1 次，至瞳孔开始散大，肺水肿消退，改为每次 0.02~0.03mg/kg，皮下注射，15~30min 1 次，至意识恢复改为每次 0.01~0.02mg/kg，30~60min 1 次。中度中毒，每次 0.03~0.05mg/kg，15~30min 1 次皮下注射，减量指征同上 轻度中毒每次 0.02~0.03mg/kg，口服或皮下注射，必要时重复。以上治疗均为瞳孔散后停药，严密观察 24~48h，必要时应再给药。同时合并应用碘解磷定比单用阿托品效果好，阿托品的剂量也可以减小
阿托品莨菪碱类曼陀罗颠茄	毛果芸香碱	每次 0.1mg/kg，皮下或肌注，15min 1 次 本药只能对抗阿托品类引起副交感神经作用，对中枢神经中毒症状无效，应加用短作用的巴比妥类药物，如戊巴比妥钠或异戊巴比妥等
	水杨酸毒扁豆碱	重症患儿用 0.02mg/kg 缓慢静脉注射，至少 2~3min；如不见效，2~5min 后再重复一次，一旦见效则停药。复发者缓慢减至最小用量，每 30~60min 1 次。能逆转阿托品类中毒引起的中枢神经系统及周围神经系统症状
烟碱、毛果芸香碱、新斯的明、毒扁豆碱、槟榔碱、毒蕈	碘解磷定、氯解磷定或双复磷	对烟碱、新斯的明、毒扁豆碱中毒有效，剂量同上
	阿托品	每次 0.03~0.05mg/kg 皮下注射，必要时 15~30min 1 次
氢氰酸及氰酸化合物（桃仁、杏仁、李仁、樱桃仁、枇杷仁、亚麻仁、木薯）	亚硝酸异戊酯	吸入剂用时压碎，每 1~2min 吸入 15~30s，反复吸入至硝酸钠注射为止
	亚甲蓝（美蓝）	1% 溶液每次 10mg/kg，静脉缓慢注射，注射时观察口唇，至口唇变黯紫色即停止注射
	亚硝酸钠	6~10mg/kg，配成 1% 溶液静脉注射，3~5min 注入，每次注射前要准备好肾上腺素，当血压急剧下降时应注射肾上腺素
	硫代硫酸钠	25% 溶液每次 0.25~0.5g/kg，静脉缓慢注射（10~15min 内注完）
		以上三种药物，最好先注射亚硝酸钠，继之注射硫代硫酸钠，或先注射亚甲蓝，继之注射硫代硫酸钠，重复时剂量减半，注意血压下降时应注射肾上腺素

续表

中毒种类	有效解毒剂	剂量、用法及注意点
一氧化碳(煤气)	氧气	100% 氧气吸入,高压氧舱
铅、锰、铀、镭、钡、钴、铁、硒、镉、铜、铬、汞	依地酸二钠钙(Ca-Na$_2$-EDTA)	每日 1~1.5g/m^2,分为每 12h 1 次,肌注,共 5 天
	喷替酸钙钠(diethylenetriamine pentaacetic acid,DTPA)	每次 15~30mg/kg,配成 10%~25% 溶液肌注,或以生理盐水稀释成 0.2%~0.5% 溶液静脉点滴,每日 2 次,3 日为一疗程,间隔 3 日再用第二疗程
	去铁胺	15mg/(kg·h),每天总量不超过 6g
	青霉胺	治疗慢性铅、汞中毒 100mg/(kg·d),分 4 次口服,5~7 天为一疗程
高铁血红蛋白血症(亚硝酸盐、苯胺、非那西丁、硝基苯、安替比林、氯酸盐类、磺胺类等)	亚甲蓝	每次 1~2mg/kg,配成 1% 溶液,静脉注射,或每次 2~3mg/kg,口服,若症状不消失或重现,0.5~1h 后可再重复
	维生素 C	每日 500~1 000mg 加在 5%~10% 葡萄糖溶液内静脉点滴,或每日口服 1~2g(作用比亚甲蓝慢)
氟乙酰胺	乙酰胺	0.1~0.3g/(kg·d),分 2~4 次肌注,可连续注射 5~7 日,危重病例第 1 次可注射 0.2g/kg,与解痉药和半胱氨酸合用,效果更好
四氯化碳、草酸盐	葡萄糖酸钙	10% 溶液 10~20ml 加等量的 5%~25% 葡萄糖溶液静脉缓慢注射
氟化物	氯化钙	3% 溶液 10~20ml 加等量的 5%~25% 葡萄糖溶液静脉缓慢注射
麻醉剂和镇静剂(阿片、吗啡、可待因、哌替啶、美沙酮、水合氯醛、苯巴比妥、巴比妥钠、异戊巴比妥、司可巴比妥、硫喷妥钠)	纳洛酮	每次 0.01mg/kg,静脉注射,如无效增加至 0.1mg/kg,可重复应用;可静滴维持
	烯丙吗啡	每次 0.1mg/kg,静脉皮下或肌内注射,需要时隔 10~15min 再注射 1 次
氯丙嗪　奋乃静	苯海拉明	每次 1~2mg/kg,口服或肌内注射,只对抗肌肉震颤
苯丙胺(安非他明)	氯丙嗪	每次 0.5~1mg/kg,6h 1 次,若已用巴比妥类,剂量应减少
异烟肼中毒	维生素 B$_6$	剂量等于异烟肼用量
鼠药(敌鼠)	维生素 K$_1$	10mg/kg 肌注,每天 2~3 次
β - 阻滞剂或钙通道阻滞剂中毒	高血糖素	首剂 0.15mg/kg 静脉应用,以 0.05~0.01mg/(kg·h) 静滴维持

续表

中毒种类	有效解毒剂	剂量、用法及注意点
阿司匹林	乙酰唑胺	每次 5mg/kg，口服或肌注，必要时 24h 内可重复 2~3 次
	碳酸氢钠	纠正脱水后若仍有严重酸中毒，可用 5% 碳酸氢钠溶液每次 6ml/kg，静脉滴入，以后必要时可重复 1 次，治疗开始后每半小时查尿一次，使尿保持为碱性，若变为酸性时，应静脉滴入 1.4% 碳酸氢钠溶液 10ml/kg
	乳酸钠	用 1/6mol 浓度的乳酸钠溶液代替上述 1.4% 碳酸氢钠溶液亦可，但效果不如碳酸氢钠
	维生素 K_1	20~50mg 肌内注射，预防出血
肉毒中毒	多价抗肉毒血清	1 万 ~5 万单位肌注
河豚中毒	半胱氨酸	成人剂量为 0.1~0.2g 肌注，每天 2 次，儿童酌情减量

【临证要点】

1. 对于突然起病，病史不明，症状和体征不能用一种疾病解释的患儿，集体同时或先后发病，症状相似的患儿，临床应高度怀疑是否有中毒的可能。

2. 详细询问发病经过，病前饮食种类，生活环境，活动范围，家中是否备有药物及毒物，家长职业，同伴同学是否有相同症状等。有明确中毒史者尽可能详细询问毒物的名称、剂量、摄入的途径及准确的时间，中毒发生的现场及初步解救措施等。

3. 体格检查时除关注患者生命体征外，应注意有重要意义的中毒特征。如呼出气、呕吐物是否有特殊味道；呼吸状态和心律改变；出汗情况；口唇、甲床是否发绀或呈特异色；皮肤色泽，皮肤黏膜有无出血；瞳孔、神经反射及意识状态变化。还应注意衣服和是否留有毒物，以提供诊断线索。

4. 注意患儿皮肤、衣物、周围是否有致毒物品；保留患儿饮食、用具以备检查；仔细查找呕吐物、粪便、胃液中有无毒物残渣；采集呕吐物、血、尿、便、洗胃液等标本送毒物鉴定，以便确定中毒物。

【诊疗流程】

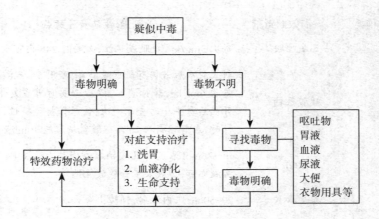

（魏剑平）

【复习思考题】

简述有机磷中毒的作用机制。

第三节　休　　克

培训目标

1. 掌握休克的定义、诊断要点与处理原则。
2. 熟悉休克的病因、分类及发病机制。

休克（shock）指机体受到各种有害因子作用，引起重要生命器官微循环灌注流量不足、从而导致组织细胞缺血缺氧、代谢紊乱、是脏器功能障碍与结构损害的复杂病理过程。常常发生在原发病基础上，表现为面色苍白、皮肤苍白或发花、四肢厥冷、血压下降、尿量减少、烦躁悸动或神志不清、脉微欲绝等一系列的临床综合征象，是常见的危急重症。因其病情凶险，发展迅速，所以需要尽早发现、尽早治疗、并进行积极有效的干预。

引发休克的原因很多，根据病因可以分为感染性休克、过敏性休克、低血容量性休克、心源性休克、神经源性休克等。其发病机制各不相同，但各类休克发生的共同病理生理基础，却都是有效循环血量的减少，所以血容量减少、心输出量降低以及微循环障碍成为影响有效循环的三个基本因素。大量失血失液，血容量减少引发的休克称为低血容量性休克；心肌梗死、心肌炎、严重心律失常等疾病，心脏泵血功能失常导致心输出量降低引发的休克称为心源性休克；感染性休克、过敏性休克、神经源性休克等的发生，微循环障碍、血液分布异常是主要原因，因此又称为血液分布异常性休克。

休克的临床症状与中医厥证、脱证相近似。感染性休克辨证多属热厥证,因热毒为患,实证者多,以通身大热,四肢独冷为主症,失液失血性休克多属阴脱证。因素体虚弱,或素患热病,正不胜邪,邪从寒化所致,症见体温不升,身寒面青,四肢逆冷,脉沉迟。

【典型案例】

患儿,男,14 岁。主诉"腹痛、呕吐 2 天,加重伴发热 1 天"。就诊前 2 天饱食后运动,继而出现腹痛,呕吐,呕吐物为胃内容物,呕吐后腹痛不减反增,腹痛持续加重,呈持续性,喜温拒按,无腹泻。1 天前开始出现发热,伴恶寒,体温渐升至 39℃ 以上,服用解热镇痛药后略有减低,2~3h 后又复升高,仍有恶心,因只进食少量流质,故未呕吐,精神渐萎靡,尿量减少,大便正常。

发育正常,既往体健,否认不洁饮食,学校与家庭无类似发病。

初步信息采集分析,主症高热、持续加重腹痛,急腹症诊断优先考虑。

问题一 患者精神萎靡提示些什么?

思路 患者呕吐、入量明显不足,并有精神萎靡、尿量减少,考虑存在一定程度的脱水,但不能除外感染性休克可能,需要完善查体与实验室、影像学检查,寻找证据,明确诊断。

问题二 在疑似诊断急腹症患者的体格检查中的注意事项。

思路 阑尾炎是儿童时期发病率较高的疾病,腹部触诊应着重检查疼痛部位,有无压痛、反跳痛及肌紧张。

体格检查

T 39.9℃,P 136 次 /min,R 30 次 /min,BP 75/50mmHg,身高 170cm,Wt 53kg。营养一般,发育中等,精神萎靡,皮肤弹性欠佳,无皮疹,面色苍灰,四肢皮肤苍白,手足不温,呼吸略急促,无鼻翼扇动,口周轻度发绀,咽不红,颈软无抵抗,颈动脉搏动正常,心音可,律齐,双肺呼吸音稍粗,腹壁紧张,略胀,无肠形、包块,右下腹明显压痛,反跳痛(+),肝脾未触及,肠鸣音减弱,双下肢不肿,甲床略显青紫,末梢循环再充盈时间(CRT)3.5s,桡动脉搏动减弱,肌张力正常,病理反射未引出。

问题三 根据体格检查结果,进一步分析病情。

思路 腹部触诊阳性体征明显,麦氏征(+),符合急腹症——阑尾炎诊断思路。此外,患者精神萎靡,心率增快,血压降低,外周动脉搏动减弱,口周、甲床发绀,皮肤苍白,手足不温,CRT 延长,尿量减少,提示腹腔感染合并感染性休克。

📋 **知识点 1**

感染性休克(脓毒性休克)的诊断标准

(1)代偿期(早期):临床表现符合下列 6 项中 3 项:①意识改变:烦躁不安或萎靡,表情淡漠,意识模糊甚至昏迷、惊厥;②皮肤改变:面色苍白发灰,唇周、指、趾发绀,皮肤发花,四肢凉。如有面色潮红,四肢温暖皮肤干燥为暖休克;③心率脉搏改变:周围动脉搏动减弱,心率、脉搏快;④CRT≥3s,除外环境温度的影响;

⑤少尿：尿量 <1ml/（kg·d）；⑥代谢性酸中毒，除外其他缺血缺氧及代谢因素。

（2）失代偿期（晚期）：代偿期临床表现进一步加重，血压下降。收缩压 < 该年龄组第 5 百分位或 < 该年龄组正常值 2 个标准差以下。1~12 个月 <70mmHg，1~10 岁 <70mmHg+［年龄（岁）×2］，10 岁以上 <90mmHg。

知识点 2

感染性休克的临床分型

（1）暖休克：高动力性休克早期，可有意识改变，尿量减少或代谢性酸中毒，但面色潮红，四肢温暖，脉搏无明显减弱，CRT 无明显延长，可很快转变为冷休克，如出现心率增快、血压下降、过度通气、中心静脉压高、心输出量低为失代偿表现。

（2）冷休克：低动力性休克，皮肤苍白发花，四肢凉，脉搏快细弱，CRT 延长，儿科冷休克多见。

问题四　诊断成立，根据患儿的临床表现，应做哪些应急处理？

思路　感染性休克为危急重症，立即给予面罩吸氧、建立 2 条静脉通路，一条液路用于液体复苏抗休克，另一条液路用于其他用药的及时输入。

知识点 3

感染性休克液体复苏的步骤

（1）第 1 小时快速输液常用 0.9%NaCl 溶液，20ml/kg，10~20min 内输入。评估心率、脉搏、血压、CRT、尿量等循环恢复情况，无明显改善，可予第 2、3 剂，均为 10~20ml/kg，总量可达 40~60ml/（kg·h）。同时密切观察心肺承受能力。

（2）继续和维持输液：继续输液用 1/2~2/3 张液体 5~10ml/（kg·h），6~8h 内输入；维持输液用 1/3 张液体 2~4ml/（kg·h），24h 内输入。24h 后根据病情调整方案。

知识点 4

感染性休克的液体复苏原则

（1）低血容量休克的最初液体复苏以等渗晶体液或白蛋白开始，首次 20ml/kg，5~10min 内输入。

（2）不建议使用羟乙基淀粉。

（3）初始复苏第 1 小时内可以给予 40~60ml/kg 的液量或更多，明显肝脏肿大、肺部啰音时需暂停液体复苏，进行强心治疗。

（4）对严重溶血性贫血但无低血压的患儿，复苏前先予输血治疗。

问题五　应进行哪些辅助检查？

思路　针对原发疾病腹腔感染,进行影像学检查腹部 B 超以明确病位,血常规 + CRP 评估感染程度,血培养 + 药敏明确致病菌,指导抗生素合理使用。此外查动脉血气分析、乳酸浓度、血生化检查评估疾病严重程度,了解电解质、酸碱平衡、内环境情况,进而确证微循环障碍存在,并除外相关疾病。心电图与胸部 X 线检查以明确心肺状况。

问题六　为指导治疗、判定预后提供依据,需要监护哪些指标？

思路　必要的监护指标包括神志、心率、脉搏、呼吸、血压、中心静脉压、心输出量、血气分析、血红蛋白浓度、尿量、血乳酸含量等。

📋 知识点 5

监测指标的临床意义

(1) 中心静脉压(CVP),有助于鉴别心功能不全或血容量不足所致的休克,对决定输液的质量、速度以及是否需要强心剂提供依据。

(2) 中心静脉血氧饱和度($SCVO_2$)或混合静脉血氧饱和度(SVO_2),反映氧输送和组织氧代谢的重要参考指标,循环功能正常时,$SCVO_2$75%~85%,感染性休克 $SCVO_2$ 降低,表示组织灌注不良。6h 内使患者 $SCVO_2$ 或 SVO_2≥70%,可提高抢救成活率。

(3) 尿量反映休克时肾脏毛细血管的灌注量。

(4) 血气分析中各项指标与休克的严重程度与预后评估有密切关系,也是纠正酸中毒的重要依据。

(5) 血乳酸、心肌酶是反映组织缺血缺氧及脏器损伤程度的指标。

病例补充

辅助检查

腹部 B 超证实腹腔感染化脓性阑尾炎诊断;白细胞计数、中性粒细胞比例、CRP 均有较大幅度升高,提示感染的严重程度;血气分析显示有低氧血症与代谢性酸中毒,乳酸升高符合感染性休克诊断。

问题七　在不具备监护系统设备时,关注哪些指标可以判断休克严重程度以及预后？

思路　体温的急剧变化:超过 40℃或体温不升,中心、周围温度差大于 3℃;神志改变:排除中枢神经系统疾病,具有淡漠、烦躁或昏迷;血压较平时下降超过 30mmHg;尿量减少或无尿;水肿,伴有血红蛋白浓度下降;呼吸急促,伴有低氧血症与代谢性酸中毒;血乳酸浓度升高;血糖急剧升高;中性粒细胞降低;血小板进行性下降。

问题八　感染性休克早期的治疗重点是什么？

思路　感染性休克早期的矛盾是有效循环血量不足和组织血液灌注不良,所以应首先通过输液纠正低血容量,再用升压药维持灌注,如仍存在灌注不足,则需加用强心药物增加组织血液灌注。

知识点 6

早期目标导向性治疗（early goal-directed therapy，EGDT）

诊断感染性休克后的最初 6h 黄金时段,输注足量液体、红细胞和正性肌力药物,恢复组织器官灌注,使 CVP 正常及 $SCVO_2$（或 SVO_2）$\geq 70\%$。分三步:①持续补液,提高 CVP 达到 8~12mmHg,有机械通气、心室顺应性降低或腹内压高者,CVP 达到 12~15mmHg;②充分液体复苏后仍有低血压,给予升压药,使平均动脉压达到正常值,并继续补液至 CVP 达标;③评估 $SCVO_2$ 是否达标 70%,未达标且 HCT<30%,输入红细胞使 HCT>30%,如 $SCVO_2$ 仍未达标,则使用正性肌力药物。

问题九 感染性休克常用的治疗措施包括哪几方面?

思路 对感染性休克的治疗应以减轻细胞损害,纠正代谢紊乱。维护重要器官功能为重点。包括:液体复苏、纠正酸中毒、使用血管活性药物、控制感染、肾上腺皮质激素的应用、维持气道通畅、纠正凝血功能障碍、使用免疫制剂、使用脱水剂、治疗应激性溃疡、控制血糖、体外膜肺（extracorporeal membrane oxygenation，ECMO）、多系统器官功能衰竭的防治、营养支持疗法。

问题十 可以选用哪些血管活性药物?

思路 根据具体情况可选用去甲肾上腺素、多巴酚丁胺、多巴胺、氨力农和米力农、酚妥拉明、抗胆碱类药物。

问题十一 本病急救后,如何进行中医辨证论治?

思路 本病为危急之候,当注重中西医结合积极抢救。临证时当须把握病机,辨清虚实寒热,在急救治标之后,还当按病情进一步辨证治疗原发病。

知识点 7

小儿厥证、脱证辨证思路

儿科厥证、脱证二证各具特征。厥证有寒热之殊,虚实之别。脱证由于精、津、液外泄,气血阴阳急骤耗损而成,纯属虚证。急病或重病患者,猝然大汗不止,或汗出如油,声短息微,精神疲惫不堪,脉微细欲绝,或脉大无力,舌卷少津,为阴阳将脱之危象。其因失血所致者属血脱;失津所致者属津脱;失液所致者属液脱;三者统称"阴脱证"。以阳气耗损为主者为阳脱证。人体阴阳可互相转化,阴损及阳,阳损及阴,皆可成"阴阳俱脱证"。厥证亦可转化为脱证,又可与脱证同时并见,合称厥脱证。

知识点 8

休克辨证治疗

临床分证		辨证要点	治法	代表方剂
厥证	热毒内闭	①高热,烦躁,精神萎靡,神志昏迷、抽搐;②面色苍白,手足厥冷,小便短赤,大便秘结;③舌红,苔黄燥,脉细数	清热解毒通腑开窍	清瘟败毒饮(《疫疹一得》)合小承气汤(《伤寒论》)
	气阴亏虚	①神志不清,面色苍白,呼吸促而弱;②皮肤干燥,尿少口干,四肢厥冷,唇舌干绛;③苔少而干,脉细数无力	益气养阴救逆固脱	生脉散(《医学启源》)
	寒中三阴	①无传经实热,即有畏寒,四肢厥逆;②腹痛腹泻,战栗不渴,唇青面白;③脉沉无力	温中散寒回阳救逆	回阳救急汤(《伤寒六书》)
脱证	心阳虚衰	①心悸怔忡,胸闷不舒;②面色苍白,大汗淋漓,四肢厥冷,口唇紫绀,呼吸浅促;③舌淡,苔薄白,脉微欲绝	益气回阳救逆固脱	桂枝甘草龙骨牡蛎汤(《伤寒论》)
	阴竭阳脱	①神志不清,面色青灰,皮肤紫花、瘀斑、湿冷,四肢冰凉过肘膝;②汗出如油,呼吸不整,体温不升,唇紫发青;③苔白滑,脉微欲绝,指纹淡隐	益气回阳救逆固脱	参附龙牡救逆汤(验方)

【临证要点】

1. 感染患者出现原发病不易解释的非特异性症状、体征时,应引起高度重视,包括心动过速、突然烦躁或哭闹、表情紧张、呼吸加快、脏器低灌注等,应警惕感染性休克发生。

2. 及早识别周围循环灌注不良表现有利于感染性休克的早期诊断,为有效治疗创造良好条件。

3. 密切观察监护指标,不断评估病情变化,及时调整治疗方案。

4. 治疗中平衡大量补充液体与心肺承受能力之间的矛盾。

【诊疗流程】

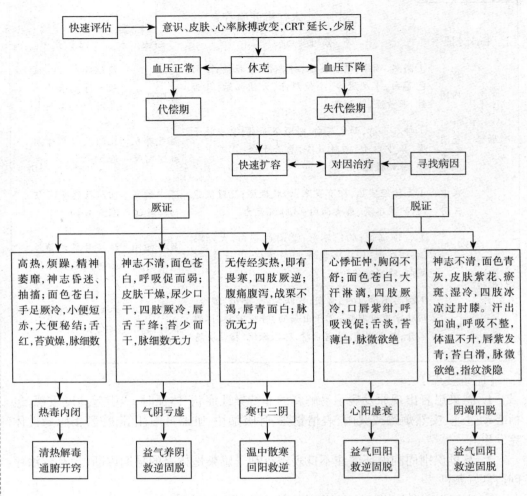

(魏剑平)

【复习思考题】

简述休克早期目标导向性治疗的内容。

第四节　急性心力衰竭

培训目标

1. 掌握急性心力衰竭的定义、临床表现、诊断要点及治疗。

2. 熟悉急性心力衰竭的病因病机、西医治疗原则。

3. 了解急性心力衰竭的发病特点、预后和调护。

急性心力衰竭指急性的心脏病变引起心脏收缩力明显降低或心室负荷加重而导致急性心排血量显著、急剧的降低,体循环或肺循环压力突然增高,导致组织器官灌注不足和急性肺淤血的一组临床综合征。小儿以充血性心力衰竭多见,以昏厥、急性肺水肿和心脏骤停为主要临床表现,病情凶险,需立即进行抢救。

本病属于中医学"心阳暴脱证"的范畴。由心气虚、心阳虚发展而来,多在心阳虚的基础上,突发心之阳气脱失,宗气大泄而出现阳气欲绝,神无所主的危候,以突然冷汗淋漓,四肢厥冷,呼吸微弱,心悸怔忡,神志模糊、昏迷、面色苍白,脉微欲绝等为常见症的危重证候。

【典型案例】

患儿,男,9个月18天,2018年12月17日就诊。

因"咳嗽5天、吃奶困难、呼吸急促2天"入院。患儿5天前出现咳嗽,日夜均咳,呈阵发性非痉挛性咳嗽,家长自予小儿肺咳颗粒口服,后咳嗽较前稍缓解。2天前患儿出现吮乳困难,吮奶时气促、多汗,呼吸急促,哭声低弱,突然烦躁不安,无发热及吐泻,小便量少,大便尚可。患儿既往无先天性心脏病史,无食物及药物过敏史。

体格检查

T 36.5℃,P 160次/min,R 70次/min,精神烦躁,面色苍白,呼吸急促,口唇发绀,鼻翼扇动及三凹征,颈静脉怒张,咽腔稍红,双肺可闻及干湿性啰音。心界稍向左下扩大,心率160次/min,心律齐,心音低钝,未闻及杂音。腹软,肝肋下3cm,质软边锐,脾肋下未及。神经系统查体未见异常。舌质淡润,脉微欲绝,指纹青紫达命关。

辅助检查

入院前门诊查血常规示:WBC $12×10^9$/L,N 71%,L 22%,PLT $180×10^9$/L。胸部X线:心影多呈普遍性扩大,搏动减弱,肺纹理增多,肺门或肺门附近阴影增加,肺部淤血。

问题一 本患儿初步西医诊断是什么?诊断依据是什么?

思路 本患儿咳嗽突然出现烦躁不安,吮乳困难,哭声低微,呼吸急促,心率增快,安静时心率160次/min,不能用发热或缺氧解释;呼吸快速、表浅,频率达70次/min,肝脏增大,达肋下3cm。故初步诊断为小儿急性心力衰竭。

问题二 根据本患儿情况,需要与哪些疾病鉴别?

思路 本患儿西医诊断应与慢性心力衰竭、年长儿心力衰竭相鉴别。

知识点 1

急性心力衰竭与慢性心力衰竭的鉴别

鉴别点	急性心力衰竭	慢性心力衰竭
病理机制	心功能障碍和循环淤血	由于心肌病、血流动力学负荷过重等引起的心肌损伤,造成心肌结构和功能的变化,最后导致心室泵血和充盈功能降低
临床表现及体征	心脏扩大,心动过速、第一心音低钝;呼吸急促,咳嗽,肺部啰音;肝大、颈静脉怒张、水肿等	呼吸困难、运动耐量减低,腹胀、腹部钝痛,便秘、肝大、水肿、胸腔积液等

知识点 2

年长儿心力衰竭与婴幼儿心力衰竭的鉴别

鉴别点	年长儿心力衰竭	婴幼儿心力衰竭
典型症状	乏力,食欲缺乏、活动后气急咳嗽;安静时心率增快、呼吸浅表、增速;颈静脉怒张;肝大;尿少,浮肿;奔马律	呼吸快速、表浅、频率可达 50~100 次/min,喂养困难,体重增长缓慢,烦躁多汗,哭声低弱,肺部可闻及干啰音或哮鸣音

问题三　为进一步明确诊断以及治疗,本患儿需要进行哪些辅助检查?

思路　需要完善心电图,超声心动图、血气分析、肝肾功能及心肌酶谱等检查。

病例补充

患儿入院后完善的相关辅助检查结果示:

1. 心电图　窦性心动过速;
2. 超声心动图　心脏扩大,左室射血分数 40%;
3. 心肌酶谱　CK200IU/L,CK-MB40IU/L;
4. BNP　500pg/ml;
5. 肝肾功能　AST45U/L,ALT55U/L,LDH180U/L,BUN8.8mmol/L,Scr:70μmol/L。

问题四　目前患儿的西医诊断是什么? 其诊断依据是什么?

思路　根据患儿临床表现、体征,结合超声心动图提示心脏扩大,左室射血分数 40% 以及 CK-MB、BNP 升高,目前明确诊断为急性心力衰竭。

知识点 3

不同时期患儿心衰的病因

胎儿	严重贫血、室上性心动过速、室性心动过速、完全性心脏传导阻滞等
早产的新生儿	液体负荷过重、动脉导管未闭、室间隔缺损、肺源性心脏病(支气管肺发育不良)高血压等
足月新生儿	窒息性心肌病、动静脉畸形、室上性心动过速、川崎病、病毒性心肌炎等
儿童 - 青少年	风湿热、急性高血压(肾小球肾炎)、病毒性心肌炎、心肌病(肥厚性、扩张性)等

知识点 4

小儿急性心力衰竭的临床表现

急性心力衰竭患儿的典型临床表现可分为三方面:

(1) 心肌功能障碍:①心脏扩大;②心动过速;③第一心音低钝;④末梢循环灌注不良。

(2) 肺循环淤血:①呼吸急促;②肺部啰音;③咳嗽。

(3) 体循环淤血:①肝脏肿大;②颈静脉怒张;③水肿。

知识点 5

心力衰竭的类型

按起病的缓急	急性心衰和慢性心衰
按心脏受累的部位	左心衰竭、右心衰竭和全心衰竭
根据心排血量属绝对降低或相对不足	低排血量型心衰和高排血量型心衰
按心衰时心肌收缩和舒张功能的改变	收缩性心衰和舒张性心衰

知识点 6

心力衰竭的程度

Ⅰ级	患儿体力活动不受限制
Ⅱ级	患儿体力活动轻度受限;休息时无任何不适,但一般活动时出现症状如疲乏、心悸、呼吸困难
Ⅲ级	患儿体力活动明显受限;轻劳动时即有症状
Ⅳ级	在休息状态亦有症状,完全丧失劳动力

注:上述心功能分级对婴儿不适用。

问题五　该患儿治疗原则是什么?

思路

1. 一般对症治疗　吸氧;保持安静;保持呼吸道畅通,超声雾化吸入,痰多者应及时吸出,勤换体位,多翻身,以利排痰;鼻导管吸氧。

2. 原发病治疗　抗生素的应用。

3. 针对心力衰竭的治疗　镇静、强心、利尿、扩血管药物,改善心功能。

知识点 7

急性心力衰竭治疗方案

心力衰竭的治疗除对病因予以可能的积极治疗外,原则上应围绕减轻前、后负荷,加强心肌收缩力及减慢心率等主要环节,以维持、改善心脏泵功能。

(1)一般治疗

1)镇静,吸氧。

2)饮食:应少量多次进食,必要时鼻饲。保证一定热量。

3)体位:为减少回心血量,减轻心脏负荷,可将床头抬高15°~30°,经常翻身和变动体位,减轻肺淤血。

4)限制液体入量:每日总液体入量宜控制在75ml/kg以下,以10%葡萄糖液为主,并可根据生理需要及血液中电解质浓度调整输入液体的电解质量。心力衰竭患者伴有酸中毒时应给予碱性药物纠正。

5) 保持呼吸道通畅：吸痰、雾化吸入。

（2）洋地黄类药物：洋地黄有增强心肌收缩力，增加心输出量，减慢心率及减慢心脏传导的作用。地高辛为小儿时期常用的洋地黄制剂，既可口服，又能静脉注射，作用时间及排泄速度均较快，疗效出现在中毒之前，剂量容易调节。

1) 剂量及用法：小儿心力衰竭多急而重，故多采用首先达到洋地黄化量的方法，然后根据病情需要继续用维持量。

2) 洋地黄化法：能口服的患者，开始给予口服地高辛，首次给洋地黄化总量的 1/3 或 1/2，余量分为 2 次，每隔 6~8h 给予。对于轻度慢性心力衰竭者，多采用地高辛维持量法治疗。

3) 维持量：洋地黄化后 12h 可开始给予维持量，其剂量为 1/5~1/4 洋地黄化总量，每日分为 2 次给予。维持量使用时间长短视病情而定。小儿血清地高辛的有效浓度为 1~3ng/ml，一般以 2ng/ml 左右为宜。

4) 洋地黄毒性反应：心力衰竭越重，则治疗量和中毒量越接近，故易发生中毒。在肝肾功能障碍，电解质紊乱如低血钾、高血钙及心肌炎等病理状态下易发生洋地黄中毒。小儿洋地黄中毒最常见的表现为心律失常，如室性期前收缩、房室传导阻滞、窦房阻滞以及阵发性心动过速等；其次为恶心、呕吐等胃肠道症状；神经系统症状如头晕、嗜睡及色视等较少见。婴儿时期洋地黄中毒临床症状不明显，应在用药过程中密切观察。一旦发现有窦性心动过缓，而又无其他原因能解释时，多是洋地黄过量的先兆。心电图监测及地高辛血浓度测定对早期发现及诊断有重要意义。

知识点 8

常用洋地黄类药物的用量及用法

药物名称	给药方法	洋地黄化总量（mg/kg）	每日维持量	显效时间	效力最大时间	中毒作用消失时间	效力完全消失时间
地高辛	口服 静注	<2 岁 0.05~0.06 >2 岁 0.03~0.05 （总量≤1.5mg） 口服量的 1/2~2/3	1/5 洋地黄化量，分 2 次	2h 10min	4~8h 1~2h	1~2 天	4~7 天
毛花苷丙（西地兰）	静注	<2 岁 0.03~0.04 >2 岁 0.02~0.03		15~30min	1~2h	1 天	2~4 天

知识点 9

洋地黄中毒的处理

洋地黄中毒一旦确诊，应立即停用洋地黄及利尿剂，及时补充钾盐。小剂量钾盐能控制洋地黄引起的室性期前收缩和阵发性心动过速,但每日总量不超过3mmol/kg,静脉滴注时用10%葡萄糖稀释为0.3%浓度。肾功能不全及合并房室传导阻滞时忌静脉用钾盐。

问题六 本患儿初步的中医诊断是什么?其诊断依据是什么?

思路 本患儿中医初步诊断为"心阳暴脱证"。诊断依据为:本患儿见面色苍白,口唇发绀,突然冷汗淋漓,四肢厥冷,呼吸微弱,心悸怔忡,神志模糊、昏迷,面色苍白,脉微欲绝。

 知识点 10

心阳暴脱证的临床表现

心阳暴脱指暴病伤阳,或心阳虚进一步发展,迁延日久,心阳严重损伤而致极度衰竭,阳气暴脱而亡失,心神重创,不能安泰固守于内而外越,则引起心阳暴脱的病机。临床以呼吸困难,干咳或咯血,多汗,心悸,乏力尿少,下肢水肿,乏力,面唇青灰或紫绀,甚则心悸不止,四肢厥冷为主要表现。

 知识点 11

临证思维分析

心阳暴脱证是由心气虚、心阳虚发展而来,临床辨证时应注意三者的内在联系和区别。心气虚、心阳虚、心阳暴脱证三者均可见心悸怔忡,胸闷气短,活动后加重,自汗。心气虚临床主要表现为面色淡白或㿠白,舌淡苔白,脉虚。心阳虚主要表现为畏寒肢冷,心痛,面色㿠白或晦黯,舌淡胖苔白滑,脉微细。心阳暴脱临床主要表现为突然冷汗淋漓,四肢厥冷,呼吸微弱,面色苍白,口唇青紫,神志模糊,或昏迷,舌质淡润,脉微欲绝,或浮数而空。

 知识点 12

急性心力衰竭辨证论治

临床分证	辨证要点	治法	代表方剂
心阳虚	①心气虚证;②形寒肢冷;③胸痛	温补心阳 通脉益气	桂枝甘草龙骨牡蛎汤(《伤寒论》)
心阳暴脱	①心阳虚证;②四肢厥逆;③冷汗淋漓;④息微气短;⑤心悸怔忡;⑥舌质淡润;⑦脉微欲绝或浮数而空	回阳救逆 益气固脱	参附龙牡救逆汤(验方)

知识点 13

中 医 外 治

艾灸:主灸关元、神阙,艾炷灸,并配合针刺关元、气海、足三里行补法,留针10min。可按揉心俞、厥阴俞、膈俞、内关,均取双穴,每穴按揉50次,揉力以患者感到酸胀,且能耐受为度。

 知识点 14

小儿急性心力衰竭预后

心力衰竭在儿科危重症中较常见。预后与患儿的病因及基础疾病明确相关。因肺炎引起的心力衰竭患儿,经治疗后,预后较好。若存在先天性心脏病、营养不良、肌无力等疾病,易反复心力衰竭,病死率较高,应提高警惕。若突然发展成急性心力衰竭,短时间内可致死亡。对于心力衰竭早期患儿,及时进行干预,可延缓心衰进程,改善预后。

【临证要点】

1. 小儿急性心力衰竭为儿科急症,应及时治疗;

2. 急性心力衰竭属于中医学"心阳暴脱"的范畴,是由心阳虚发展而来,中医治疗以回阳救逆、益气固脱为主要治疗原则;

3. 西医以积极消除病因及诱因,改善血流动力学,减轻心脏前后负荷,增强心肌收缩力为原则。临床诊疗中应以西医治疗为主,尽快减轻患儿心衰症状。

【诊疗流程】

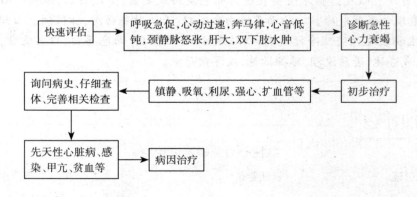

（尚莉丽）

扫一扫
测一测

 【复习思考题】

治疗儿童急性心力衰竭时应用正性肌力药物应注意什么问题?

第五节　急性呼吸衰竭

 培训目标

1. 掌握急性呼吸衰竭的定义、类型、临床表现及诊断要点。
2. 熟悉急性呼吸衰竭的病因、病理生理和治疗原则。
3. 了解急性呼吸衰竭的预防调护。

急性呼吸衰竭是小儿时期常见的危重症之一,因各种原因导致的呼吸功能异常,使肺不能满足机体代谢的气体交换需要,引起动脉血氧下降和/或二氧化碳潴留为特征的一种病理生理过程或临床综合征。临床主要表现为呼吸困难,呼吸的频率、节律改变,面唇青紫或灰白,呼吸音减弱或消失,或有呻吟样呼吸,神志恍惚,抽搐昏迷,甚至发生喘脱等表现。急性呼吸衰竭依据动脉血气分析分为Ⅰ型呼吸衰竭和Ⅱ型呼吸衰竭;依据原发病分为中枢性呼吸衰竭和周围性呼吸衰竭;依呼吸功能异常分为通气功能衰竭和换气功能衰竭。急性呼吸衰竭有明确的病理生理含义,除了相应的临床症状外,尚需结合动脉血气分析做出诊断。正常人动脉血氧分压(PaO_2)为 11.3~14.0kPa(85~105mmHg),二氧化碳分压($PaCO_2$)为 4.7~6.0kPa(35~45mmHg),pH7.35~7.45。若 PaO_2 低于 10.6kPa(80mmHg),$PaCO_2$ 高于 6.0kPa(45mmHg),视为呼吸功能不全;如 PaO_2 低于 8.0kPa(60mmHg),$PaCO_2$ 高于 6.7kPa(50mmHg),则诊断呼吸衰竭。但由于婴幼儿 PaO_2 及 $PaCO_2$ 均较年长儿低,因此其诊断标准也应有所不同。上述标准并不适合于所有情况,如给予氧疗的呼吸衰竭患儿其 PaO_2 可不减低,因此需要根据具体情况具体分析。

本病无专用病名,属中医"暴喘""肺衰"范畴。

【典型案例】

患儿,男,2 岁。5 天前患儿无诱因出现高热、咳嗽、喉间有痰伴鼻塞、流涕,家长予"小儿氨酚黄那敏颗粒、抗感颗粒"口服,症状无缓解,1 天前症状加重伴呼吸困难、面唇青紫及嗜睡。自起病以来患儿精神差,无呕吐、腹泻及抽搐等。既往体健,无药物及食物过敏史,否认传染病接触史及家族遗传病史。

体格检查

T 38.7℃,P 140 次/min,R 50 次/min,BP 80/50mmHg,SPO_2 80%。神志清,嗜睡,鼻翼扇动,三凹征(+),口周发绀;咽充血,双侧扁桃体无肿大;双肺可闻及固定中细湿啰音;心律齐,各瓣膜听诊区未闻及杂音;腹软无压痛、反跳痛,肝脾未及,肠鸣音正常;生理反射存在,病理反射无引出,脑膜刺激征阴性;双下肢无浮肿,甲床青紫。

辅助检查

胸部 X 线:双肺纹理增多增粗紊乱,可见斑片状渗出影。肺部 CT:可见斑片状高密度影。血常规:WBC 16.0×10^9/L,N 80.0%,L 17.5%,Hb 129.0g/L,PLT 280.0×10^9/L;CRP:80mg/L;生化、凝血、呼吸道病原学 IgM 抗体以及肺炎支原体 IgM 抗体未见异常。

胸片 +CT

血气分析

问题一　患儿的诊断是什么？其诊断要点是什么？

思路　本患儿有：①发热、咳嗽、呼吸困难、面唇青紫及嗜睡的临床表现；②体格检查：嗜睡，鼻翼扇动，三凹征(+)，口周发绀；双肺可闻及固定中细湿啰音，甲床青紫；③胸部 X 线：双肺纹理增多增粗紊乱，可见斑片状渗出影，动脉血气分析：PaO_2 50mmHg、$PaCO_2$ 45mmHg。诊断：Ⅰ型急性呼吸衰竭。

知识点 1

呼吸衰竭的类型

血气分析是诊断呼吸衰竭及其类型的重要依据。

（1）低氧血症型呼吸衰竭，即Ⅰ型呼吸衰竭。$PaO_2 < 8.0kPa(60mmHg)$，$PaCO_2$ 正常或降低。

（2）通气功能衰竭，即Ⅱ型呼吸衰竭。低氧血症和高碳酸血症同时存在。$PaO_2 < 8.0kPa(60mmHg)$，$PaCO_2 > 6.7kPa(50mmHg)$。

知识点 2

呼吸衰竭的临床表现

除原发病的临床表现外，主要是缺氧和二氧化碳潴留引起的多脏器功能紊乱。

（1）原发病表现：具体表现见相关章节。

（2）呼吸系统的临床表现。

1）周围性呼吸衰竭：主要表现为呼吸困难。早期呼吸多浅速，但节律齐，之后出现呼吸无力及缓慢。

2）中枢性呼吸衰竭：主要表现为呼吸节律不齐。早期多为潮式呼吸，晚期出现抽泣样呼吸、叹息样呼吸、呼吸暂停及下颌运动样呼吸。

（3）低氧血症的临床表现

1）发绀：一般血氧饱和度 <80% 出现该症状，但有时紫绀与低氧血症程度可不一致。

2）神经系统：烦躁、意识模糊，甚至昏迷、惊厥。

3）循环系统：心率增快，后可减慢，心音低钝，轻度低氧血症、心输出量增加，严重时减少，血压先增高后降低，严重缺氧可致心律失常。

4）消化系统：可有消化道出血、肝功能受损。

5）泌尿系统：尿少或无尿，尿中出现蛋白、白细胞及管型，因严重缺氧引起肾小管坏死，可出现肾衰竭。

（4）高碳酸血症的临床表现

1）早期有头痛、烦躁、摇头、多汗、肌震颤。

2）神经精神异常：淡漠、嗜睡、谵语，严重者可有昏迷、抽搐，视乳头水肿及脑疝。

3) 循环系统表现:心率快,血压上升。严重时心率减慢,血压下降,心律不齐。

4) 毛细血管扩张症状:四肢湿,皮肤潮红,唇红,眼结膜充血及水肿。

(5) 水电解质紊乱:缺氧和二氧化碳潴留均可导致高钾血症和低钠血症。饥饿、摄入减少、药物因素等可引起低钾血症和低钠血症。

知识点 3

呼吸衰竭的诊断要点

血气分析是诊断呼吸衰竭的重要手段,但尚需结合患儿的病因、病史、临床表现等综合判断。

(1) 有引起呼吸衰竭的病因:即引起呼吸衰竭的原发病或继发病变,是诊断呼吸衰竭的前提条件。以下是需要注意询问了解的内容:

① 现患何种疾病,有无感染、创伤或大手术;有无遗传代谢病、肾衰竭或糖尿病酸中毒等,其呼吸系统表现可类似呼吸衰竭,应予鉴别。

② 有无突然引起呼吸困难的意外发生,如误吸或异物吸入;有无溺水或烧伤、烫伤后喉头水肿;是否误服可抑制呼吸中枢的药物或其他毒物。

③ 患儿是否接受何种治疗史,如镇静剂。

④ 既往有何病史,如有无哮喘、神经肌肉病、先天性心脏病、慢性肺疾病等肺、心、神经系统病史;有无皮肤或呼吸道过敏史。

⑤ 新生儿要注意围产期病史,如母亲用药情况,分娩是否顺利,有无早产、窒息,有无引起呼吸窘迫的先天畸形(如横膈疝、食管闭锁)。

(2) 符合呼吸衰竭的呼吸系统临床表现:周围性呼吸衰竭多表现呼吸困难;中枢性呼吸衰竭多表现呼吸节律不规整。

(3) 血气分析:在水平面、安静、吸入空气状态下,$PaO_2 < 8.0kPa(60mmHg)$,$PaCO_2$ 正常或降低者为 I 型呼吸衰竭;$PaO_2 < 8.0kPa(60mmHg)$,同时伴 $PaCO_2 > 6.7kPa(50mmHg)$ 者为 II 型呼吸衰竭。知识点 4 列出了正常与病理血气数值界限(以儿童正常值为准)。

知识点 4

血气指标的临床意义

项目	正常范围	有重要临床意义	病情危重
pH	7.35~7.45	7.35~7.45 以下	7.2 以下
$PaCO_2$(mmHg)	35~45	30~50 以外	急 60 以上;慢 80 以上
PaO_2(mmHg)	80~100	60 以下	40 以下
BE(mmol/L)	±3	−6 以下	−15 以下

问题二　引起患儿急性呼吸衰竭的病因是什么?

思路　本患儿有:①发热、咳嗽、喉间有痰的临床表现;②双肺可闻及固定中细湿啰音。③胸部 X 线:双肺纹理增多增粗紊乱,可见斑片状渗出影。④既往体健,无哮喘、神经肌肉病、先天性心脏病、慢性肺疾病等;无过敏史;否认误吸或异物吸入;否认误服可抑制呼吸中枢的药物或其他毒物;否认使用镇静剂。故引起患儿急性呼吸衰竭的病因是肺炎。

 知识点 5

呼吸衰竭的病因

常见疾病	
呼吸道梗阻	① 呼吸道及其周围组织器官畸形(气道、心血管、食管等); ② 呼吸道炎症; ③ 气道受压(食管异物、支气管异物、恶性肿瘤等); ④ 胸腔外气道疾病(喉炎、扁桃体周围脓肿、喉软骨软化等)
肺部疾病	① 肺间实质病变(肺炎、间质性肺疾病、肺水肿等); ② 新生儿呼吸窘迫综合征; ③ 成人型呼吸窘迫综合征
呼吸泵异常	包括从呼吸中枢、脊髓到呼吸肌和胸廓各部位的病变: ① 神经和/或肌肉病变(重症肌无力、肌营养不良、代谢性肌病等); ② 胸廓外伤或畸形(脊柱侧弯、肋骨骨折、窒息性胸廓发育不良等); ③ 胸腔积液、气胸或液气胸; ④ 脑和脊髓病变(癫痫持续状态、脊髓炎、药物过量等)

 知识点 6

呼吸衰竭的病理生理

缺氧和二氧化碳潴留是呼吸衰竭的基本病理生理改变。机体的气体交换可分为通气和换气两个过程,因此呼吸衰竭可简单分为通气障碍和换气障碍。

(1) 通气障碍:肺泡与外界气体交换不足即为通气障碍。上述病因均可造成通气不足,主要结果是 $PaCO_2$ 升高,伴有不同程度的低氧血症。

(2) 换气障碍:肺泡内气体与血液内气体交换发生障碍。主要为各种肺部疾病所致,主要结果是 PaO_2 下降, $PaCO_2$ 正常或降低。

(3) 其他低氧血症和高碳酸血症可对全身各重要脏器、系统产生不良影响,如引起脑水肿、颅高压、肺动脉高压、肾小管损伤坏死、肾衰竭等,形成恶性循环。

知识点 7

急性呼吸衰竭的中医病因病机

中医学认为急性呼吸衰竭多由外感六淫之邪,或电击、溺水、烧伤、烫伤,疮毒内攻等多种原因导致肺气郁闭,宣降失常,邪毒壅肺,肺气虚衰所致。

问题三 针对该患儿如何进行治疗?

思路

1. 西医治疗

病因治疗

1)抗感染:静脉使用抗生素,具体参考《儿童社区获得性肺炎管理指南(2013 年修订版)》。

2)保持气道通畅:①定期翻身、拍击胸背及吸痰;②温、湿化呼吸道及雾化:雾化布地奈德减轻气道黏膜水肿;③解除支气管痉挛:雾化特布他林。

3)氧疗:①鼻导管给氧:氧流量 0.5~1L/min,应注意温、湿化;②经鼻持续气道正压通气(NCPAP)。

4)纠正水、电解质紊乱和酸碱失衡:①补液量 50~60ml/(kg·d),溶液的张力以 1/4 张为宜;②纠酸:血气 pH<7.2,在保证足够通气的情况下酌情予以碱液,常用 5% 碳酸氢钠溶液,每次 2~5ml/kg,稀释为 1.4% 等渗溶液静滴,根据血气决定下一步是否使用。

2. 中医治疗

(1)内治以豁痰化瘀,予菖蒲郁金汤合七厘散。

(2)针灸疗法:取人中、内关、天突、涌泉等穴针刺,强刺激,一般不留针;灸膻中、气海、足三里、肾俞等穴。

(3)中成药:静脉使用丹参注射液。

知识点 8

呼吸衰竭的西医治疗

呼吸衰竭的治疗原则是改善通气、换气功能,纠正低氧血症和高碳酸血症。早期及轻症用一般内科疗法即可,晚期或危重病例,则需气管插管或气管切开,进行机械通气。

1. 一般内科治疗

(1)气道管理和通畅气道

1)湿化、雾化及排痰:插管者用蒸馏水或生理盐水 3~5ml 滴入气管或用 20ml 雾化,必须温湿化和温雾化。

2)解除支气管痉挛和水肿:雾化吸入支气管扩张剂如沙丁胺醇、异丙托溴铵、特布他林等;雾化吸入布地奈德混悬液、倍氯米松等。

（2）保障呼吸和大脑功能

1）给氧：温湿化给氧，低流量持续给氧。急性缺氧吸氧浓度 40%~50%，慢性缺氧用 30%~40%。

2）改善通气：通畅气道，必要时机械通气。

3）呼吸兴奋剂：慎用。对神经肌肉病引起的急性呼吸衰竭无效。常用洛贝林、可拉明、回苏灵等。有了机械通气后，尤其在儿科很少应用呼吸兴奋药。

4）降颅压、控制脑水肿阻断恶性循环：使用渗透性利尿剂脱水降压。

（3）维持心血管功能

1）强心剂：多用快速制剂，如西地兰（具体用量参见心力衰竭章节）。

2）利尿剂：对右心衰及肺水肿有帮助。

3）血管活性药。

（4）其他药物：针对病因对症治疗。呼吸性酸中毒积极改善通气功能可纠正，pH 值小于 7.2 的代谢性酸中毒或混合性酸中毒在保证足够通气情况下予碱性药物。

（5）病因治疗：引起急性呼吸衰竭的病因很多，治疗各异。应针对引起呼吸衰竭的直接原因采取各种有效措施。例如重症肺炎时抗生素的应用，哮喘持续状态时支气管解痉剂和肾上腺皮质激素的合理使用等。

（6）液体治疗：总液量为基础代谢正常需要量的 80%。补液种类为 5%~10% 葡萄糖溶液与生理盐水（比例为 4~5：1），常用补液量 50~60ml/（kg·d）。营养支持对呼吸衰竭患儿的预后极为重要。首先要争取经口进食保证充足的营养，如不能经口或经口摄入的量不足，应争取从静脉补充部分或全部营养所需。

2. 建立人工呼吸道　常用的人工气道是气管插管或气管切开，采用机械呼吸器进行辅助通气。其适应证为难以解除的上气道梗阻；需清除大量下呼吸道分泌物；吞咽麻痹、呼吸肌麻痹或昏迷。

知识点 9

临证思维分析

本病首先应详细了解病情，结合各种检查，找出其发病原因。急性呼吸衰竭以喘为主要表现。辨证当辨虚实，呼吸急促，喉间痰鸣，口唇青紫，舌黯，苔白腻，脉滑者，属实证；面色晦黯，神志昏迷，四肢厥冷，呼吸微弱，舌质淡或黯紫，少苔，脉微细欲绝，属虚证。

知识点 10

肺衰辨证论治

临床分证	辨证要点	治法	代表方剂
痰瘀阻肺	①口唇青紫,面色黯红或青紫;②呼吸急促,喉间痰鸣,胸中闷塞;③手足不温;④舌质黯,苔白腻,脉滑	豁痰化瘀	菖蒲郁金汤(《温病全书》)合七厘散(《良方集腋》)
阳衰阴竭	①神志昏迷;②面色晦黯,面唇发绀,皮肤发花;③四肢厥冷;④呼吸微弱,不整或暂停;⑤舌质淡或黯紫,少苔,脉微细欲绝	回阳救逆大补元气	生脉散(《医学启源》)合参附汤(《圣济总录》)

知识点 11

呼吸衰竭的预防调护

（1）注意调整体位,正确的体位应使患儿头部取侧卧位,颈部后仰,抬起下颌,以解除部分患儿上气道的梗阻。注意及时翻身拍背及吸痰。

（2）密切观察病情,如患儿的呼吸频率和节律、痰量的多少、寒热的有无、二便情况、血压以及意识状态的改变、舌苔、脉象,并详细记录。

（3）对使用机械通气的患儿尤其要注意观察呼吸机的运转情况,根据患儿的病情变化及血气分析结果调整呼吸机参数。

（4）准备好各种抢救设施。

【临证要点】

1. 急性呼吸衰竭是小儿时期常见的危重症之一,因各种原因导致的呼吸功能异常,使肺不能满足机体代谢的气体交换需要,引起动脉血氧下降和／或二氧化碳潴留为特征的一种病理生理过程或临床综合征。

2. 缺氧和和二氧化碳潴留是呼吸衰竭的基本病理生理改变。血气分析是诊断呼吸衰竭及其类型的重要依据。临床类型:低氧血症型呼吸衰竭,即Ⅰ型呼吸衰竭,$PaO_2<8.0kPa$（60mmHg）,$PaCO_2$ 正常或降低;通气功能衰竭,即Ⅱ型呼吸衰竭,低氧血症和高碳酸血症同时存在,$PaO_2<8.0kPa$（60mmHg）,$PaCO_2>6.7kPa$（50mmHg）。

3. 急性呼吸衰竭的临床表现除原发病的临床表现外,主要是缺氧和二氧化碳潴留引起的多脏器功能紊乱。

4. 急性呼吸衰竭的治疗原则是改善通气、换气功能,纠正低氧血症和高碳酸血症。早期及轻症用一般内科疗法即可,晚期或危重病例,则需气管插管或气管切开,进行机械通气。

【诊疗流程】

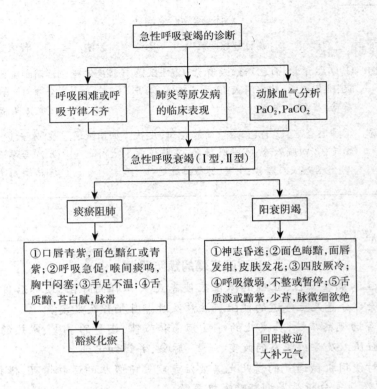

（闫永彬）

 【复习思考题】

1. 急性呼吸衰竭的定义是什么？
2. 急性呼吸衰竭根据血气分析的分型是什么？
3. 急性呼吸衰竭的病因是什么？
4. 急性呼吸衰竭的治疗原则是什么？

技能与操作

第十三章

中医适宜技术

第一节　敷　贴　疗　法

培训目标

1. 掌握敷贴疗法的药物选取原则及操作方法、注意事项。
2. 熟悉敷贴疗法适应证和禁忌证。
3. 了解敷贴疗法的应用。

　　敷贴治疗是将药物制成软膏、药饼,或研粉撒于普通膏药上,敷贴于局部的一种外治法,敷贴通过皮肤表面给药,产生特异性热学变化,使药物透过皮肤各层,进入体循环产生全身或局部从而达到治疗目的。

　　穴位敷贴法早有记载:"桂心炙酒以熨寒痹,白酒和桂以涂风中血脉"(《理瀹骈文》)。此法通过药物对穴位及皮肤的刺激和吸收作用,借经络的传导,以疏通经脉、行气活血、调节脏腑气血阴阳,从而外治内效,以达到预防和治疗的作用。

一、敷贴药物

(一) 药物的选择

　　临床上有效的汤剂、丸剂,一般经过熬制或研磨等操作后均可作为敷贴药物。儿童敷贴治疗药物通常具有以下特点:

　　1. 敷贴治疗用药原则同内治用药原则一致,应针对所患病症辨证用药。

　　2. 常用通经走窜、开窍活络之品,以引领诸药开结行滞,直达病所,祛邪外出。如冰片、麝香、细辛、白芷、姜、葱、蒜等。

　　3. 应选择适当溶剂,调和诸药或熬药使用。如:以醋调和,能起到解毒、化痰、敛疮等作用;以酒调和,则有行气、活血、通络、消肿、止痛作用;以油调和,可润肤生肌。常用的溶剂有水、白酒或黄酒、醋、姜汁、蜂蜜、蛋清等。此外还可以针对病情,选用药物的浸剂作溶剂。

（二）药物的剂型

根据病情及药物性能,临床中有多种剂型可供小儿敷贴治疗使用。如膏剂、糊剂、丸剂、散剂等,其中膏剂又可分为软膏剂、硬膏剂。

二、操作方法

（一）器械及药品的准备

敷贴药物、敷贴材料、塑料薄膜、纱布、医用胶布等。

（二）敷贴部位的选择

根据患儿病情选择贴敷部位,辨证取穴。

（三）具体操作步骤

敷贴方法可以分为贴法与敷法两种。

1. 贴法　将制备好的药物直接贴压于选取穴位,然后用胶布粘贴固定好,适用于膏药、丸剂等。

2. 敷法　将制备好的药物敷于选取穴位,外覆塑料薄膜,并以纱布,医用胶布固定即可,适用于散剂、糊剂等。对于胶布过敏的儿童可选取低过敏胶布或者绷带等固定敷贴药物。

（四）敷贴治疗时间及疗程

患儿敷贴部位皮肤出现色素沉着、潮红、微痒、轻微烧灼感、疼痛、轻微红肿、轻度水疱,皆属于正常反应,应根据患儿疾病情况、耐受程度及配合情况来确定敷贴治疗的时间及疗程。

三、适应证

本法适用范围较广,主要用于慢性疾病治疗,如反复呼吸道感染、遗尿、厌食等;也可用于某些急性病,如发热、哮喘、咳嗽、腹痛、腹泻、鼻渊等。此外,还可用于未病的防治。

四、禁忌证

1. 颜面部、会阴部禁用有刺激性的药物敷贴。

2. 过敏体质儿童或对药物成分过敏者禁用。

3. 敷贴部位有创伤、溃疡、湿疹及瘢痕体质等儿童禁用。

五、注意事项

1. 敷贴部位不宜过多,敷贴面积不宜过大,敷贴时间不宜过长。

2. 小儿皮肤娇嫩,禁用刺激性过大和有毒副作用的药物。对于可引起皮肤发疱、溃疡的药物需注意使用。

3. 根据病情、药物特性及患儿体质情况确定贴敷时间。

4. 敷贴期间禁海鲜、辛辣油腻、冷饮,需多饮水;敷贴当日不宜游泳;注意皮肤清洁,若出现水泡,待水泡消退后再洗澡。

（吴振起）

扫一扫
测一测

【复习思考题】

1. 简述敷贴疗法的具体操作步骤。
2. 简述敷贴疗法的药物选取原则。

第二节 针刺四缝

PPT 课件

 培训目标

1. 掌握刺四缝疗法的穴位选取及操作要点。
2. 熟悉刺四缝疗法的适应证。
3. 了解刺四缝疗法的注意事项。

刺四缝疗法是儿科常用的一种针刺方法。四缝是经外奇穴,它的位置在食指、中指、无名指及小指四指中节横纹中点,是手三阴经所过之处。针刺四缝可以清热除烦,通调百脉。现代医学证实,点刺四缝穴可升高膜淀粉酶、膜脂肪酶、膜蛋白酶含量,刺激胃液分泌,改善胃肠血液循环,增强胃肠运动,促进肠黏膜吸收。

一、操作方法

1. 取穴 位于食指、中指、无名指及小指四指的中结横纹,即第二指与第三指节之间的横纹缝中。

2. 针刺方法 指导患儿取仰卧位或坐位,叮嘱其掌心向上伸出双手,对两手选定的8个穴位进行局部酒精消毒,然后用三棱针或粗毫针对准穴位快速进行针刺,进针大约1分深,刺后用双手轻轻挤压针孔周围,挤出少量黄白色透明黏液,直到挤出血液为止。

3. 治疗周期 点刺四缝穴视小儿挤出的液体量定点刺间隔时间,液体稍少者每周1次,而较多者每周2~3次,需要医者根据患儿病情及自身情况酌情判断。

二、适应证

小儿针刺四缝疗法不仅可以治疗疳积,也可以改善消化吸收不良以及生长发育缓慢,身体消瘦等症状。此外,小儿精神烦躁,夜寐不安,经常腹痛,磨牙,手足心热,面色萎黄,食欲不振,便秘或泄泻完谷不化,四肢不温,啼哭无力,口唇干燥等症也可见效。

三、禁忌证

发热或者有其他急性疾病患儿应在治愈后再采用刺四缝疗法。

四、注意事项

1. 严格消毒,防止感染。

2. 勿刺太深,以免伤及深部动脉。

3. 疳证患儿出现其他急性病症时,应暂停针刺,待急性病痊愈后再行刺四缝治疗。

4. 治疗后 7 天内勿进食难以消化的食物。

(吴振起)

【复习思考题】

1. 简述刺四缝的操作步骤。

2. 简述刺四缝的适应证。

第三节 捏 脊

培训目标

1. 掌握捏脊疗法的部位及操作手法。

2. 熟悉捏脊疗法适应证和注意事项。

3. 了解捏脊疗法的应用。

捏脊疗法是儿科常用的一种推拿方法。人的背部属阳,脊在背的中央,为督脉循行部位。督脉统率六阳经,主一身之阳气,在督脉施术可刺激周身阳气运行,促进生长发育,温煦四肢百骸。督脉与任脉相互衔接,两者循环不休,维护阴阳平衡,针对督脉进行调理,可有效刺激任脉阴血运行,使周身肌肉腠理皆有所养。脊柱两侧为足太阳膀胱经循行路线,包括肺俞、心俞、肝俞、脾俞、胃俞、肾俞、大肠俞 7 对穴位,称为背俞,都是脏腑俞穴。该法施于脊柱及脊柱两侧,通过对督脉和膀胱经的按摩,达到调和阴阳,疏理经络,行气活血的目的,同时还能够恢复脏腑功能,提高患儿机体免疫力。

一、操作方法

(一) 捏脊的部位定位

督脉、膀胱经第一、二侧线从龟尾穴至大椎穴。

(二) 捏脊手法

捏脊是一种复合手法操作,按动作过程可分为捏、拿、推、捻、提、放、按、揉等多个手法:

1. **捏法** 双手拇、食指将皮肤提捏起来。

2. **拿法** 拇指用力下压,食指用力上抵,随捏,随提,随放,随看向前推进。两指同时轻轻向上揉捏,常同捏法相互配合。

3. **推法** 将食指二、三节紧贴皮肤,与拇指协调,将提捏起的皮肤均匀向前推进。

4. **捻法** 拇、食指相对用力,食指向前上用力,拇指向后下拿捏,使皮肤从内前向外后,犹如捻线一般。

5. 提法　就是拇、食指紧捏皮肤向外拉提,每捏 3~5 下拉提 1 次。

6. 放法　提起皮肤以后,再将其放松,使皮肤恢复原状。

7. 揉法　双手拇指伸直,指端相对,其余四指握成半拳状,用拇指腹轻轻在皮肤上揉。

8. 按法　用拇指头对准穴位,适当按压。

(三) 具体操作方法

1. 从龟尾穴开始,将皮肤向上提捏起,食指向前推动,拇指向下形成捏拿、推捻动作,一捏一放,两手交替,每捏 3~5 手,两手同时齐捏向外提拉 1 次,至大椎穴重提 1 下,放手,沿督脉循行路线徐徐向前推到大椎穴为止。

2. 从龟尾穴开始,方法同上,沿膀胱经第一、二侧线徐徐向前推到大椎穴为止。捏完后以拇指头按揉肾俞 8~10s,最后两指分开起手。

以上为补法的操作步骤,泻法恰与补法的方向相反(顺经为补,逆经为泻)。

(四) 疗程及周期

依据患儿病症特点及病情轻重等因素酌情判断。

二、适应证

治疗小儿积滞、疳积、腹泻、呕吐、厌食等疾病。

三、禁忌证

各种急性传染病、急性骨髓炎、骨折、传染性皮肤病、皮肤湿疹、水火烫伤、皮肤溃疡、肿瘤以及各种疮疡等症。

四、注意事项

因小儿皮肤娇嫩,接受刺激较敏感,故不能捏得太紧,捻动向前,应直线进行,不可歪斜,不可捏捏放放。初捏时,患儿常易惊吓而哭吵,多捏几次后,患儿即可习惯。除局部皮肤潮红外,一般无不良反应,如背部皮肤已经有损伤,则不宜再用捏脊疗法。

(吴振起)

【复习思考题】

1. 简述捏脊疗法的具体操作步骤。

2. 简述小儿捏脊疗法的注意事项。

第十四章

儿科病史采集及体格检查

 培训目标

1. 掌握儿科病史采集的内容、病史采集后记录的要点。
2. 掌握小儿体格检查的注意事项、体格的方法。

第一节　儿科病史采集

采集病史是获得诊断依据的重要手段,也是了解病情的主要方法,可为进一步检查提供线索。儿科病史采集和记录是作为儿科医生的基本技能,尤为重要。儿科被称为哑科,小儿常常不能准确表述出自己的不适,而是由家长或其他监护人代述病情,家长或其他监护人又不是具有医学知识的人,所述病情常带有一定的主观性;小儿处于生长发育期,不是成人的缩影,其疾病有其特殊性,其生长发育指标和检验的正常值都与成人不同,体检不够配合等。因而作为儿科医生如何细致准确地采集病史,获得第一手资料就尤为重要。

一、病史采集要准确

其要点是认真听,重点问,关键是从家长提供的信息中发现对病情诊断有用的线索。在病史询问过程中态度要和蔼亲切,语言要通俗易懂,要注重与家长的沟通,要关心家长与孩子,以取得家长和孩子的信任。同时要尊重家长和孩子的隐私并为其保密。切不可先入为主,尤其不能用暗示的言语或语气来诱导家长主观期望的回答,这样会给诊断造成困难。病史采集要考虑顺序,根据主诉进行有目的、有层次、有顺序的问诊。病史采集内容包括:

1. 一般内容　正确记录患儿的姓名、性别、年龄(采用实际年龄:新生儿记录天数、婴儿记录月数、一岁以上记录几岁几个月)、种族、父母或抚养人的姓名、职业、年龄、文化程度、家庭住址及 / 或其他联系方式(如电话)、病史叙述者与病儿的关系以及病史的可靠程度。

2. 主诉　用病史提供者的语言概括主要症状或体征及其时间,即患儿最痛苦或明显的症状加上持续的时间即本次就诊的主要原因。例如:"间歇腹痛 3 天""持续发烧 5 天"。注意主要症状(部位)与时间与诊断相呼应。除非特殊情况(如白血病复发化疗),避免以辅助检查结果、疾病诊断代替症状。若有几个症状按时间先后顺序,要用医学术语。

3. 现病史　为病历的主要部分。抓住重点,围绕主诉详细确切描述此次患病的全过程,包括主要症状、病情发展和诊治经过。要特别注意以下几点:

(1) 要仔细询问主要症状,要注意症状的特征,如咳嗽的询问应包括:持续性还是间断性、剧烈还是轻咳、单声或连续性、阵发性咳嗽、有无鸡鸣样吼声、有无痰及其性状、咳嗽在一日中何时较重,有无任何伴随症状等;

(2) 有鉴别意义的有关症状包括阴性症状,也要询问并记录在病史中;如不发热,无呕吐,不咳嗽等。

(3) 病后小儿的一般情况,如精神状态、吃奶或食欲情况、大小便、睡眠等以及其他系统的症状;

(4) 已经做过的检查和结果,尤其是在比较权威的医院如三级甲等医院做过的检查和结果;

(5) 已经进行治疗的患儿要询问用药的情况,如药物名称、剂量、方法、时间、治疗的效果及有无不良反应等,及治疗后的转归。

4. 个人史　包括出生史、喂养史、发育史,根据不同的年龄和不同的疾病在询问时各有侧重详略。

(1) 出生史:母亲妊娠期的情况,孩子出生时的情况,孩子出生时第几胎第几产,出生体重;分娩时是否足月、早产或过期产;生产方式,出生时有无窒息或产伤,Apgar 评分情况等。新生儿和小婴儿,疑有中枢神经系统发育不全或智力发育迟缓或患神经精神疾病等患儿更应详细了解围生期有关的情况。

(2) 喂养史:母乳喂养还是人工喂养或混合喂养,以何种乳品为主,配制方法,喂哺次数及量,断奶时间,添加其他食物的时间、品种及数量,进食及大小便情况。年长儿还应注意了解有无挑食、偏食及吃零食的习惯。了解喂养情况对患有营养性或消化系统疾病的儿童尤为重要。

(3) 生长发育史:包括体格生长和神经心理发育两方面。常用的生长发育指标有:体重和身高以及增长情况,头围、胸围、前囟闭合及乳牙萌出的时间等;发育过程中何时能抬头、会笑、独坐、走路;何时会叫爸爸、妈妈。学龄儿童还应询问在校学习成绩和行为表现等。

5. 既往史　包括以往疾病史和预防接种史。

(1) 既往患病史:需详细询问既往患过的疾病、患病时间和治疗结果;应着重了解传染病史,如过去曾患过麻疹而此次有发热、皮疹的患儿,在综合分析时应多考虑其他发热出疹性疾病;认真了解有无药物或食物过敏史,并详细记录,以供治疗时参考。在年长儿或病程较长的疑难病例,应对各系统进行系统回顾。

(2) 预防接种史:对常规接种的疫苗均应逐一询问。何时接受过何种预防接种,具体次数,有无反应。接种非常规的疫苗也应记录。

6. 家族史 家族中有无遗传性、过敏性或急慢性传染病患者；如有，则应详细了解与患儿接触的情况。父母是否近亲结婚、母亲分娩情况、同胞的健康情况（死亡者应了解原因和死亡年龄）。必要时要询问家庭成员及亲戚的健康状况、家庭经济情况、居住环境、父母对患儿的关爱程度和对患儿所患疾病的认识等。

7. 传染病接触史 疑为传染性疾病者，应详细了解可疑的接触史，包括患儿与疑诊或确诊传染病者的关系、该患者的治疗经过和转归、患儿与该患者的接触方式和时间等。了解父母对传染病的认识和基本知识也有助于诊断。

二、病史的记录要详略得当

要求医师具备良好的医学背景知识，结合疾病的特点，在采集病史的过程中，要不断思索、分析、综合归纳家长所陈述的症状间的内在联系，分清主次，去伪存真，将患儿家长的陈述加以归纳整理提炼，按规范格式及医学术语写成病史。

（王俊宏）

第二节 儿科体格检查

体格检查是病史采集后西医根据视诊、触诊、叩诊、听诊，中医根据望诊、闻诊、问诊、切诊四种方法来进一步检查发现疾病的方法。为了获得准确的体格检查资料，医师在采集病史时要努力创造一种轻松的氛围，以尽可能获得患儿的合作。

一、儿科体格检查注意事项

1. 医师要态度和蔼，微笑、逗患儿玩耍，以消除患儿恐惧心理，建立良好的关系，取得其信任和合作。同时，便于观察患儿精神状况。

2. 检查时应尽量让患儿与家人在一起，为使患儿保持放松、配合状态，可由其坐或躺于家长怀中。

3. 要有爱伤观念，检查手法要规范、轻柔，既使被检查部位充分暴露，又注意保暖，及时遮盖其他部位。冬天时先搓暖双手，或捂暖听诊器胸件再行检查。

4. 检查过程中，为防止交叉感染，要先清洗双手，使用一次性或消毒后压舌板；医师工作服、检查器械定期消毒。

5. 体格检查顺序可根据患儿状况灵活变化。易受患儿哭闹影响的项目，如肺听诊、心率等要于患儿安静状态下进行，可开始时即做上述检查；对患儿有刺激而不易接受的项目，如口腔、咽部检查，或对疼痛部位的检查，应安排在最后；容易观察的部位，如全身浅表淋巴结、四肢、躯干等，可随时查。

6. 对危急重症病例，先检查生命体征及与疾病有关的部位，可待病情稳定后，再行全面体格检查，也可边抢救边检查。

二、检查方法

（一）一般状况

包括小儿营养状况、神志、表情、反应、体位、步态和语言能力等，可在询问病史过程中,留心观察。

（二）一般测量

包括体温、呼吸、脉搏、血压、身长、体重、头围、胸围等。

1. **体温**　体温的测量有腋下测温法、口腔测温法、肛内测温法、耳内测温法四种,临床上应根据患儿年龄和病情选择不同的方法。其中,腋下测温法方便安全,是最常用的测温法。将体温表消毒后置于腋窝内,上臂夹紧,保持5~7min,36~37℃为正常。

2. **呼吸、脉搏**　小儿呼吸、脉搏易受多因素影响,应在安静时进行。呼吸频率可通过观察腹部起伏或听诊获得,也可将少许棉花置于鼻孔边缘,观察棉花纤维的摆动。注意呼吸形态:婴幼儿以腹式呼吸为主,年长儿以胸式为主。检查脉搏,年长儿一般选择桡动脉,婴幼儿最好通过心脏听诊检测。各年龄组小儿呼吸脉搏正常值见表14-2-1。

表14-2-1　各年龄小儿呼吸、脉搏（次/min）

年龄（岁）	新生儿	<1岁	2~3岁	4~7岁	8~14岁
呼吸	40~45	30~40	25~30	20~25	18~20
脉搏	120~140	110~130	100~120	80~100	70~90
呼吸:脉搏	1:3	1:3~4	1:3~4	1:4	1:4

3. **血压**　测量血压时应根据不同的年龄选择合适的袖带,袖带宽度通常为上臂长度的1/2~2/3。测量时,以出现第一个动脉音时的测压计读数为收缩压,动脉音变调或消失时读数为舒张压。年龄越小,血压越低。

（三）皮肤和皮下组织

尽可能在明亮的自然光线下观察。观察身体各部位皮肤颜色,注意有无苍白、发红、发绀、黄染、色素沉着、色素脱失、皮疹、脱屑等,触摸皮肤湿度、弹性,有无水肿及性质,观察毛发有无异常。

（四）淋巴结

全身浅表淋巴结的检查包括其大小、部位、数目、质地、活动度、有无压痛和/或粘连等。儿童时期,可在正常小儿颈部、耳后、枕部、腹股沟等处触及单个、质软、黄豆大小淋巴结,活动度好,无压痛。

（五）头部

检查头颅、眼、耳、鼻、口腔情况。婴幼儿期,注意前囟的大小、紧张度,有无凹陷、隆起;观察有无枕秃等。咽部是小儿最抗拒的检查部位,一般在最后检查,有时需家长的配合。固定小儿头部使其面向光源,医师手持压舌板,在小儿张口时进入口腔,压住舌根部,利用咽反射观察暴露出来的扁桃体、咽部情况,有无肿大、充血、溃疡、分泌物、滤泡增生等。

（六）颈部

检查有无斜颈、颈部包块、颈静脉充盈、甲状腺肿大气管位置等。

（七）胸部

1. **胸廓**　注意胸廓的形态,有无鸡胸、漏斗胸、佝偻病串珠、肋膈沟等佝偻病体征,心前区有无隆起等。

2. 肺部　望诊注意观察呼吸频率、节律,有无呼吸困难。触诊在患儿说话或啼哭时进行,查语颤。小儿胸壁薄,故叩诊时用力要轻,常采用直接叩诊法。听诊时小儿呼吸音较成人响,不可视为异常。听诊时应尽量使小儿保持安静,或在其哭后吸气时进行,注意听腋下、肩胛区、肺底等部位呼吸音有无异常,小儿肺部炎症时在这些部位易听到啰音。

3. 心脏　望诊观察心前区隆起、心尖搏动情况。触诊检查心尖搏动位置及有无语颤。通过叩诊,可了解小儿心脏大小、形状、位置,但叩诊小婴儿心脏相对浊音界较困难,3 岁以内婴幼儿一般只叩心脏左右界。各年龄小儿心界见表 14-2-2。心脏听诊时应在安静环境中进行。

表 14-2-2　小儿正常心界

年龄	左界	右界
<1 岁	左乳线外 1~2cm	右胸骨旁线
1~4 岁	左乳线外 1cm	右胸骨旁线与右胸骨线间
5~12 岁	左乳线上或内 0.5cm	近右胸骨线
>12 岁	左乳线内 0.5~1cm	右胸骨线

(八) 腹部

在消瘦儿童、新生儿望诊可见到肠形或蠕动波,正常婴儿仰卧时腹部可高于胸部。由于小儿合作不好,触诊常比较困难,因此,检查时既要设法转移患儿注意力,同时要动作快速、轻柔,手法轻柔。触诊有无压痛时以观察患儿表情为主,值得注意的是,在 6 岁以前的小儿,其肝脏可触及,但应小于肋下 2cm,且柔软无压痛;婴儿期,偶可触及脾脏。

(九) 脊柱和四肢

注意有无脊柱畸形、杵状指、膝内翻、膝外翻、足内翻、足外翻,四肢有无肿胀、畸形等。

(十) 会阴、肛门及外生殖器

观察有无畸形,小婴儿注意会阴部有无尿布疹。男婴注意有无包茎、隐睾、鞘膜积液、疝气等;女婴注意有无阴道分泌物和畸形。

(十一) 神经系统

一般检查包括小儿的神志、精神状况、表情、反应、动作、语言、有无异常行为等。

反射可分为:生理反射,包括婴儿特有的反射如觅食反射、吸吮反射、握持反射、拥抱反射,足月儿一般 3~4 个月消失,新生儿和婴儿肌腱反射较弱,腹壁反射和提睾反射也不易引出,到 1 岁时才稳定。3~4 个月前小儿肌张力较高,凯尔尼格征可为阳性,2 岁以下小儿巴宾斯基(Babinski)征阳性(对称)亦为生理现象。病理反射,如果 2 岁以上的孩子还出现巴宾斯基征阳性即为病理反射;脑膜刺激征是指颈强直、凯尔尼格(Kernig)征、布鲁津斯基(Brudzinski)征。

(王俊宏)

扫一扫
测一测

【复习思考题】

1. 儿科病史采集需要注意什么？
2. 儿科病史采集与成人有哪些不同？

PPT课件

15章PPT

第十五章

液 体 疗 法

培训目标

1. 掌握小儿的液体疗法。

2. 熟悉小儿体液平衡的特点，小儿电解质和酸碱平衡紊乱的临床表现及 液体疗法常用溶液的组成及临床应用。

3. 了解小儿水、电解质、酸碱失衡的病理生理。

体液是人体的重要组成部分，保持体液平衡是维持生命所必需的条件，由血浆、间质液和细胞内液三部分组成。体液平衡包括维持水、电解质、酸碱度和渗透压的正常。由于小儿具有体液占体重的比例大、新陈代谢旺盛、每日需水量多、器官功能发育尚未成熟、体液平衡调节功能差等特点，容易发生体液平衡失调，如处理不及时或处理不当可危及儿童生命。液体疗法是用以纠正水和电解质紊乱、恢复和维持血容量、渗透压、酸碱度和电解质成分的稳定，从而恢复机体的正常生理功能为目的的治疗方法。因此，正确运用液体疗法是儿科临床上重要的治疗手段。

【典型案例】

患儿，女，11个月。主诉发热伴呕吐、腹泻2天于2018年11月5日就诊。患儿2天前无明显诱因下出现发热，体温38.5℃左右，鼻塞流清涕，伴有呕吐，吐出为胃内容物，非喷射性，进食进水后即吐，共吐5~6次，无胆汁、咖啡样等物吐出，无寒战抽搐，即赴"社区医院"就诊，予"口服补液盐及美林糖浆"等口服治疗，患儿仍发热，体温升至39.5℃，呕吐次数减少，夜间起出现腹泻，大便稀水样，量多，夹有泡沫，臭味不重，无黏液脓血，共解10余次，伴有阵发性哭吵，哭时泪少，尿量明显减少，无神昏，无四肢厥冷等。病来神清，精神软，吃奶少，尿量明显减少，夜眠欠安。既往体健，无药物及食物过敏史，否认传染病接触史及家族遗传病史。

体格检查

T 38.2℃，P 120次/min，R 28次/min，BP 88/56mmHg，Wt 9kg。

神清，精神软，时有哭吵，营养发育中等。全身皮肤干，弹性差，未见黄染、出血点

笔记

及皮疹。头颅无畸形,前囟凹陷,1.0cm×1.0cm,浅表淋巴结未及肿大,眼眶凹陷,哭时泪少,双瞳孔等大等圆,对光反射灵敏,结膜无充血,耳道无分泌物,口唇干,无发绀,咽无充血,口腔黏膜干燥,颈软无抵抗,心率120次/min,律齐,心音中强,未闻及病理性杂音,双肺呼吸音粗,未闻及干湿性啰音,腹软,触之无哭吵,未及包块,肠鸣音活跃,肝脾肋下未及。脊柱四肢无红肿及活动障碍,肢末温。神经系统检查未引出阳性体征。

问题一　本患儿初步的诊断是什么?其诊断依据是什么?

思路　本患儿见发热、呕吐、腹泻,故初步诊断为婴幼儿腹泻病。

问题二　根据本患儿的临床表现,如何判断脱水程度?

思路　本患儿有:①尿量明显减少;②全身皮肤干,弹性差,前囟凹陷,眼眶凹陷,哭时泪少,口唇干,口腔黏膜干燥;③精神软,肢末温。符合中度脱水的表现。

知识点 1

小儿体液平衡的特点

(1) 体液的总量和分布:体液由血浆、间质液和细胞内液三部分组成,前两者合称为细胞外液。年龄越小,体液总量相对愈多,主要是间质液的比例高,而血浆和细胞内液的比例与成人相近(知识点 2)。

(2) 体液的电解质组成:细胞外液的电解质以 Na^+、Cl^-、HCO_3^- 等为主,其中 Na^+ 量占细胞外液阳离子总量的 90% 以上,对维持细胞外液的渗透压起主要作用。细胞内以 K^+、Mg^{2+}、HPO_4^{2-} 和蛋白质等离子为主,K^+ 维持着细胞内液的渗透压。小儿体液内的电解质组成与成人相似。

(3) 水代谢的特点

1) 水的需要量相对较大、交换率高:儿童由于新陈代谢旺盛,排泄水的速度也较成人快。对缺水的耐受力也愈差,在病理情况下较成人更易发生脱水。

2) 体液平衡调节功能不成熟:肾脏的浓缩和稀释功能对于体液平衡调节起着重要作用。儿童肾脏功能不成熟,年龄愈小,肾脏对体液平衡的调节作用也愈差。儿童肾脏的稀释能力相对较好,在出生 1 周时可达成人水平,但由于肾小球滤过率低,因此水的排泄速度较慢,当摄入水过多时易导致水肿和低钠血症。另外,由于儿童肾脏排钠、排酸、产氨能力差,也容易发生高钠血症和酸中毒。

知识点 2

不同年龄的体液分布(占体重的 %)

年龄	体液总量	细胞外液		细胞内液
		血浆	间质液	
足月新生儿	78	5	38	35
1 岁	70	5	25	40
2~14 岁	65	5	20	40
成人	60	5	15	40

知识点 3

脱水的程度

脱水是指由于水的摄入量不足和丢失过多引起的体液总量,尤其是细胞外液量的减少。脱水时除水分丢失外同时伴有钠、钾和其他电解质的丢失。

脱水的程度指患病后累积的体液丢失量。主要根据前囟、眼窝、皮肤弹性、尿量和循环情况等临床表现进行分度。不同性质的脱水其临床表现不尽相同。

知识点 4

等渗性脱水的临床表现与分度

脱水程度	轻度	中度	重度
失水量 % (ml/kg)	5% (50)	5%~10% (50~100)	>10% (100~120)
精神	稍差略烦躁	萎靡烦躁	淡漠昏迷
眼泪	有	少	无
口渴	轻	明显	烦渴
尿量	稍减少	减少	极少或无
皮肤	稍干燥	干燥苍白、弹性差	干燥花纹、弹性极差
黏膜	略干	干燥	极干
眼窝	稍凹陷	凹陷	明显凹陷
囟门	稍下陷	下陷	明显下陷
四肢	温	稍凉	厥冷
休克征	无	不明显	有,脉细血压下降

问题三 为进一步明确诊断以及治疗,本患儿需要进行哪些辅助检查?

思路 需要完善血常规、大便常规、大便病原学检测,血气分析、血电解质等辅助检查。

知识点 5

脱水的性质

脱水的性质:是指现存体液渗透压的改变。在脱水时,水和电解质均有丢失,但由于引起脱水的病因不同,其水和电解质丢失的比例可有不同,因而导致体液渗透压的不同改变。钠是决定细胞液渗透压的主要成分,临床上常用血清钠的浓度来判断细胞外液的渗透压,而将脱水的性质分为等渗性脱水、低渗性脱水和高渗性脱水三种。

(1) 等渗性脱水:是指脱水时水和钠成比例的丢失,血清钠为 130~150mmol/L。

多见于急性腹泻、呕吐、胃肠液引流、短期饥饿所致的脱水。临床表现有一般脱水的症状及体征。

(2) 低渗性脱水:脱水时失钠大于失水,血清钠 <130mmol/L。脱水的症状重,并且容易发生循环障碍。多见于营养不良伴长时间的腹泻、或腹泻时口服大量清水及输注大量的非电解质液,或肾病长期限制食盐入量及反复利尿剂等情况。

(3) 高渗性脱水:脱水时失水大于失钠,血清钠 >150mmol/L。临床上以口渴及神经系统症状明显;多见于病程较短的呕吐、腹泻伴高热者,如病毒性肠炎;昏迷、发热、呼吸增快、光疗或红外线辐射保温、早产儿等不显性失水增多而给水不足者;口服或静脉输入过多等渗或高渗溶液;或使用大量脱水剂引起溶质性利尿者。

病例补充
辅助检查

血常规:WBC 9.6×10^9/L,N 34%,L 63%,Hb 120g/L,PLT 211×10^9/L CRP<1mg/L;尿常规:正常;大便常规 +OB:黄色,稀水样,镜检阴性,OB 阴性;血气分析:pH 7.33,PCO_2 35mmHg,PO_2 90mmHg,SaO_2 98%,HCO_3^- 17mmol/L,BE −6.5mmol/L;血电解质:血清钠 129mmol/L,钾 3.3mmol/L,氯 97mmol/L;肝肾功能 + 心肌酶谱:正常;大便培养:未培养出志贺菌、沙门氏菌;大便轮状病毒抗原:阳性。

问题四 目前患儿的西医诊断是什么?其诊断依据是什么?

思路 根据患儿症状、体征,结合辅助检查明确诊断为轮状病毒肠炎伴中度低渗性脱水,轻度代谢性酸中毒,低钾血症。

知识点 6

钾平衡紊乱

正常血清钾浓度为 3.5~5.1mmol/L。当血清钾低于 3.5mmol/L 时为低血钾症,当血清钾大于 5.1mmol/L 时为高钾血症。

(1) 低钾血症

1) 病因:①钾的摄入量不足:如长期不能进食或液体疗法时补钾不足;②钾丢失增加:如呕吐、腹泻,应用排钾利尿剂、肾小管酸中毒等从消化、泌尿道失钾;③钾在体内分布异常:在纠正酸中毒过程中,大量钾离子进入细胞内导致血清钾骤然减少及家族性周期性麻痹、碱中毒和胰岛素治疗等。

2) 临床表现:①神经肌肉的兴奋性降低:精神萎靡、颈软,四肢无力、腹胀、肠鸣音消失,严重时腱反射消失,呼吸肌无力,呼吸麻痹;②心肌兴奋性增高:心率增快,心脏增大,心律失常,心音低钝,心电图可见 ST 段下移,T 波低平,QT 间期延长,出现 U 波;③肾小管上皮细胞退行性变:肾浓缩功能降低出现多尿、多饮及夜尿。

（2）高钾血症

1）病因：①钾摄入量过多：静脉输注入钾过多过快、静脉输入大剂量青霉素钾盐、输入库存过久的全血；②肾脏排钾减少：如肾衰竭、肾上腺皮质减退、长期使用保钾利尿剂；③钾分布异常：如严重溶血、缺氧、休克、代谢性酸中毒和严重组织创伤，钾由细胞内转移至细胞外。

2）临床表现：①神经肌肉症状：手足感觉异常、四肢软弱疲乏、行动无力、动作迟缓、嗜睡、肌腱反射降低或消失、四肢呈松弛性瘫痪和呼吸肌麻痹，肌肉酸痛，四肢苍白和湿冷等；②心血管系统：心脏收缩无力，心音低钝，心率缓慢，节律失常，早期血压可偏高，晚期常降低，心电图出现高尖T波、P-R间期延长、QRS波群增宽、ST段压低、房室传导阻滞和室性自主节律等；③消化系统：可见恶心、呕吐、腹痛等。

知识点7

酸碱平衡紊乱

正常血液的pH维持在7.35~7.45。pH<7.35为酸中毒，pH>7.45为碱中毒。发生酸碱平衡紊乱时，如果机体通过缓冲系统的代偿，使血液的pH仍保持在正常范围时则称为代偿性酸中毒或碱中毒。代谢性酸中毒是儿科临床上最常见的酸碱平衡失调。

代谢性酸中毒：

（1）病因：根据阴离子间隙（AG）值将其分为正常AG型（AG值8~16mmol/L）和高AG型（AG值>16mmol/L）两型。正常AG型代谢性酸中毒主要是失碱引起，见于：①碱性物质从消化道或肾脏丢失，如腹泻，肾小管酸中毒，小肠、胰、胆管引流，应用碳酸酐酶抑制剂（乙酰唑胺）或醛固酮拮抗剂等；②摄入酸性物质过多，如氯化钙、氯化镁等；③静脉输入过多的不含HCO_3^-的含钠液；④酸性代谢产物堆积，如进食不足、组织缺氧、休克等情况。高AG型主要是产酸过多所致，如糖尿病酮症酸中毒，饥饿性酮症和水杨酸中毒等。

（2）临床表现：根据血液HCO_3^-的测定结果，临床将酸中毒分为轻（13~18mmol/L）、中（9~13mmol/L）、重（<9mmol/L）三度。轻度酸中毒症状不明显，主要靠病史和血气分析做出诊断。典型酸中毒表现为精神萎靡或烦躁不安、呼吸深快、口唇樱红、腹痛、呕吐、昏睡、昏迷。由于新生儿和小婴儿的呼吸代偿功能较差，酸中毒时其呼吸改变可不典型，往往仅表现有精神萎靡、拒食和面色苍白等。

问题五　针对该患儿如何进行治疗？

思路

1. 一般治疗

（1）调整饮食，继续喂食，可短期给予去乳糖配方奶粉喂养。

（2）对症退热、止吐等处理。

（3）微生态制剂及肠黏膜保护剂：常用双歧杆菌、嗜酸乳杆菌、粪链球菌等，如培菲康、妈咪爱等肠道菌群调节剂。蒙脱石粉保护肠黏膜。

（4）补锌治疗：WHO 建议急性腹泻患儿，6 个月以上，每日给予元素锌 20mg，疗程 10~14 天。

2. 液体疗法　制订第一天补液计划，纠正脱水，维持水电解质酸碱平衡。

（1）累积损失量：中度脱水，给予 50~100ml/kg 静滴；低渗性脱水：选 4∶3∶2 含钠液（2/3 张含钠盐）；8~12h 内补完。

（2）继续损失量：10~40ml/kg，可选 1∶2 含钠液（1/3 张）；剩余 12~16h 内补完。

（3）生理需要量：60~80ml/kg，包含口服的液体量，静脉补液选用 1/4~1/5 张含钠液，剩余 12~16h 内均匀补完。

（4）纠正酸中毒：可先半量纠酸，脱水纠正后复查血气再调整。

（5）见尿后补钾。

知识点 8

液体的张力与常用溶液及其配制

液体的张力是指溶液中电解质所产生的渗透压，其与正常血浆渗透压相等时为 1 个张力，也叫等张液。正常血浆中电解质阴阳离子总和为 280~310mmol/L，故其渗透压为 280~310mmol/L，低于血浆渗透压为低张液；高于血浆渗透压为高张液。

（1）非电解质溶液：常用的非电解质溶液有 5%、10% 葡萄糖注射液。前者为等渗无张液，后者为高渗无张液。

（2）电解质溶液：主要用于补充体液、纠正体液的离子浓度，纠正酸碱平衡失调及补充所需的电解质。

（3）混合溶液：为适应不同情况的补液需要，常把各种不同渗透压的溶液按不同比例配制混合溶液应用。

知识点 9

常用溶液成分

溶液	每 100ml 中液体含量（ml）	阳离子		阴离子		Na∶Cl	张力（张）
		Na^+	K^+	Cl^-	HCO_3^-		
血浆	渗透压 300mmol/L	142	5	103	24	32	1
①0.9% 氯化钠		154		154		1∶1	1
②5% 或 10% 葡萄糖							0
③5% 碳酸氢钠		595			595		3.5

续表

溶液	每100ml中液体含量(ml)	阳离子		阴离子		Na：Cl	张力(张)
		Na⁺	K⁺	Cl⁻	HCO₃⁻		
④1.4% 碳酸氢钠		167			167		1
⑤11.2% 乳酸钠		1 000			乳酸根 1 000		6
⑥1.87% 乳酸钠		167			167		1
⑦10% 氯化钾			1 342	1 342			8.9
⑧0.9% 氯化铵		NH₄⁺167		167			1
1：1 含钠液	①50,②50	77		77		1：1	1/2
1：2 含钠液	①35,②65	54		54		1：1	1/3
1：4 含钠液	①20,②80	30		30		1：1	1/5
2：1 含钠液	①65,④/⑥35	158		100	58	3：2	1
2：3：1 含钠液	①33,②50,④/⑥17	79		51	28	3：2	1/2
4：3：2 含钠液	①45,②33,④/⑥22	106		69	37	3：2	2/3

知识点 10

几种混合液的简便配制

溶液种类	张力	加入溶液(ml)		
		5% 或 10% 葡萄糖	10% 氯化钠	5% 碳酸氢钠 (11.2% 乳酸钠)
2：1 含钠液	1	加至 500ml(或用蒸馏水)	30	47(30)
1：1 含钠液	1/2	加至 500ml	20	—
1：2 含钠液	1/3	加至 500ml	15	—
1：4 含钠液	1/5	加至 500ml	10	—
2：3：1 含钠液	1/2	加至 500ml	15	24(15)
4：3：2 含钠液	2/3	加至 500ml	20	33(20)

知识点 11

口服补液盐(ORS)

世界卫生组织(WHO)和联合国儿童基金会(UNICEF)推荐用于治疗急性腹泻合并脱水的一种口服液,具有纠正脱水、酸中毒及补钾的作用。

知识点 12

新口服补液盐配方及成分

配方	g/L	组分	mmol/L
氯化钠	2.6	钠	75
葡萄糖	13.5	氯	65
氯化钾	1.5	葡萄糖	75
枸橼酸钠	2.9	钾	20
		枸橼酸根	10
		总渗透压	245mOsm/L
		电解质渗透压	170mOsm/L

知识点 13

液 体 疗 法

液体疗法是通过补充液体来纠正水、电解质和酸碱平衡紊乱,恢复机体的正常生理功能的一种治疗方法。补充液体的方法包括口服补液法和静脉补液法两种。

(1) 口服补液法

1) 适用于中度以下脱水、呕吐不严重的患儿。有明显休克、心肾功能不全或其他严重并发症及新生儿不宜口服补液。口服补液主要用于补充累积损失量和继续损失量。

2) 服用方法:WHO 推荐的低渗口服补液盐,每包用 40℃左右的温开水或凉开水 1L 冲调,用于补充累积损失量和继续损失量,轻度脱水 50~80ml/kg,中度脱水 80~100ml/kg,频频喂给(每 5~10min 喂 1 次,每次 10~20ml),所需液量要求在 8~12h 内服完。继续损失量根据实际损失补给。

(2) 静脉补液法:适用于严重呕吐、腹泻伴中、重度脱水的患儿,主要用以快速纠正水、电解质及酸碱平衡紊乱。静脉补液的实施过程中需做到:三定(定量、定性、定速)、三先(先盐后糖、先浓后淡、先快后慢)及二补(见尿补钾、防惊补钙)。

1) 定量:即根据脱水的程度决定补液的总量。补液的总量包括累积损失量、继续损失量及生理需要量三个部分。

2) 定性:即根据脱水的性质选择液体的张力,原则为先盐后糖。

3) 定速:输液的速度要根据脱水的程度与性质决定。一般来说,应该首先恢复血容量以纠正休克,然后再逐渐补足。总的要求是:先快后慢。

4) 纠正酸中毒:在补充累积损失量时,一般用的液体中大多有葡萄糖和碱性溶液,在血循环改善,肾功能较好的情况下,轻度的酸中毒即可纠正。若酸中毒严重,则应补充碱性溶液,常首选碳酸氢钠。在无条件测血气或测定结果尚未出来以前,可暂按提高血浆 HCO_3^- 5mmol/L 计算(1.4%$NaHCO_3$ 或 1.87% 乳酸钠 3ml/kg 可提高 HCO_3^- 约 1mmol/L),必要时 2~4h 后可重复;有血气结果时可按照公式计算,碱剂需要量 5% $NaHCO_3$ 的毫升数(ml)=$-BE \times 0.5 \times$ 体重(kg)。一般首次给予计算量的 1/2。

5)纠正低血钾:静脉补钾的原则:①见尿补钾,即在肾功能较好、有尿的情况下给钾,不能过早;②浓度不能过高,即每 100ml 液体中可加入 10% KCl 1~3ml,浓度应 <0.3%;③速度不能过快,一天量输入的时间不应少于 6~8h,不能过快,严重的低钾血症要连续补 4~6 天,亦可口服。

6)纠正低血钙、低血镁:补液过程中如出现惊厥、手足搐搦,可用 10% 葡萄糖酸钙 5~10ml 加等量 10% 葡萄糖注射液稀释后缓慢静脉注射。补钙后无效,要考虑低镁血症,应查血清镁,可用 25% 硫酸镁每次 0.2~0.4ml/kg,深部肌内注射,每日 2~3 次,症状缓解后停用。

知识点 14

第一个 24h 补液计划

脱水程度	累积损失量		继续损失量		生理需要量		总量 (ml/kg)
	液体量 (ml/kg)	补液成分	液体量 (ml/kg)	补液成分	液体量 (ml/kg)	补液成分	
轻度	50	根据脱水性质;低渗用 2/3 张,等渗用 1/2 张,高渗用 1/3 张	10~40	1/3~1/2 张	60~80	1/5 张	90~120
中度	50~100						120~150
重度 *	100~120						150~180
	8~12h 内输完 (8~10ml/kg/h)		12~16h 内输完(5ml/kg/h)				

注:如有休克,需用 2:1 等张含钠液,20ml/kg(总量 <300ml)于 30~60min 内静滴快速扩容。

病例补充

经过 1 天治疗,患儿仍腹泻,日解 5~6 次,呕吐减少,尿量增多,哭时有泪,吃奶仍少,体格检查:神清,精神可,皮肤弹性可,皮肤黏膜润,前囟、眼眶无凹陷。复查:血气分析:pH 7.37,PCO_2 35mmHg,PO_2 90mmHg,SaO_2 98%,HCO_3^- 22mmol/L,BE -0.5mmol/L;血电解质:血清钠 135mmol/L,钾 3.2mmol/L,氯 97mmol/L。

问题六 对该患儿如何进行下一步液体疗法?

思路 患儿经过补液,脱水已纠正,第 2 天的补液需根据病情重新估计脱水情况来决定补液量,一般只需补充继续损失量和生理需要量。继续损失量根据实际损失量用类似的溶液补充。这两部分液体于 12~24h 内均匀输入。能够口服者应尽量口服。酸中毒纠正后,血清钾可降低,故该患儿需继续补钾,需连续补 4~6 天。

【临证要点】

1. 小儿由于其体液平衡的特点,容易发生体液平衡失调,而出现不同程度、不同性质的脱水及电解质、酸碱失衡,故临床应根据临床表现、血气分析及电解质等检查来明确。

2. 液体疗法用以纠正水和电解质紊乱、恢复和维持血容量、渗透压、酸碱度和电解质成分的稳定,根据病情选择不同的溶液,并进行配制。

3. 静脉补液的实施过程中需做到:三定(定量、定性、定速)、三先(先盐后糖、先浓后淡、先快后慢)及二补(见尿补钾、防惊补钙)。

4. 通过观察患儿精神、尿量、眼泪、囟门、眼窝、皮肤弹性、休克征等情况来进行病情严重程度及治疗后脱水有无纠正的评估。

【诊疗流程】

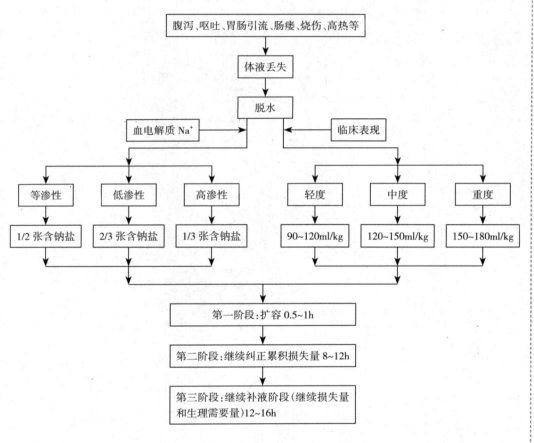

（李　岚）

扫一扫
测一测

【复习思考题】

1. 如何判断小儿脱水的程度和性质?

2. 低渗性脱水易发生休克的原因是什么?

3. 腹泻病引起代谢性酸中毒的原因是什么？

4. 代谢性酸中毒的临床表现有哪些？

5. 低钾血症的临床表现有哪些？

6. 口服补液盐（ORS）的作用及作用机制是什么？

7. 制订婴儿腹泻重度脱水时第一天的静脉补液计划。

8. 如何治疗低钾血症？

第十六章

心肺复苏术

> **培训目标**
>
> 1. 掌握心肺复苏术的定义、指征及儿童生存链的内容。
> 2. 熟悉心肺复苏术的病因。
> 3. 了解心肺复苏术的调护。

心跳、呼吸骤停是临床上最紧急的危重情况,必须争分夺秒地抢救,对心搏、呼吸骤停采用急救手段,恢复已中断的呼吸与循环功能,称为心肺复苏术。心肺复苏包括基本生命支持、高级生命支持及复苏后的监护,是使生命得以维持的方法,为急救技术中最重要且关键的抢救措施。

【典型案例】

患儿,男,4岁6个月。今日午后患儿无明显诱因出现发热,体温最高38℃,热型不规则,伴寒战,家长予退热药口服。入院前1h出现双下肢无力,呕吐,呕吐物为胃内容物,继而出现抽搐,遂收入院治疗。入院症见:意识丧失,双目凝视,四肢强直,二便未见。入院3h后患儿突然出现气喘,寒战,抽搐,口唇发绀,心率从160次/min迅速降至80次/min并进行性下降到0次/min,无自主呼吸。既往体健,无药物及食物过敏史,否认传染病接触史及家族遗传病史。舌淡少苔,脉微欲绝。

体格检查

T 36℃,P 0次/min,R 无自主呼吸,BP 测不出。

神志不清,面色灰黯,口唇发绀,颈动脉搏动消失,双侧瞳孔散大固定,瞳孔直径6mm,对光反射消失,球结膜水肿;咽充血,双侧扁桃体无肿大;心音消失,各瓣膜区未闻及杂音;双肺呼吸音弱,可闻及痰鸣音,呼吸节律不整;腹软无压痛、反跳痛,肝脾未及,肠鸣音正常。四肢肌张力低下,四肢末梢凉到肘、膝关节,循环再充盈时间4s。

问题一 本患儿初步西医诊断是什么?诊断依据是什么?

思路 本患儿有:①意识突然丧失;②心率进行性下降到0次/min;③无自主呼

347

吸。故初步诊断为心跳呼吸骤停。

问题二　根据本患儿的临床表现,如何判断需要心肺复苏?

思路　本患儿有:①意识突然丧失;②颈动脉搏动消失;③瞳孔散大,对光反射消失;④心音消失;⑤无自主呼吸。符合心肺复苏指征。

问题三　为进一步明确诊断以及治疗,本患儿需要进行哪些辅助检查?

思路　需要急查血气分析、心电图等协助诊断。

知识点 1

心肺复苏指征

(1) 意识突然丧失(心搏骤停 8~12s 后出现),大动脉(颈动脉、股动脉、肱动脉)搏动消失。

(2) 瞳孔散大,对光反射消失(心搏骤停 30~60s 后出现)。

(3) 心音消失或心音微弱或心动过缓,年长儿心率 <30/min,婴幼儿 <80/min,新生儿 <100/min。

(4) 呼吸停止或严重的呼吸困难(心搏骤停后 30~40s 出现呼吸停止)。

(5) 心电图常表现为:①心脏停搏,呈等电位线;②电机械分离;③心室颤动。

为争取抢救时机,应尽快做出诊断,凡突然昏迷伴大动脉搏动或心音消失者即可确诊,对可疑病例应先行复苏术,不可因反复触摸动脉搏动或听心音而延误抢救治疗。初生婴儿 1min 无自主呼吸即为复苏指征。

知识点 2

心肺复苏术的病因

(1) 疾病因素

1) 严重呼吸系统疾病:如重症肺炎、喉炎、严重哮喘持续状态、呼吸窘迫综合征、气管支气管异物、肺透明膜病等。

2) 严重心血管疾病:如严重心肌炎、心律失常、心肌病、心力衰竭等。

3) 中枢神经系统抑制:颅脑损伤、炎症、肿瘤、脑水肿、脑疝等。

4) 手术、治疗操作和麻醉意外:心导管检查、纤维支气管镜检查、气管插管或切开、心包穿刺、心脏手术和麻醉过程中均可发生心搏骤停,可能与缺氧、麻醉过深、心律失常和迷走反射等有关。

5) 其他:休克、严重电解质酸碱失衡、严重代谢性疾患、严重肌肉神经疾患、婴儿猝死综合征等。

(2) 意外伤害

1) 外伤及意外:1 岁以后的小儿多见,如外伤(颅脑或胸部)、烧伤、电击、溺水、车祸及药物过敏,甚至自杀等。

2) 中毒:药物中毒,尤以氯化钾、洋地黄、奎尼丁、锑制剂、氟乙酰胺类灭鼠药等药物中毒多见。

病例补充

辅助检查

　　血气分析:pH 7.10,PO_2 46.5mmHg,$PaCO_2$ 25mmHg,HCO_3^- 7.8mmol/L,BE −21.9mmol/L,SO_2 100%,K^+ 4.7mmol/L,Na^+ 136mmol/L,Ca^{2+} 1.02mmol/L,Glu 2.9mmol/L,Lac 8.8mmol/L,THbc 152g/L。心电图示:室颤波形。

　　问题四　针对该患儿如何进行治疗?

　　思路

　　1. 一般治疗

　　(1) 重症监护,气管插管、呼吸机辅助通气,必要时气囊加压给氧,持续心电监测,监测生命体征。

　　(2) 给予胸外心脏按压。

　　(3) 给予心外电除颤术。

　　2. 西医治疗

　　(1) 抑制心律失常:静脉使用肾上腺素。

　　(2) 除颤:静脉使用利多卡因。

　　(3) 改善循环:泵点多巴胺、多巴酚丁胺。

　　(4) 降低颅压:静脉使用甘露醇。

　　(5) 胃肠减压,保护肠道:维生素 K_1,血凝酶,奥美拉唑。

知识点 3

儿童生存链

　　为获得心跳呼吸骤停后最佳的生存率和生命质量,儿童生存链包括 5 个环节:防止心跳呼吸骤停、尽早进行心肺复苏、迅速启动急救医疗服务系统、快速高级生命支持、综合的心脏骤停后治疗。

　　(1) 基本生命支持:儿童基本生命支持包括呼吸停止和呼吸心搏骤停的序列评估,实施有效的通气支持及恢复有效循环。对于心跳呼吸骤停,现场抢救十分必要,强调黄金 4min,即在 4min 内进行基本生命支持。

　　1) 建立循环(C):胸外心脏按压可使心输出量达到正常值的 30%~40%,并能避免脑组织永久性的损害。病情不适合胸外按压或胸外按压 10min 无效时可进行直接开胸心脏按压。

　　方法:①将患儿仰卧于硬板床或硬板上。②部位:两侧肋弓交点处的胸骨下切迹上两横指上方或婴儿乳头连线与胸骨交点下一横指处,或胸骨中下 1/3 交界处。③手法:年长儿用双手掌法,即将两手掌重叠,手指交叉抬起,双臂垂直向下用力按压(肩、肘、腕三点在同一直线上);幼儿可用单手掌法;婴儿可用双拇指重叠环抱按压法,即双手拇指重叠放在按压部位,其余手指及手指掌环抱患儿胸廓;新生儿亦可采用环抱法或单手食指、中指按压法。④按压幅度(按压深度)应至少为胸部前后径的 1/3;按压频率至少为 100 次 /min。⑤保持按压的连续性,尽量减少胸外按压的中断（<10秒）。

2）开放气道（A）：首先清理口咽鼻分泌物、异物或呕吐物，必要时进行口鼻吸引。开放气道多采取仰头抬颏法，疑有颈椎损伤者可使用托颌法。

3）人工呼吸（B）

① 口对口人工呼吸。患儿平卧，肩背稍垫高，头稍后仰，以保持气道平直，术者位于患儿一侧，一手将下颌向前上方托起，防舌根后坠阻塞咽部；另一手拇指及食指捏紧患儿鼻孔，其余手指置于患儿前额部；用一单层纱布覆盖患儿口部，术者深吸气后对准患儿口腔将气体吹入，此时可见患儿上胸抬起。停止吹气动作，放开鼻孔，利用胸部及肺弹性回缩出现呼气动作排出肺内气体，如此反复进行。单人复苏时胸外心脏按压与人工呼吸比为30∶2，若为双人复苏则为15∶2。

② 球囊-面罩通气。如果只需短期通气，球囊-面罩通气与气管插管一样有效，且相对安全。面罩应紧密盖在面部，覆盖住患儿口鼻，并托颌保证气道通畅。可采取"EC"钳方式进行球囊-面罩通气：中指、无名指、小指呈"E"字形向面罩方向托颌，拇指和食指呈"C"字形将面罩紧扣在面部。观察患儿胸廓起伏情况，若胸廓抬动不明显，说明为无效通气，需考虑是否存在气道梗阻。

（2）高级生命支持：高级生命支持是在基本生命支持的基础上及时转运到有条件的医疗急救中心，应用辅助设备和特殊技术，促进恢复自主循环和稳定心肺功能。包括气管内插管、机械通气、协调处理呼吸、辅助药物应用、输液、监护及必要的记录等。

1）气管内插管：可提供100%氧气，且便于呼吸道管理，便于机械通气。

2）机械通气：可提供有效的肺泡通气，减少呼吸肌做功，改善低氧血症，以利于自主呼吸恢复。

3）药物治疗：为促使患儿自主呼吸与心搏恢复，在进行人工呼吸、人工循环的同时或1~2min后，即可应用复苏药物，必须强调药物治疗决不能取代人工呼吸与心脏按压。

① 肾上腺素。儿童最常见的心律失常是心脏停搏和心动过缓，肾上腺素有正性肌力和正性频率作用，能升高主动脉舒张压和冠状动脉灌注压。静脉或骨髓内0.01mg/kg（即1∶10 000溶液），或气管内0.1mg/kg。用法：每3~5min重复1次，或静脉用药0.05~2.0μg/（kg·min）。

② 碱性液 $5\%NaHCO_3$。5ml/kg用注射用水配成等渗液静脉推注，应用两次肾上腺素无效或血气显示pH<7.20时给予。

③ 阿托品。用药指征：导致低血压和低灌注的心动过缓，预防和治疗气管插管时刺激迷走神经所致的心动过缓、房室传导阻滞。用法：0.02mg/kg，最大单次剂量0.5mg，青少年为1.0mg，5min后可重复给予，可静脉、骨髓和气管内给药。最大总剂量儿童1mg，青少年2mg。目前已不再推荐阿托品作为心肺复苏的常规治疗药物。

④ 钙剂。不常规应用，只有在已证实的低钙血症、高钾血症、高镁血症时应

用。用法:10% 葡萄糖酸钙 1~2ml/kg,最大剂量每次 2.0g。首次给钙速度不应超过 100mg/min。

⑤ 葡萄糖。仅在低血糖时应用,0.5~1g/kg,最大浓度 25%。心肺复苏后常出现应激性、一过性高血糖,血糖高于 10mmol/L,即要控制,心肺复苏后伴高血糖的患儿预后差。

⑥ 利多卡因。为钠通道阻滞药,通过抑制心脏自律性和室性异位起搏点,提高室颤阈值,为除颤首选药物,常用于治疗因缺血缺氧,严重酸中毒和心肌本身病变所致室颤,频发室性期前收缩及室性心动过速,静脉、骨髓内和气管内用药首次剂量均为 1mg/kg,加 5% 葡萄糖注射液 10ml 稀释后静推,气管内用药要加蒸馏水稀释至 3~5ml,首次给药后,以 20~50μg/(kg·min) 的速度持续静脉注射维持。若利多卡因或电击除颤效果不满意,可试用胺碘酮,剂量为首次 5mg/kg,30min 缓慢静脉注入。

⑦ 心跳恢复后的药物治疗。重点是正性肌力药物,如肾上腺素和去甲肾上腺素、多巴胺、多巴酚丁胺等。

4)心电监测:监测心率、心律及心电波形,可疑心律失常时监测心电图,纠正心律失常。

5)除颤:尽快连接并使用电除颤仪(ADE),尽可能缩短电击前后胸外按压中断,每次电击后立即从按压开始心肺复苏。

(3)综合的心脏骤停后治疗:恢复自主循环后,在重症监护病房应继续进行系统的心脏骤停后治疗,同时由专家对患者进行多学科治疗并对其神经系统和生理状态进行评估,这通常包括使用低温治疗。

知识点 4

关键基础生命支持步骤总结

内容	成人	儿童	婴儿
识别	无反应(所有年龄) 无呼吸或不能正常呼吸(即仅仅是喘息) 在 10s 内未扪及脉搏(仅限医务人员)	不呼吸或仅仅是喘息	
心肺复苏程序	建立循环(C) 开放气道(A) 人工呼吸(B) (C-A-B)		
按压速率	每分钟至少 100 次		
按压幅度	至少 5cm	至少 1/3 前后径大约 5cm	至少 1/3 前后径大约 4cm

续表

内容	成人	儿童	婴儿
胸廓回弹	保证每次按压后胸廓回弹 医务人员每2min交换一次按压职责		
按压中断	尽可能减少胸外按压的中断 尽可能将中断控制在10s之内		
气道	仰头提颌法(医务人员怀疑有外伤:推举下颌法)		
按压-通气比率	30:2 1或2名施救者	30:2 单人施救者 15:2 2名医务人员施救者	
通气:在施救者未经过培训或经过培训但未熟练的情况下	单纯胸外按压		
使用高级气道通气(医务人员)	每6~8s1次呼吸(每分钟6~8次呼吸) 与胸外按压不同步 大约每次呼吸1s时间 明显的胸廓隆起		
除颤	尽量连接并使用自动体外除颤仪。尽可能缩短电击前后的胸外按压中断;每次电击后立即从按压开始心肺复苏		

※ 不包括新生儿

病例补充

3天后患儿双侧瞳孔对光反射存在,意识开始恢复,第5天撤离呼吸机。经过治疗,患儿意识正常,无抽搐、无呕吐,时汗出,口干口渴,乏力,纳差,大便干,2日一行。

问题五 患儿如何进行调护?

思路 患儿目前为疾病后期气阴两虚证,可予益气生津养阴之法进行调理,如生脉饮。护理上应监测生命体征,加强呼吸管理,准确记录患儿出入水量,避免暴饮暴食及滋腻补品。

【临证要点】

1. 心肺复苏是使生命得以维持的方法,为急救技术中最重要而关键的抢救措施,包括基本生命支持、高级生命支持及复苏后的监护。

2. 抢救十分必要,强调黄金4min,即在4min内进行基本生命支持。心肺复苏开始越早,复苏成功率越高。

3. 如在外遇到紧急情况,应迅速评估环境对抢救者和患儿是否安全、评估患儿的反应性和呼吸、检查大动脉搏动(颈动脉、股动脉、肱动脉),迅速决定是否需要进行心肺复苏。

【诊疗流程】

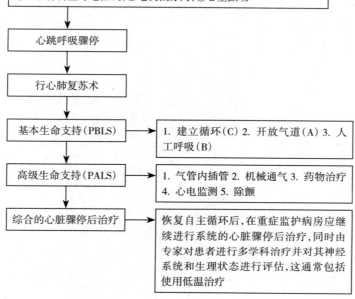

1. 意识突然丧失。2. 瞳孔散大,对光反射消失。3. 心音消失或心音微弱或心动过缓。4. 呼吸停止或严重的呼吸困难。5. 心电图示:①心脏停搏呈等电位线;②电机械分离;③心室颤动

心跳呼吸骤停

行心肺复苏术

基本生命支持(PBLS) → 1. 建立循环(C) 2. 开放气道(A) 3. 人工呼吸(B)

高级生命支持(PALS) → 1. 气管内插管 2. 机械通气 3. 药物治疗 4. 心电监测 5. 除颤

综合的心脏骤停后治疗 → 恢复自主循环后,在重症监护病房应继续进行系统的心脏骤停后治疗,同时由专家对患者进行多学科治疗并对其神经系统和生理状态进行评估,这通常包括使用低温治疗

（王有鹏）

【复习思考题】

扫一扫
测一测

1. 心肺复苏的指征有哪些?
2. 儿童生存链包括哪些环节?
3. 儿童心肺复苏术建立循环(C)的方法?
4. 球囊-面罩通气的方法是什么?
5. 心肺复苏术的适应证有哪些?

附录一 方剂汇编

二　画

二至丸(《医方集解》)旱莲草　女贞子

二陈汤(《太平惠民和剂局方》)半夏　橘红　茯苓　乌梅　生姜　炙甘草

七味白术散(《小儿药证直诀》)藿香　木香　葛根　人参　白术　茯苓　甘草

人参五味子汤(《幼幼集成》)人参　白术　茯苓　五味子　麦门冬　炙甘草

人参乌梅汤(《温病条辨》)人参　乌梅　木瓜　山药　莲子肉　炙甘草

八正散(《太平惠民和剂局方》)车前子　瞿麦　萹蓄　滑石　栀子　甘草　木通　大黄　灯心草

八珍汤(《正体类要》)人参　白术　茯苓　当归　川芎　芍药　熟地　甘草　生姜　大枣

七厘散(《良方集腋》)血竭　乳香(制)　没药(制)　红花　儿茶　冰片　麝香　朱砂

丁萸理中汤(《医宗金鉴》)丁香　吴茱萸　党参　白术　干姜　炙甘草

三　画

三拗汤(《太平惠民和剂局方》)麻黄　杏仁　甘草

大青龙汤(《伤寒论》)麻黄　桂枝　甘草　杏仁　生姜　大枣　石膏

小青龙汤(《伤寒论》)麻黄　桂枝　芍药　细辛　半夏　干姜　五味子　甘草

大承气汤(《伤寒论》)大黄　芒硝　厚朴　枳实

大定风珠(《温病条辨》)白芍　阿胶　龟甲　地黄　火麻仁　五味子　牡蛎　麦冬　鳖甲　鸡子黄　炙甘草

小建中汤(《伤寒论》)饴糖　桂枝　白芍　甘草　生姜　大枣

己椒苈黄丸《金匮要略》)防己　椒目　葶苈　大黄

小蓟饮子(《玉机微义》)生地黄　小蓟　滑石　木通　蒲黄　藕节　淡竹叶　当归　山栀子　甘草

四　画

天麻钩藤饮(《中医内科杂病证治新义》)天麻　钩藤　石决明　牛膝　栀子　黄芩　杜仲　益母草　桑寄生　首乌藤　朱茯神

五虎汤(《医宗金鉴》)麻黄　苦杏仁　石膏　细茶　甘草

五虎汤(《证治汇补》)麻黄　苦杏仁　石膏　甘草　桑白皮　细辛　生姜

五皮饮(《华氏中藏经》)桑白皮　陈橘皮　茯苓皮　大腹皮　生姜皮

五苓散(《伤寒论》)白术 桂枝 猪苓 泽泻 茯苓

五味消毒饮(《医宗金鉴》)野菊花 金银花 蒲公英 紫花地丁 紫背天葵子

不换金正气散(《太平惠民和剂局方》)陈皮 苍术 厚朴 甘草 半夏 藿香

止痉散(《流行性乙型脑炎中医治疗法》经验方)全蝎 蜈蚣

少腹逐瘀汤(《医林改错》)小茴香 干姜 延胡索 没药 当归 川芎 肉桂 赤芍 蒲黄 五灵脂

牛黄清心丸(《痘疹世医心法》)牛黄 黄芩 黄连 栀子 郁金 朱砂

牛蒡甘桔汤(《外科正宗》)牛蒡子 桔梗 陈皮 天花粉 黄连 川芎 赤芍 甘草 苏木

丹参饮(《时方歌括》)丹参 檀香 砂仁

丹栀逍遥散(《校注妇人良方》)柴胡 当归 芍药 茯苓 白术 牡丹皮 栀子 薄荷 生姜 甘草

六君子汤(《世医得效方》)人参 白术 茯苓 陈皮 半夏 甘草

六味地黄丸(《小儿药证直诀》)熟地 山茱萸 山药 泽泻 牡丹皮 茯苓

六磨汤(《证治准绳》)槟榔 木香 沉香 乌药 大黄 枳壳

六味地黄丸(《小儿药证直诀》)熟地 山药 山茱萸 茯苓 泽泻 牡丹皮

五　　画

玉屏风散(《医方类聚》)防风 黄芪 白术

玉枢丹(《百一选方》)山慈菇 大戟 千金子霜 五倍子 麝香 雄黄 朱砂

甘麦大枣汤(《金匮要略》)甘草 小麦 大枣

甘草泻心汤(《伤寒论》)甘草 黄芩 黄连 干姜 半夏 大枣

甘露消毒丹(《温热经纬》)滑石 黄芩 茵陈 石菖蒲 川贝母 木通 藿香 连翘 白豆蔻 薄荷 射干

左归丸(《景岳全书》)熟地 山药 山茱萸 枸杞 菟丝子 牛膝 鹿角胶 龟板胶

右归丸(《景岳全书》)熟地 山药 山茱萸 枸杞 菟丝子 鹿角胶 杜仲 肉桂 当归 制附子

石斛夜光丸(《原机启微》)石斛 人参 山药 茯苓 甘草 肉苁蓉 枸杞子 菟丝子 生地黄 熟地黄 五味子 天门冬 麦门冬 杏仁 防风 川芎 枳壳 黄连 牛膝 菊花 白蒺藜 青葙子 草决明 水牛角 羚羊角

龙胆泻肝汤(《太平惠民和剂局方》)龙胆草 黄芩 栀子 泽泻 木通 生地黄 车前子 当归 柴胡 甘草

龙骨散(《杂病源流犀烛》)煅龙骨 枯矾

归脾汤(《正体类要》)白术 茯苓 黄芪 龙眼肉 酸枣仁 人参 木香 当归 远志 生姜 大枣 甘草

四逆散(《伤寒论》)柴胡 白芍 枳实 甘草

四神丸(《内科摘要》)补骨脂 肉豆蔻 吴茱萸 五味子 生姜 大枣

四妙丸(《成方便读》)苍术 牛膝 黄柏 薏苡仁

生脉散(医学启源》)人参 麦冬 五味子

白虎汤(《伤寒论》)生石膏 知母 粳米 甘草

白头翁汤(《伤寒论》)白头翁 黄连 黄柏 秦皮

瓜蒌薤白半夏汤(《金匮要略》)瓜蒌实 薤白 半夏 白酒

半夏厚朴汤(《金匮要略》)半夏 厚朴 茯苓 生姜 苏叶

六　画

当归补血汤(《内外伤辨惑论》)黄芪 当归

朱砂安神丸(《内外伤辨惑论》)黄连 生地黄 当归 甘草 辰砂

竹叶石膏汤(《伤寒论》)人参 石膏 麦门冬 半夏 竹叶 粳米 甘草

华盖散(《太平惠民和剂局方》)麻黄 杏仁 甘草 桑白皮 紫苏子 赤茯苓 陈皮

回阳救急汤(《伤寒六书》)人参 茯苓 白术 甘草 陈皮 半夏 肉桂 附子 干姜 麝香

血府逐瘀汤(《医林改错》)当归 生地黄 牛膝 红花 桃仁 柴胡 枳壳 赤芍 川芎 桔梗 甘草

交泰丸(《韩氏医通》)川连 桂心

羊肝丸(《肘后备急方》)黄连 羊肝

安神定志灵(《儿童多动症临床治疗学》)黄芩 连翘 决明子 醋柴胡 广郁金 全当归 炙龟甲 钩藤 益智仁 远志 天竺黄 石菖蒲

安宫牛黄丸(《温病条辨》)牛黄 郁金 犀角(用水牛角代) 黄连 山栀 朱砂 雄黄 冰片 麝香 珍珠 黄芩

导赤散(《小儿药证直诀》)生地黄 竹叶 木通 甘草梢

异功散(《小儿药证直诀》)人参 茯苓 白术 陈皮 甘草

防己黄芪汤(《金匮要略》)防己 黄芪 白术 甘草 生姜 大枣

七　画

陈氏四虎饮(《疫痧草》)犀角(用水牛角代) 大黄 生石膏 黄连 生地 知母 青黛 玄参 马勃

麦味地黄丸(《寿世保元》)生地黄 山茱萸 茯苓 山药 牡丹皮 泽泻 五味子 麦冬

苏葶丸(《医宗金鉴》)紫苏子 葶苈子

杏苏散(《温病条辨》)苏叶 法半夏 茯苓 甘草 前胡 桔梗 枳壳 生姜 橘皮 大枣 杏仁

杞菊地黄丸(《医级》)生地黄 山茱萸 茯苓 山药 牡丹皮 泽泻 枸杞子 菊花

牡蛎散(《太平惠民和剂局方》)煅牡蛎 黄芪 麻黄根 浮小麦

沙参麦冬汤(《温病条辨》)沙参 麦冬 玉竹 桑叶 天花粉 白扁豆 甘草

补中益气汤(《脾胃论》)黄芪 人参 白术 甘草 当归 陈皮 升麻 柴胡 生姜 大枣

补肾地黄汤(《医宗金鉴》)熟地黄 山茱萸 山药 茯苓 泽泻 丹皮 牛膝 鹿茸

附子理中汤(《三因极一病证方论》)炮附子 人参 干姜 炙甘草 白术

附子泻心汤(《伤寒论》)附子　大黄　黄芩　黄连

八　画

青蒿鳖甲汤(《温病条辨》)青蒿　鳖甲　知母　生地　丹皮

苓桂术甘汤(《金匮要略》)茯苓　白术　桂枝　炙甘草

知柏地黄丸(《医宗金鉴》)熟地黄　山茱萸　山药　泽泻　牡丹皮　茯苓　知母　黄柏

金匮肾气丸(《金匮要略》)熟地黄　山茱萸　山药　茯苓　牡丹皮　泽泻　桂枝　附子

肥儿丸(《医宗金鉴》)麦芽　黄连　胡黄连　使君子　人参　白术　茯苓　神曲　炒山楂　芦荟　炙甘草

炙甘草汤(《伤寒论》)炙甘草　大枣　阿胶　生姜　人参　生地　桂枝　麦冬　麻仁

河车八味丸(《幼幼集成》)紫河车　地黄　丹皮　大枣　茯苓　泽泻　山药　麦冬　五味子　肉桂　熟附片　鹿茸

泻心导赤散(《医宗金鉴》)地黄　木通　黄连　甘草梢

泻黄散(《小儿药证直诀》)藿香叶　栀子仁　石膏　防风　甘草

定喘汤(《摄生众妙方》)白果　麻黄　苏子　甘草　款冬花　杏仁　桑白皮　黄芩　法半夏

定吐丸(《幼幼新书》)丁香　蝎梢　半夏

定痫丸(《医学心悟》)天麻　川贝　胆星　半夏　陈皮　茯苓　茯神　丹参　麦冬　菖蒲　远志　全蝎　僵蚕　琥珀　辰砂　竹沥　姜汁　甘草

实脾饮(《重订严氏济生方》)干姜　附子　白术　茯苓　甘草　厚朴　大腹皮　草果仁　木香　木瓜　生姜　大枣

参苓白术散(《太平惠民和剂局方》)人参　茯苓　白术　山药　白扁豆　莲子　薏苡仁　砂仁　桔梗　甘草

参附龙牡救逆汤(验方)人参　附子　龙骨　牡蛎　白芍　炙甘草

参附汤《圣济总录》)人参　附子　青黛

参附汤(《重订严氏济生方》)人参　炮附子

九　画

荆防败毒散(《摄生众妙方》)荆芥　防风　羌活　独活　柴胡　前胡　枳壳　茯苓　桔梗　川芎　甘草

茜根散(《景岳全书》)茜草根　黄芩　阿胶　侧柏叶　生地　甘草

茵陈蒿汤(《伤寒论》)绵茵陈　大黄　栀子

茵陈理中汤(《伤寒全生集》)茵陈　党参　干姜　白术　甘草

枳实导滞丸(《内外伤辨惑论》)枳实　大黄　黄连　黄芩　神曲　白术　茯苓　泽泻

香砂平胃散(《医宗金鉴》)香附　苍术　陈皮　厚朴　砂仁　枳壳　山楂　神曲　麦芽　白芍　甘草

保和丸(《丹溪心法》)山楂　神曲　半夏　茯苓　陈皮　莱菔子　连翘

养脏汤(《医宗金鉴》)当归　沉香　木香　丁香　肉桂　川芎

养胃增液汤(验方)石斛　乌梅　北沙参　玉竹　甘草　白芍

宣毒发表汤(《痘疹仁端录》)升麻　葛根　枳壳　防风　荆芥　薄荷　木通　连翘　牛蒡子　竹叶　甘草　前胡　桔梗　杏仁

玳瑁郁金汤(《通俗伤寒论》)玳瑁　木通　栀子　竹沥　郁金　连翘　丹皮　姜汁　石菖蒲　紫金片　菰根　竹叶　灯心

十　画

都气丸(《症因脉治》)干地黄　牡丹皮　山茱萸　山药　泽泻　茯苓　五味子

真武汤(《伤寒论》)茯苓　附子　白术　生姜　芍药

桂枝甘草龙骨牡蛎汤(《伤寒论》)桂枝　甘草　龙骨　牡蛎

桃红四物汤(《医宗金鉴》)桃仁　红花　当归　川芎　芍药　地黄

柴胡葛根汤(《外科正宗》)柴胡　黄芩　牛蒡子　葛根　桔梗　连翘　天花粉　石膏　升麻　甘草

透疹凉解汤(经验方)桑叶　甘菊　薄荷　连翘　牛蒡子　赤芍　蝉蜕　紫花地丁　黄连　藏红花

射干麻黄汤(《金匮要略》)射干　麻黄　细辛　五味子　紫菀　款冬花　半夏　大枣　生姜

健脾丸(《证治准绳》)白术　木香　黄连　甘草　白茯苓　人参　神曲　陈皮　砂仁　麦芽　山楂　山药　肉豆蔻

资生健脾丸(《先醒斋医学广笔记》)人参　茯苓　白术　白扁豆　山药　莲子肉　砂仁　薏苡仁　陈皮　桔梗　藿香　橘红　黄连　泽泻　芡实　山楂　麦芽　白豆蔻　甘草

凉膈散(《太平惠民和剂局方》)大黄　芒硝　甘草　栀子　薄荷　黄芩　连翘　竹叶　白蜜

凉营清气汤(《喉痧症治概要》)水牛角　鲜石斛　山栀　丹皮　鲜生地　薄荷　川连　赤芍　玄参　石膏　甘草　连翘　竹叶　白茅根　芦根　金汁

益脾镇惊散(《医宗金鉴》)人参　白术　茯苓　灯心草　钩藤　甘草　朱砂

消乳丸(《婴童百问》)香附　建曲　麦芽　砂仁　陈皮　炙甘草

涤痰汤(《济生方》)制半夏　胆南星　橘红　枳实　茯苓　人参　菖蒲　竹茹　甘草　生姜　大枣

润肠丸(《沈氏尊生方》)当归　生地黄　麻仁　枳壳　桃仁

调元散(《景岳全书》)人参　陈皮　厚朴　香附　炙甘草　藿香　白术

通窍活血汤(《医林改错》)赤芍　川芎　桃仁　红花　红枣　生姜　麝香　大葱

桑菊饮(《温病条辨》)桑叶　菊花　杏仁　连翘　薄荷　桔梗　甘草　苇根

桑白皮汤(《古今医统》)桑白皮　半夏　苏子　杏仁　贝母　山栀　黄芩　黄连

十 一 画

理中丸(《伤寒论》)人参　干姜　白术　甘草

黄连解毒汤(《肘后方》)黄芩　黄连　黄柏　栀子

黄芪桂枝五物汤(《金匮要略》)黄芪　桂枝　白芍　当归　大枣　炙甘草

黄芪汤(《金匮要略》)黄芪　陈皮　麻仁　白蜜

黄连温胆汤(《六因条辨》)半夏　陈皮　竹茹　枳实　茯苓　炙甘草　大枣　黄连

菖蒲丸(《医宗金鉴》)石菖蒲　人参　远志　当归　川芎　麦冬　乳香　朱砂

菖蒲郁金汤(《温病全书》)石菖蒲　炒栀子　竹叶　牡丹皮　郁金　连翘　灯心草　木通　淡竹沥(冲)　紫金片(冲)

菟丝子散(《太平圣惠方》)菟丝子　牡蛎　肉苁蓉　附子　五味子　鸡内金

银翘散(《温病条辨》)金银花　连翘　竹叶　荆芥　牛蒡子　薄荷　淡豆豉　甘草　桔梗　芦根

麻杏石甘汤(《伤寒论》)麻黄　杏仁　石膏　甘草

麻子仁丸(《伤寒论》)麻子仁　杏仁　大黄　厚朴　枳实　白芍

麻黄连翘赤小豆汤(《伤寒论》)麻黄　连翘　赤小豆　杏仁　生梓白皮　生姜　大枣　炙甘草

羚角钩藤汤(《重订通俗伤寒论》)羚角片　桑叶　川贝　鲜生地　钩藤　菊花　茯神木　白芍　淡竹叶　甘草

清金化痰汤(《医学统旨》)黄芩　栀子　知母　桑白皮　瓜蒌仁　贝母　麦冬　橘红　茯苓　桔梗　甘草

清热泻脾散(《医宗金鉴》)栀子　石膏　黄连　生地　黄芩　茯苓　灯心

清瘟败毒饮(《疫疹一得》)生石膏　生地黄　犀角(用水牛角代)　黄连　栀子　桔梗　黄芩　知母　赤芍　玄参　连翘　甘草　丹皮　鲜竹叶

清解透表汤(经验方)西河柳　蝉蜕　葛根　升麻　紫草根　桑叶　菊花　甘草　牛蒡子　银花　连翘

清营汤(《温病条辨》)犀角(用水牛角代)　生地黄　玄参　竹叶　麦冬　丹参　黄连　金银花　连翘

清胃解毒汤(《痘疹传心录》)当归　黄连　生地黄　天花粉　连翘　升麻　牡丹皮　赤芍

十 二 画

琥珀抱龙丸(《活幼心书》)琥珀　天竺黄　檀香　人参　茯苓　甘草　枳实　枳壳　朱砂　山药　天南星　金箔

葛根黄芩黄连汤(《伤寒论》)葛根　黄芩　黄连

葶苈大枣泻肺汤(《金匮要略》)葶苈子　大枣

紫雪丹(《太平惠民和剂局方》)滑石　石膏　寒水石　磁石　羚羊角　木香　犀角(用水牛角代)沉香　丁香　升麻　玄参　甘草　朴硝　硝石　辰砂　麝香　金箔

普济消毒饮(《东垣试效方》)牛蒡子　黄芩　黄连　甘草　桔梗　板蓝根　马勃　连翘　玄参　升麻　柴胡　陈皮　僵蚕　薄荷

温胆汤(《三因极一病证方论》)半夏　茯苓　陈皮　枳实　竹茹　生姜　大枣　炙甘草

犀角地黄汤(《备急千金药方》)犀角(用水牛角代)　生地黄　丹皮　芍药

犀角消毒饮(《医宗金鉴》)防风　牛蒡子　荆芥　犀角(用水牛角代)　金银花　甘草

缓肝理脾汤(《医宗金鉴》)桂枝　人参　茯苓　白术　白芍　陈皮　山药　扁豆　炙甘草　煨姜　大枣

十　三　画

解肌透痧汤(《喉痧症治概要》)荆芥　牛蒡子　蝉蜕　浮萍　僵蚕　射干　豆豉　马勃　葛根　甘草　桔梗　前胡　连翘　竹茹

新加香薷饮(《温病条辨》)香薷　金银花　连翘　鲜扁豆花　厚朴

十　四　画

缩泉丸(《校注妇人大全良方》)乌药　益智仁　山药

缩泉丸(《魏氏家藏方》)乌药　益智仁　川椒　吴茱萸

十　五　画

增液汤(《温病条辨》)生地　玄参　麦冬

镇惊丸(《活幼心书》)人参　甘草　茯神　僵蚕　枳壳　白附子　制南星　白茯苓　硼砂　牙硝　朱砂　全蝎　麝香

十　九　画

藿香正气散(《太平惠民和剂局方》)藿香　紫苏　白芷　桔梗　白术　厚朴　茯苓　大腹皮　半夏　陈皮　甘草　生姜　大枣

附录二 儿童免疫规划疫苗接种程序

预防疾病	疫苗名称	接种时间	接种次数	接种部位	接种途径	接种剂量	备注	反应及处理
结核病	卡介苗(减毒活结核混毒悬液)	出生时	1	上臂三角肌中部略下处	皮内注射	0.1ml		接种4~6周局部可有硬结。当发生破溃时可涂5%异烟肼或20%PAS软膏,保护创口不受感染。如腋下或锁骨上结肿大可用热敷,如化脓用干针筒抽出脓液
乙型肝炎	乙肝疫苗	0、1、6月龄	3	上臂三角肌	肌内注射	酵母苗10μg/0.5ml,CHO苗10μg/ml、20μg/ml	生后24h内接种第一次,第1、2剂次间隔≥28天	一般无反应,个别局部红肿、疼痛
脊髓灰质炎	脊灰疫苗(三型混合减毒活疫苗)	2、3、4月龄、4周岁	4		口服	糖丸1粒	第1、2剂次,第2、3剂次间隔均≥28天;冷开水送服或含服,服后1h内禁饮用热开水	一般无特殊反应,有时可有低热或轻泻
百日咳、白喉、破伤风	百白破疫苗(无细胞百白破疫苗)	3、4、5月龄、18~24月龄	4	上臂外侧三角肌	肌内注射	0.5ml	第1、2剂次,第2、3剂次间隔均≥28天;掌握同间隔期,避免无效注射	一般无反应,轻度发热,个别局部轻度红肿、疼痛,发挥处理:多饮水,很快消退。有硬块时可逐渐吸收
	白破疫苗	6周岁	1	上臂三角肌	肌内注射	0.5ml		
麻疹、风疹	麻风疫苗	8月龄,7岁复种	2	上臂外侧三角肌下缘附着处	皮下注射	0.5ml	接种前1个月剂接种后2个月避免使用胎盘球蛋白,丙种球蛋白制剂	部分小儿接种后9~12天,有发热及卡他症状,一般持续2~3天;也有个别小儿出现散在皮疹或麻疹黏膜斑

续表

预防疾病	疫苗名称	接种时间	接种次数	接种部位	接种途径	接种剂量	备注	反应及处理
麻疹、风疹、腮腺炎	麻腮风疫苗（麻腮疫苗）	18~24月龄	1	上臂外侧三角肌下缘附着处	皮下注射	0.5ml		
乙脑	乙脑减毒活疫苗	8月龄,2周岁	2	上臂外侧三角肌下缘附着处	皮下注射	0.5ml		
流脑	A群流脑疫苗	6~18月龄	2	上臂外侧三角肌附着处	皮下注射	30μg/0.5ml	第1,2剂次间隔3个月	
流脑	A+C流脑疫苗	3周岁,6周岁	2	上臂外侧三角肌附着处	皮下注射	100μg/0.5ml	2剂次间隔≥3年;第1剂次与A群流脑疫苗第2剂次间隔≥12个月	
甲肝	甲肝减毒活疫苗	18月龄	1	上臂外侧三角肌附着处	皮下注射	1ml		

(刘 华)

复习思考题答案要点与模拟试卷

updated guidelines for reporting parallel group randomised trials[J]. BMJ. 2010, 340: c332.

34. Shamseer L, Sampson M, Bukutu C, et al. CONSORT extension for reporting N-of-1 trials (CENT) 2015: Explanation and elaboration[J]. BMJ. 2015, 350: h1793.

35. Cheng CW, Wu TX, Shang HC, et al. CONSORT Extension for Chinese Herbal Medicine Formulas 2017: Recommendations, Explanation, and Elaboration (Simplified Chinese Version) [J]. Ann Intern Med. 2017, 167(02): W21-W34.

36. Stroup DF, Berlin JA, Morton SC, et al. Meta-analysis of observational studies in epidemiology: a proposal for reporting. Meta-analysis Of Observational Studies in Epidemiology (MOOSE) group[J]. JAMA. 2000, 283(15): 2008-2012.

致　谢

　　特别感谢复旦大学国际关系与公共事务学院国际政治系秦倩副教授对第七章第二节，复旦大学中西医结合研究院魏颖副教授对第一章第四节、唐子惠副教授对第四章第九节、罗清莉博士对第一章第三节和第六章、孙婧博士对第八章写作的无私奉献。感谢北京中医药大学循证医学中心韩梅博士对第四章内容、南京大学社会学院社会学系博士研究生辛晔对第七章内容的意见和建议。

18检